现代久坐行为
健康挑战、机制探索与干预策略

高莹 著

Sedentary Behavior:
Health Challenges, Mechanistic Explorations,
and Intervention Strategies

ZHEJIANG UNIVERSITY PRESS
浙江大学出版社
·杭州·

图书在版编目（CIP）数据

现代久坐行为：健康挑战、机制探索与干预策略 /
高莹著. --杭州：浙江大学出版社，2025. 3. -- ISBN
978-7-308-25906-4

Ⅰ. R161；G883

中国国家版本馆 CIP 数据核字第 20255BS990 号

现代久坐行为：健康挑战、机制探索与干预策略

XIANDAI JIUZUO XINGWEI：JIANKANG TIAOZHAN JIZHI TANSUO YU GANYU CELÜE

高　莹　著

责任编辑	马一萍
责任校对	陈逸行
封面设计	雷建军
出版发行	浙江大学出版社
	（杭州市天目山路 148 号　邮政编码 310007）
	（网址：http://www.zjupress.com）
排　　版	浙江大千时代文化传媒有限公司
印　　刷	杭州高腾印务有限公司
开　　本	710mm×1000mm　1/16
印　　张	18.25
字　　数	237 千
版 印 次	2025 年 3 月第 1 版　2025 年 3 月第 1 次印刷
书　　号	ISBN 978-7-308-25906-4
定　　价	78.00 元

前　言

21 世纪,身体活动不足已经被世界卫生组织认定为全球第四大死亡风险因素,成为人类面临的主要公共健康挑战之一。然而,在关注身体活动不足的同时,人们往往忽视了另一个同样广泛影响健康的问题——久坐行为(sedentary behavior,SB)。随着社会信息化、数字化的发展,久坐已逐渐成为世界范围内普遍存在的现象。例如,在 1986 年,哈佛校友健康研究便将少于 2000 千卡/周用于散步、爬楼梯和运动的男性归类为久坐者,并进一步得出结论,久坐男性的死亡风险比参与运动的男性高 31%。类似地,1999 年青少年风险行为调查将自我报告未参加足够中高强度身体活动(moderate to vigorous physical activity,MVPA)的人归类为久坐不动的人群。

早期研究倾向于将久坐行为解释为缺乏中高强度身体活动,这主要是因为长期以来身体活动领域对健康促进机制的生理学认识主要来自对中高强度身体活动的研究。然而,这类研究并不能直接支持久坐行为对健康有影响的结论,因为其实验设计并未施加身体活动不足的条件,即中高强度身体活动水平未达到身体活动指南推荐的活动量。因此,早期研究虽然提出了久坐行为可能对健康产生不利影响,但由于缺乏对久坐行为的直接测量和控制变量,以及对久坐行为与身体活动不足概念的混淆，其结论仍需进一步验证。

2003 年 Hamilton 团队通过动物实验验证了久坐区别于传统关注的中高强度身体活动。研究认为，久坐导致肌肉活动缺乏局部收缩刺激，骨骼肌脂蛋白酶活性受到抑制，葡萄糖摄取减少。基于这一发现，Hamilton 团队提出应该关注久坐少动状态下的生理变化及其机制。2007 年，Hamilton 等首次提出了"身体活动不足生理学"(inactivity physiology)的概念，以强调久坐行为可能引发独立的生理应答。然而，这种动物实验方式无法完全模拟自由生活的人类的行为。尽管如此，该研究为探索久坐行为的生理学机制提供了新的视角，提示久坐行为引发的生理学改变及其潜在机制可能作为一种独立于中高强度身体活动不足的健康风险因素的重要性。

随着大样本流行病学数据库的形成，Healy 等在 2008 年观察到了休闲生活中的"活跃的电视土豆现象"(the active couch potato phenomenon)。该研究报告，在满足身体活动推荐指南(每周至少 150 分钟中高强度身体活动)的健康人群中，电视观看时间与男性和女性的腰围、收缩压、餐后 2 小时血糖，以及仅在女性中与空腹血糖、甘油三酯和高密度脂蛋白胆固醇之间存在显著的不良剂量-效应关系。这一发现强调了久坐行为可能对健康产生不利影响的观点，且这种影响可能与经常性中高强度身体活动的保护作用无关。2008 年、2010 年，Pate 和 Owen 的研究都相继强调了久坐行为和缺乏中高强度身体活动的区别。运动科学专家意识到需要将久坐行为和身体活动不足区别开来。因为研究发现，即使达到中高强度身体活动的水平，久坐还是会增加其发病率和死亡率。另外，久坐行为和中高强度身体活动之间关联度低，并且个体可能在一天内累积大量中高强度身体活动的同时也存在久坐行为。也就是说，久坐和中高强度身体活动不足是慢性病和非传染性疾病的独立因素。

2012年,国际久坐行为研究工作组（sedentary behavior research network,SBRN）首次提出久坐行为的定义。2017年,SBRN专家进一步形成共识,强调久坐行为研究的重要性。由此,正式拉开了现代久坐行为研究的序幕。

目　录

第一章 绪 论

第一节 研究背景

在现代社会,随着社会经济的发展和科技的进步,人们的生活和工作方式发生了巨大变化。体力劳动大量减少,久坐行为日益普遍,无论是在工作、学习还是日常生活中,人们大量时间处于久坐状态,这已成为一种典型的行为模式。据世界卫生组织(World Health Organization,WHO)报道,全球有超过 14 亿成年人身体活动不足,27% 的成年人和 81% 的青少年未达到 2010 年 WHO 推荐的身体活动水平。Piercy 和 Troiano(2018)的报告显示,成年人每天久坐的时间平均占其清醒时间的 55%。我国成人久坐的时间也呈现逐年增加的趋势,2002—2012 年从每天 3.35 小时增加到 4.08 小时(Ding et al.,2019)。这些行为模式的改变已经对健康产生了广泛而深远的影响。大量研究表明,久坐行为和身体活动不足已成为导致心血管疾病、糖尿病等慢性病,认知功能下降,以及某些癌症风险增加的重要影响因素。

　　为了维持良好的健康状态，世界卫生组织建议成年人每周参与至少150分钟中等强度有氧运动，或至少75分钟高强度有氧运动，或等量的中高强度运动组合。然而，更值得关注的是，越来越多证据表明，久坐行为对健康的危害可能独立于身体活动不足。一项纳入47项研究的荟萃分析（meta-analysis）发现，在控制身体活动水平协变量后，久坐时间每增加1小时，全因死亡风险增加2%，心血管疾病死亡风险增加5%（Patterson et al.，2018）。这提示久坐行为可能具有特有的致病生理机制，而不仅仅是身体活动不足的替代。流行病学研究为揭示久坐行为的健康危害提供了重要证据，但对其生理学机制的认识还相对有限。因此，阐明久坐行为影响健康的生理机制，对于深入理解其与不良健康结局的发生发展过程、制定有针对性的健康干预措施具有重要意义。

　　基于久坐行为已成为严重的公共卫生问题，国内外学者已开始积极探究相关的干预对策。发展干预理论、明确干预策略、开展干预实践是当前久坐行为研究的重要方向。但是，目前针对不同人群、不同情境的干预效果还缺乏系统评估，干预研究的可比性和推广性也有待加强。例如，针对办公室工作人员的久坐干预措施可能无法直接应用于学生群体。在家庭、学校、社区等不同场景，干预的影响因素也可能有所不同。因此，未来需要开展更多的比较研究，系统性地评估不同干预方案在不同人群和情境下的效果差异，提炼具有普适性的干预原则和干预策略。同时，加强不同研究设计和干预试验之间的标准化，提高干预效果报告的规范性和可比性，是促进研究成果转化应用的重要举措。

　　综上所述，本书立足于现代久坐行为日益普遍的现状，从健康挑战、机制探索和干预策略三个维度展开研究。通过系统梳理已有研究成果，提出尚待解决的关键问题，深入剖析久坐对健康的影响机制及其干预策略,并在此基础上开展相关测量方法的验证和实证研究的应用,力求在这一领域取得创新性突破。通过多学科交叉融合,本研究从实验室到不同人群的自由生活、从理论深化到实践应用、从实验证据到社会防控探索久坐行为,全方位为久坐行为研究的前沿进展提供坚实的理论基础和科学依据。这对于促进现代人身心健康和慢性病预防具有重要的学术价值和现实意义。

第二节　研究目的与意义

一、研究目的

本书旨在以体育学、社会学、公共卫生和预防医学等不同学科的交叉融合视角,系统阐述久坐行为的内涵、影响、机制及其干预策略,并在此基础上开展测量方法学和实证应用研究,重点关注五个方面。

一是辨析久坐行为与身体活动不足的异同。明确久坐行为的定义和测量方法,剖析其在健康影响和致病机制上的差异,为厘清久坐行为概念提供理论依据。

二是探讨久坐行为对健康的影响。久坐行为是一个全球公共卫生问题,明确久坐行为与肥胖、心血管疾病、糖尿病、癌症、死亡风险、心理健康等方面的关系及其对健康的影响。

三是探讨久坐行为的生理科学基础。在梳理既往研究的基础上,重点阐明久坐行为在能量代谢、心血管功能、肌肉收缩、神经心理等方面的生理学效益及其特异性机制,深化人们对其影响健康路径的认知。

四是探讨久坐行为的干预策略。基于久坐行为干预的理论基础,提出减少久坐对健康的影响以及间断久坐行为的新观点，重点阐述不同人群包括儿童、青少年、成年人、老年人群的久坐行为干预策略。

五是开展久坐行为的方法学和实验应用研究。综合运用实验研究、测量评估、数据可视化等方法，揭示改变久坐行为的有效干预方法及其对健康的影响，推动研究成果向实践应用转化。

总的来说，本书从健康挑战、机制探索和干预策略等不同维度展开系统探讨，深度融合体育学、社会学、公共卫生和预防等多学科视角，并聚焦儿童、成年人、老年人等重点人群，开展评估或干预研究，以期为久坐行为理论体系的构建提供坚实的科学基础和行动指南参考。同时，本书旨在系统综述久坐行为研究的关键科学问题，梳理和凝练久坐行为研究的前沿进展，阐明其与疾病发生发展的内在联系，以期助力发现慢性病防控的新切入点和新策略方法，并对未来久坐行为研究方向进行展望，以期引领和推动该领域的理论创新和实践突破，最终为"健康中国"战略目标的实现贡献力量。

二、研究意义

（一）应对日益严峻的健康挑战

现代社会久坐行为日益普遍，已成为继吸烟之后的第二大可改变的健康危险因素。大量研究表明，久坐行为与肥胖、2 型糖尿病、心血管疾病、认知功能下降等多种健康问题密切相关，给个人、家庭和社会带来了沉重的负担。本书旨在系统地总结久坐带来的健康挑战，探讨相应的干预策略，对于加强慢性病防控、提升不同人群健康水平具有重要意义。

（二）深化久坐行为影响健康机制的认知

尽管久坐行为的危害已得到广泛关注，但人们对其影响健康的内在机制认识尚不足。近年来,越来越多的证据表明即使达到了身体活动指南推荐的身体活动量,久坐仍与糖尿病、心血管疾病、全因死亡风险增加相关。这提示久坐行为和身体活动对健康的影响途径可能不完全相同。本书以久坐生理学为基础,深入剖析久坐行为导致代谢紊乱、心血管功能受损、认知能力下降等病理改变的内在机制和信号通路,为阐明久坐行为与慢性病之间的因果联系提供有力证据,为人类制定科学的防控策略奠定理论基础,有助于慢性病早期筛查,从而提升疾病预防的针对性和有效性。

(三)创新久坐行为的干预

当前,针对久坐行为的干预研究和实践还比较有限,缺乏成熟、可推广的干预方案。现有的流行病学研究主要关注个体层面久坐行为与健康的关联,对社会、文化、环境等因素的影响考虑不足。而基于社会生态学模型的研究揭示,影响久坐行为的因素是多层面、动态交互的。因此,全面认识久坐行为与健康的关系需要整合流行病学和社会生态学研究视角,既要揭示久坐的健康效应,又要分析其多层面影响因素,为制定针对性干预策略提供可行性依据。

(四)推动跨学科交叉与融合

久坐行为是一个涉及体育学、医学、公共卫生等多学科的复杂议题。本书深度融合交叉学科领域的知识,展现久坐问题的多维视角和整体图景,促进不同学科在理论、方法、技术等层面的相互借鉴和启发,推动形成"大健康"背景下多学科协同攻关的新范式。这不仅有助于解决久坐行为领域的关键科学问题,也可以为其他健康相关领域的跨学科研究提供有益参考。

(五)倡导积极的生活方式,服务健康中国建设

健康积极的生活方式是提升国民健康水平的关键。本书通过挖

掘和传播久坐行为领域的前沿研究进展，提高公众对久坐危害的认知，提高其减少久坐的意识和能力。同时，本书提出的干预策略强调个人、社会、环境的协同作用，将有力推动构建有利于健康的支持性环境。这对于引导全民养成科学的生活方式，提升健康素养，最终实现"健康中国"战略目标具有重要意义。

综上所述，本书紧扣现代社会的重大健康挑战，坚持问题导向、证据基础、跨学科视角，力求在久坐行为的概念、内涵、影响、机制、对策等方面实现系统性和创新性突破。在探索久坐行为的科学规律的同时，推动久坐行为研究的理论创新、方法创新、实践创新，在凝练学科前沿、创新防控策略、助力健康中国等方面产生深远影响。

第三节　研究问题与框架

一、久坐行为的内涵

在人们首次发现"久坐少动"对健康存在危害后的很长一段时间内，久坐被等同于身体活动不足。但随着研究的深入，学者们逐渐发现了久坐行为与身体活动不足的区别。首先，个体在一天内可以同时拥有久坐行为而保持身体活动充足（达到身体活动指南推荐量）。然而，这并不代表着在达到推荐量的身体活动后便可以久坐。研究发现每日进行60～75分钟中等至高强度的身体活动，仅可以部分消除而不能完全抵消久坐带来的死亡风险。这提示，尽管二者相互影响，但在致病机制上可能存在差异。因此，明确久坐行为可能是一种独立的健康风险因素是相关科学研究中的关键。

有效准确的测量手段是开展久坐行为研究的另一个重要的科学

基础。目前久坐行为研究仍面临测量工具缺乏、评估标准不一、数据分析方法单一等诸多方法学的挑战。其中问卷调查是久坐行为研究中最常用的测量方法，但容易受到主观因素的影响，自我报告的准确性和可重复性有限。同时，传统的主观报告法虽然简便，但难以全面反映久坐行为的多维特征，如在不同环境下、累积方式等。近年来，随着智能可穿戴设备和机器学习算法的快速发展，客观测量技术在久坐行为研究中得到了越来越广泛的应用。这些技术可以实时记录个体在不同情境下的久坐行为时间、频率、姿势等特征信息，提高了测量的精度和全面性。然而，当前的客观测量技术在设备成本、便携性、数据处理等方面还存在局限，如加速度计（accelerometer），又称加速度传感器，能够客观记录人体活动和静止状态，但在识别久坐行为，区别不同状态和空间等方面还存在一定局限性。因此，建立科学的久坐行为问卷和客观测量方法，开发融合有效的综合评估工具，对于准确评估个体和人群久坐行为水平具有重要意义。同时，制定统一的久坐行为评估标准，有助于不同研究结果的比较和综合分析。

由此可见，久坐行为是一种区别于身体活动不足，独立存在的行为模式。为了深刻理解久坐行为的内涵，同时明确不同场景下合理的测量手段，本书第二章主要从久坐行为和身体活动不足的概念进行辨析，同时详细阐述久坐行为的测量手段、工具及其应用场景等。

二、久坐行为与健康

久坐行为是一个全球公共卫生问题。久坐行为与罹患常见非传染性疾病的风险增加有关，包括肥胖、心血管疾病、糖尿病、癌症以及一系列其他疾病。21世纪以来，有关久坐行为与疾病和健康结局之间的有害关系的证据迅速增多。流行病学研究一致表明，更多的久坐行为可能会对健康结局产生不同的负面影响，而中度到剧烈的身体活动则不会对相关健康结局产生这种不良影响。在儿童和青少年中，研究表明久坐行为（基于看电视和看屏幕的时间）与肥胖之间存在相关性。此外，研究还发现久坐行为与自尊、社会行为问题、身体健康和学业成绩（基于看电视、看屏幕的时间）之间关系的适度证据。在成年人中，有强有力的证据表明久坐行为与全因死亡率、心血管疾病（基于看电视、看屏幕的时间和坐着的时间）、2 型糖尿病（基于看电视、看屏幕的时间），以及癌症死亡率和发病率之间存在关系。这些最初的证据主要来自自我报告测量方法的研究，通常是有关电视时间或总久坐时间的单项问题。这种被动（看电视）和更多精神活动（工作场所或与交通有关的坐姿）的久坐时间的变化，可能会对健康产生影响。

综上所述，久坐行为与肥胖、心血管疾病、糖尿病、癌症、死亡风险、心理健康等密切相关。本书第三章主要从六个方面详细阐述久坐行为对疾病和健康结局的不良影响。第一节：久坐行为与超重肥胖。基于屏幕时间、职业久坐时间等不同场景下的久坐行为与超重/肥胖之间呈正相关性。本节以荟萃分析以及横断面研究为基础，阐述久坐与超重肥胖之间的潜在双向关系，进而明确身体活动和久坐行为对超重肥胖进展的影响，同时论述久坐行为评估与测量在超重肥胖研究领域存在的不足之处。第二节：久坐行为与心血管健康。久坐行为与增加心血管疾病风险相关，本节重点阐述久坐行为和身体活动对心血管疾病的相互作用，提供基于行为医学的心血管疾病干预措施。第三节：久坐行为与糖尿病。久坐行为与增加 2 型糖尿病的发生风险相关。本节结合以往研究进展，对久坐行为与糖尿病的关联进行文献综述。在此基础上，对久坐行为与胰岛素抵抗的关系和身体活动的降糖机制进行阐释。第四节：久坐行为与癌症。久坐行为与多种癌症的风险增加相关，例如乳腺癌、子宫内膜癌、卵巢癌、结直肠癌、肺癌等。本节以系统综述以及实验研究为佐证,证实久坐行为与多种癌症发病率之间有密切关联。同时,对癌症幸存者提出多项身体活动建议。第五节:久坐行为与死亡风险。久坐行为与多种死亡风险紧密相关。本节着重探究久坐行为与全因死亡率、心血管疾病死亡率和癌症死亡率之间的关系。同时强调低强度身体活动对死亡风险的保护作用。第六节:久坐行为与心理健康。久坐行为与心理健康之间存在一定的关系。本节分别对儿童心理健康和老年心理健康进行系统阐述,对久坐行为与抑郁症、社交孤立感、自尊和焦虑等心理健康关联进行阐释,进一步凸显预防久坐行为对心理健康具有积极作用。

三、久坐行为的生理科学基础

久坐行为对健康的危害已成为共识,但公众对其生理学基础的认知还相对零散。总的来说,久坐对身体的影响是一种全身性、系统性的生理反应,主要涉及几个方面。首先,久坐行为打破了人体能量摄入和消耗的平衡。久坐状态下,肌肉活动显著减少,导致总能量消耗降低。Levine 等(2006)测算发现,静坐时的能量消耗约为 1.5 个代谢当量(metabolic equivalent of task,MET),而安静站立时可达 2.0 个代谢当量,差异约 33%。久坐可能同时诱发进食增加,加剧能量过剩。其次,久坐引起的肌肉活动不活跃会导致胰岛素、甘油三酯、胆固醇等代谢指标异常。大量研究表明,运动中肌肉收缩可刺激胰岛素的敏感性增加,而持续久坐会降低胰岛素受体的表达,削弱机体对葡萄糖的摄取和利用。此外,久坐时骨骼肌中脂肪酸的氧化利用减少,血液中游离脂肪酸和甘油三酯水平升高,可能加速动脉粥样硬化的发生与发展。久坐还会引起交感神经兴奋和心血管功能紊乱。有研究发现,久坐时交感神经张力增大,外周血管收缩,血流动力学发生改变。另外,久坐姿势使下肢血液回流受阻,血液粘度(blood viscosity)增加,加之凝血功能亢进，可能促进血栓的形成。这些因素均是心血管疾病的危险因子。最后，上述久坐状态引起的外周血流动力学和能量代谢问题同样会发生在大脑之中。久坐行为可能影响脑血流量和低血糖利用；久坐期间一些脑源性神经递质如脑源性神经营养因子（brain-derived neurotrophic factor）等的分泌亦会受到影响。这些不利的生理学现象均会导致认知功能和工作能力下降。

综上所述，久坐行为通过多种生理途径影响人体健康，这些生理指标和效应通路错综交织，共同构成了久坐行为影响健康的复杂图景。本书第四章主要从以下六个角度解析久坐行为对人体的影响及其潜在机制。第一节：久坐行为与正能量平衡。久坐行为往往伴随着身体活动不足和正能量平衡，本节将解释久坐行为的能量消耗特征，介绍久坐引起的高血糖、胰岛素抵抗等症状。第二节：久坐行为与肌肉活动。久坐行为导致肌肉活动不活跃，本节将介绍骨骼肌分泌若干种蛋白的作用，以及不同纤维类型的骨骼肌对不同强度收缩活动的应答。第三节：久坐行为与心血管功能。本节将从血流动力学对内皮功能的影响出发，介绍久坐行为和运动干预对人体心血管系统的影响。第四节：久坐行为与神经心理。久坐行为可能引起生活及工作中的记忆力和认知功能下降，本节将从脑血流、激素、大脑糖代谢、脑结构等角度说明久坐行为对人体神经心理的影响。第五节：久坐行为的独立机制。在以上综述的基础上，本节将从能量消耗和骨骼肌收缩等角度进一步阐明久坐行为可能独立于身体活动的影响。第六节：减少和间断久坐的短期效益。基于上述久坐行为的生理学基础，汇总从减少久坐时间和间断久坐行为两个角度出发设计的干预策略对特定代谢标志物产生的生理应答，阐释久坐行为干预的生理学效益。

四、久坐行为的干预策略

随着久坐行为的危害日益加剧,探索并制定有效的干预手段成为当务之急。近年来,随着人体工效学的发展,一系列新型办公家具等被引入市场,以期减少员工的职业性久坐行为。例如:可调节高度的坐-站工作台能让员工灵活调整坐站姿势,增加能量消耗;主动式座椅则通过微小幅度的倾斜和旋转,使骨骼肌收缩活动缓解久坐带来的不良影响。研究表明,这些以人为本的工效学设计能显著改善职业人群的久坐行为和健康状况。但当前的干预策略在针对性和综合性方面还有待加强。不同人群、不同场景下的久坐行为模式和影响因素存在差异性,但现有的干预研究很少考虑这种异质性。此外,多数干预仍聚焦于单一层面,较少系统地运用环境改造、组织氛围、个体教育等多维策略。未来研究应以社会生态学模型为指导,因地制宜地制定综合性的干预方案。例如:可利用信息化手段,根据个体的久坐特征提供及时的行为反馈和个性化建议;加强与社区组织的合作,营造有利于减少久坐、增加身体活动的社会文化环境;优化城市规划设计,增加步行和骑行的便利性,从而促进积极健康的生活方式。

人一天(24 小时)的行为是由睡眠、久坐行为及不同强度的身体活动构成的。传统的身体活动研究主要聚焦中高强度身体活动,而忽视了占据大部分清醒时间的低强度身体活动和久坐行为。事实上,久坐行为和身体活动不足虽相互关联,但在测量、影响和机制上存在重要差异。随着研究进展的深入,久坐行为的行为独立性、健康独立性逐渐被区分开来。Ekelund 等(2016)基于 44000 名中老年人的研究发现,每天30~40 分钟中高强度的身体活动能显著抵消久坐的死亡风险,这提示二者对健康的影响可能存在"阈值效应",体现了各自的特异性。此外,Ekelund 等(2019)提出将一天内的活动模式分配概念化,强调应考虑久坐时间置换和运动强度递进两个维度。例如,用任何强度的活动替代久坐,和(或)用较高强度活动替代较低强度的活动时间,都能带来健康效益。这一理念得到了世界卫生组织的认可,并被纳入推荐身体活动指南。然而,不同活动模式的分配效果如何,仍缺乏全面、系统的评估。

综上所述,尽管久坐行为已成为一个重大的公共卫生挑战,但对于久坐行为的干预手段的研究尚处于起步阶段。本书第五章主要从久坐行为干预的理论基础、减少久坐对健康的影响、久坐行为的间断概念、久坐行为间断干预的急性效应、儿童青少年身体活动与久坐行为干预,老年人久坐行为干预等六个方面提出对久坐行为的干预策略。在探索久坐行为模式的同时,还应加强研究成果向实践应用的转化,提出并验证干预手段的有效性及其健康效益,加强制定循证指南科学依据,促进健康积极的生活方式,最终实现从科学认知到行为改变的突破。

五、久坐行为的实证研究

随着研究方法的进步和久坐行为理论体系的发展,越来越多的研究集中在直接测量久坐行为上,并区分其独立于身体活动的影响。流行病学和生理学证据表明,久坐对健康的不利影响独立于中高强度身体活动而存在。过量的久坐行为可导致胰岛素抵抗,血管功能障碍,能源物质底物利用向碳水化合物氧化转变,肌纤维从氧化型向糖酵解型转变,心肺适应性降低,肌肉质量、力量和骨量减少,全身脂肪质量和内脏脂肪储备增加,血脂浓度增加和炎症。此外,长时间不间断的久坐会显著增加代谢疾病风险。缺乏身体活动或缺乏中度至剧烈的身体活动与各种主要非传染性疾病(冠心病、2型糖尿病和某些类型的癌症)紧密相关。此外,许多研究表明,缺乏运动是导致全因死亡率升高的一个重要决定性因素。与之相关的是,用非运动性步行等低强度身体活动代替久坐,或者频繁地短暂间断久坐状态,都有助于改善健康状况。短期随机交叉试验的结果表明,久坐行为间断(sedentary interruption)可以改善心脏代谢风险因素。例如,与不间断坐着相比,超重和肥胖的成年人在长时间坐着(5小时)时,每20分钟进行2分钟低强度或中等强度身体活动后,餐后血糖和胰岛素曲线下面积(area under curve)显著降低。同样,在体重正常的成年人中,打破长时间的坐着(9小时),定期进行短时间的快走(1分40秒)是有益的。在降低葡萄糖和胰岛素曲线下面积方面,定期短时间的快走比单次30分钟的步行更有效,但仅有单次步行能够显著降低甘油三酯的曲线下面积。这些结果表明可以制定个性化的久坐间断策略来限制连续久坐行为的后果,但需要有更长时间的随访研究来确定其长期的健康效应。根据之前章节的系统综述和实证数据分析,深入辨析久坐行为在概念内涵、测量评估、影响效应等方面的关联与区别,并提出干预久坐行为模式的优化策略。

本书第六章和第七章是基于个体久坐少动特点,对不同人群,重点关注包括儿童、成年人、老年人等特定人群进行实验室、自由状态下的估计方法研究和干预效果研究。第六章主要包括基于短期和长期记忆建立久坐问卷有效性研究、久坐行为和身体活动阈值和时域分析研究、建立学龄儿童久坐切点阈值效度研究、日常久坐行为和身体活动的可视化分析研究等评估方法应用研究。第七章主要包括基于坐-站能量转换的急性生理学应答研究、工效学介入对减少久坐和增加站立的干预研究、久坐对脊柱负荷压力以及骨骼肌肉舒适性研究、日常久坐行为下的肌肉活动水平等干预实验应用研究。以上内容基于久坐行为研究框架,主要对久坐行为的测量方法和久坐行为干预实验开展跨学科基础应用研究。此外,本书第八章从久坐行为的理论模型构建、测量方法创新、影响健康的机制探索、干预策略及效果评估以及研究新范式等方面展望未来,为久坐防控实践提供系统性、前瞻性的参考。

第二章　久坐行为概述

第一节　久坐行为的定义

　　在过去的 20 年里,久坐行为领域的相关研究正飞速发展,大量证据均表明久坐行为与代谢疾病、心血管疾病和全因死亡率之间存在直接性关联。重要的是,对于那些有久坐行为的人群,无论中高强度身体活动水平如何,他们都面临着上述疾病患病率和死亡率提升的风险(Ekelund et al. ,2016;Thorp et al. ,2011;Wijndaele et al. ,2011)。同时,学者们注意到久坐行为与中高强度身体活动似乎并没有此消彼长的关系(Ekelund et al. ,2006),同一个体在一天内可以同时累积大量中高强度身体活动和久坐行为(Owen et al. ,2010;Tremblay et al. ,2010)。综合以上流行病学研究观察到的结果,过多的久坐行为与缺乏(中高强度)身体活动代表了两种独立的健康风险因素。

　　虽然对久坐行为的健康影响和生理机制是一个相对新兴且重要的研究主题,但术语及其定义理解的不一致都会使公众、科研人员和政策制定者感到困惑。此前,"久坐"具有两个分开且矛盾的定义,在关注公共卫生及流行病学的文献中久坐行为由低能量消耗（例如，通常静息代谢率≤1.5METs）和坐姿或斜躺姿势来定义。在这种情况下，如果一个人参与大量的久坐行为，他们可能会被描述为"久坐"。相比之下，在运动减肥和改善身体成分的文献中，"久坐"一词经常被用来描述未达到中高强度身体活动的阈值。因此，在这个领域的研究人员通常会将未达到身体活动指南的这类人群描述为"久坐人群"。因此，许多研究将缺乏身体活动的受试者设置为"久坐对照组"或描述为"久坐人群"，而实际上并没有测量或评估他们的久坐行为水平。

除了以上提到的典型代表外，也存在"久坐行为"和"身体活动不足"两个术语交替使用等概念混淆的现象。因此，明确"久坐行为"与"身体活动不足"的定义对于未来研究的推进以及公共卫生层面的大众健康意识的普及都具有重要作用。对此，国际久坐行为研究工作组提出了久坐行为的定义，即任何清醒状态下，坐姿或斜卧时任何能量消耗≤1.5METs的行为，比如躺着、坐着或看电视。相对应地，他们同样对身体活动不足进行了定义，即缺乏足量的中高强度身体活动（如不满足身体活动指南的推荐量）。就久坐行为而言，日常生活中的久坐行为可能在不同领域发生（见图2.1），典型的是职业久坐行为（occupational sedentary behavior）、交通久坐行为（transport sedentary behavior）、家庭久坐行为（household sedentary behavior）和休闲久坐行为（leisure time sedentary behavior）。

久坐行为的日益盛行很大程度上与我们身处的时代环境有关。在过去和当代的农耕及游牧人群中，久坐行为通常与制作工具或资源加工等活动交织出现（Jones，1996），这些活动具有单一的、高度注意力的需求，且可能是在相对安静的环境中进行的。此外，在这些情境中的久坐行为可能更经常地被中高强度身体活动打断从而减少了久

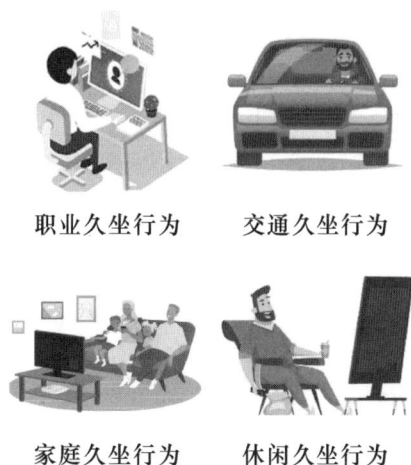

职业久坐行为　　　　交通久坐行为

家庭久坐行为　　　　休闲久坐行为

图 2.1　不同领域的久坐行为

坐行为的负面影响。在当今社会，人们在久坐期间面临各种各样复杂的压力，比如在嘈杂的工作场所完成高度专注的任务，或者在繁忙的道路上驾驶机动车。同样，休闲时间亦充斥着大量长时间且不间断的久坐行为（Aadahl et al.，2013），这可能与休闲时间的活动属性，如看电视和其他基于屏幕的娱乐活动有关。工作场所久坐行为的压力和休闲时间久坐行为量的增加与历史人类的经验形成鲜明的对比。因此，可以说我们祖先经历的与久坐行为有关的压力似乎是急性的，可能与活动打断有关，而现代社会中与久坐行为相关的压力是慢性的。探索久坐行为发生的不同环境以及环境特定的共同行为可能会为了解久坐行为改变策略和政策制定提供见解。

一、职业久坐行为

办公室白领的工作环境已经越来越以便利为基础，特别是在过去的一个世纪中，这导致了久坐行为的日常持续时间增加以及相关心血管疾病和死亡风险的增加。此外，人们在久坐期间通常伴随着高压力的任务,例如在嘈杂或繁忙的环境中完成报告或写电子邮件,或在有严格截止日期的情况下完成工作任务,这些任务需要高度的专注。这种高压力任务对心血管系统的影响是久坐行为和心血管疾病风险之间的一个联合风险因素(Carroll et al.,2012)。这些压力可能导致心血管功能的损伤,随着时间的推移而逐渐加剧,并最终表现为心血管疾病发病率增加。此外,在新冠疫情大流行之后,许多工作场所开始支持混合办公或远程居家办公。工作环境的改变减少了通勤时间,居家工作时间增加,导致总久坐时间增加和中高强度身体活动减少。因此,职业久坐行为的积累主要受到繁杂及紧迫工作任务的影响,同时伴随着高度工作压力,对健康造成进一步影响。

二、交通久坐行为

在人类的历史长河中,步行在很长一段时间内都是最主要的通勤方式。但随着汽车的发明和普及,人类步行通勤的比例日益下降。1980—2012 年,美国步行上班的人数比例下降了一半(McKenzie,2014)。这种趋势可能会对公共健康产生影响,因为步行上班的个体更有可能达到身体活动指南的推荐量(Barnett et al.,2019)。此外,在汽车上久坐已被证明与死亡风险的提升相关(Owen et al.,2010)。一项研究通过模拟都市交通环境下驾车 2 小时发现,驾车导致了心率变异性的下降(Sarnat et al.,2014)。这种由降低的迷走神经张力(主要)和增加的交感神经刺激(次要)引起的心血管自主功能的抑制与心血管疾病的风险增加有关。汽车的普及增加了交通久坐行为的发生概率,这也为久坐行为指南和干预策略的制定提出了一个具有挑战性的问题,即需要明确何时可以将驾驶替换为增加身体活动的交通策略。

三、家庭久坐行为

家庭久坐行为在当今社会中亦非常普遍，已成为一个不容忽视的健康问题。它指的是在家庭环境中进行的长时间、低强度的久坐活动和屏幕时间，如看电视、使用电脑、玩视频游戏以及阅读等。这些行为虽然看似轻松，但长期久坐却可能对身体健康造成影响。家长的家庭久坐行为对儿童的行为和健康产生了深远的影响（Bauer et al.，2008）。孩子们往往会模仿家长的行为，如果家长大部分时间都在坐着看电视或使用电脑，孩子们也会倾向于效仿这种行为，从而导致他们久坐时间过长，缺乏运动。这种行为模式的形成可能会持续到他们成年，成为长期健康问题的根源（Bauer et al.，2008）。研究表明，久坐与儿童肥胖、心血管疾病风险的增加以及心理健康问题等密切相关。久坐不仅会导致能量消耗不足，还可能影响新陈代谢，增加体内脂肪堆积的风险，从而提高患肥胖和相关疾病的概率。此外，久坐还可能导致骨骼和肌肉的萎缩，增加骨折和其他运动损伤的风险。除了直接影响儿童健康外，家庭久坐行为还可能影响到家庭成员之间的亲密关系和沟通。如果家庭成员大部分时间都各自坐在电视前或电脑旁，而不是一起进行户外活动或交流，可能会导致家庭成员之间的交流减少，亲密度降低，同时可能会对家庭的和谐以及对孩子的成长产生一定的负面影响（Saunders et al.，2013）。

四、休闲久坐行为

人们一天的休闲时间主要由用餐和娱乐组成。关于用餐期间久坐行为的影响了解甚少，但现代日常饮食越来越营养丰富。与以往时代的饮食相比，典型的西方饮食在脂肪和精制碳水化合物含量上相对较高。研究表明,在摄入高脂肪餐后维持 180 分钟的久坐与心血管疾病风险标志物的提升有关(Fryer et al.,2021)。虽然目前尚未进行关于久坐行为和高碳水化合物餐食的类似研究,但一些数据表明,相比在久坐期间进行一些短时间的身体活动,摄入高碳餐后久坐会导致餐后血糖反应升高,这可能对心血管功能产生影响(Dempsey et al.,2018)。同样,随着科技的发展,人们在用餐后的休闲活动的选项也日益增加。其中看电视,作为久坐的形式之一,是最常见的休闲活动行为,大量既往研究也用看电视时间作为休闲久坐行为进行分析。例如,Dunstan 等(2010)发现,平均每天不少于 4 小时的看电视时间与心血管疾病死亡率增加有关,且每增加一个小时就会引起更高的风险。相较于其他休闲久坐行为,如玩电子游戏或聊天,看电视不需要同等程度的专注度与社交参与。这种有限的参与可能会导致更低的日常总能耗,并增加其他潜在有害的行为,如摄入高能量密度的食物。

综上所述,不同环境下的久坐行为均存在各自的特征。目前学者们也基于各类久坐行为的成因及联合影响因素设计了一系列的干预策略。而这些干预策略都是基于增加身体活动的核心目的来设计的。身体活动(physical activity),又称体力活动,被定义为任何由骨骼肌收缩引起而产生能量消耗的活动。如图 2.2 所示,身体活动强度根据代谢当量被划分为低(1.6～2.9METs)、中(3.0～5.9METs)和高(≥6METs)三个级别。

在了解身体活动分类的情况下,如何合理有效地进行适合自己的身体活动是研究者需要为大众解决的核心问题。2020 年,世界卫生组织发布了最新的《身体活动和久坐行为指南》(见图 2.3)。新指南认为对于所有人群,身体活动均可以作为娱乐和休闲(玩耍、游戏、运动或有计划的锻炼)、体育课程、交通(步行和骑自行车)或家务的一部分,在教育场所、家庭和社区中进行。同时,新指南也针对不同年龄人

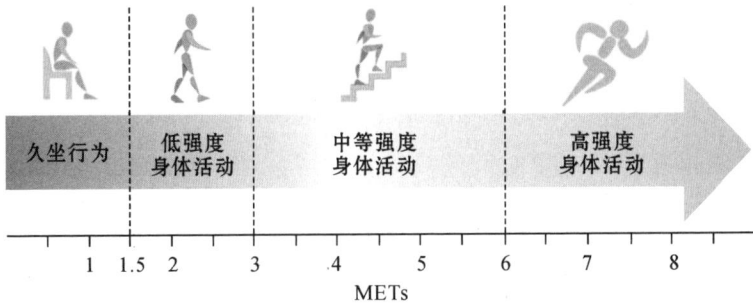

图 2.2　久坐行为和身体活动的划分

群提供了有关身体活动和久坐行为最新的具体推荐建议。基于这份指南的身体活动推荐量，达到推荐量的人群被归类为"身体活动充足"，相对应的，不满足指南推荐量的人群则被归类为"身体活动不足"。具体的，指南分别对儿童和青少年（5～17 岁）、成人（18～64 岁）、老年人（65 岁及以上）等不同年龄人群进行了身体活动和久坐行为的建议。对于儿童和青少年，平均每天至少进行 60 分钟的中到高强度的运动，以有氧运动为主。同时进行高强度的有氧运动以及增强肌肉和骨骼的运动，以促进骨骼发育、认知表现、心理健康以及预防肥胖。对于成年人来说，每周应至少进行 150～300 分钟的中等强度的有氧运动，或至少进行 75～150 分钟的高强度有氧运动，或同等效果的中等强度和高强度运动的组合运动，以获得实质性的健康收益。成年人也应该进行中等或更高强度的肌肉强化运动，锻炼所有主要肌肉群。这些活动能降低全因死亡率、心血管代谢疾病风险，同时改善睡眠质量和心理健康。对老年人来说，应进行足量的中高强度有氧运动以保证心肺耐力，积极参与抗阻运动（推荐量与成人一致）。同时，老年人也应进行多种形式的平衡功能和力量训练的活动，以增强老年人功能能力，防止跌倒。

此外，指南首次针对妊娠期女性、慢性病和残疾人等人群提出了

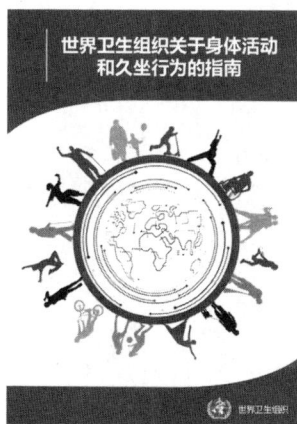

图 2.3　WHO 身体活动和久坐行为指南

具体的身体活动建议,强调了将这些人群纳入身体活动和久坐行为干预政策和规划的重要性。

随着研究的深入,Tremblay 等(2016)将一天内的睡眠、久坐行为和身体活动作为一个融合的整体展开了进一步研究,三者的整合被称为 24 小时活动行为(24-hour movement behavior)。也有研究将身体活动进一步划分为低强度身体活动和中高强度身体活动,形成了由睡眠、久坐行为、低强度身体活动、中高强度身体活动构成的一天 24 小时活动行为,称为 24 小时活动周期(24-hour activity cycle)。从个体 24 小时活动周期来讲,睡眠、久坐行为和身体活动是主要的活动行为构成因素(见图 2.4),且每个独立的行为与个体的身心健康密切相关(Rosenberger et al.,2019)。

24 小时活动行为将睡眠、久坐行为、低强度身体活动和中高强度身体活动等 4 种与健康相关的活动融合成一个动态的、全面的描述日常生活以达到最佳健康的范式,对于这 4 种活动行为来说,一种活动时间的变化将影响至少一种其他活动的时间。例如,减少久坐行为(例如观看电视)可能会导致低强度身体活动的增加(例如散步)和/或

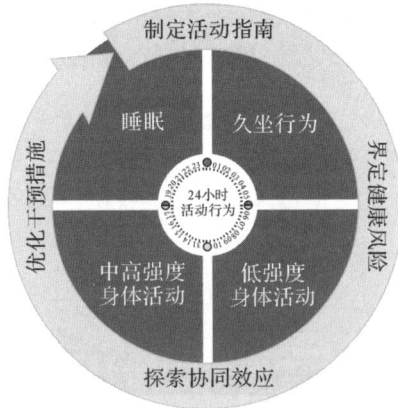

图 2.4　24 小时活动周期模型的行为构成和实践意义(Cabanas-Sánchez et al.,2019)

睡眠时间的增加(例如早睡)。该模型还假设不同活动之间存在相互关系。例如,参与中高强度身体活动对促进睡眠存在积极影响。有关运动干预的随机对照研究结果显示出参与中高强度身体活动对睡眠具有改善作用。这些效应在总睡眠时间、慢波睡眠、入睡潜伏期和整体睡眠质量方面均有被观察到,其中受益最大的是睡眠质量较差人群和老年人。睡眠时间的增加则可能导致次日清醒时间内更好的精神状态,同时促进其参与清醒时间内的身体活动。几项研究证实了这些关系的相互影响。例如,在一项为期 16 周的研究中发现,日间的身体活动参与水平与随后夜间睡眠质量的改善之间存在时间上的关联(Dzierzewski et al.,2014)。尽管目前有关低强度身体活动和久坐行为在 24 小时活动行为动态改变上的关系认知相对较少,但以上证据都说明了将 24 小时活动行为作为一个动态的整体进行研究的重要性和必要性。

随着加速度计等可穿戴设备的发展与应用,研究学者们能够通过更多的测量途径得到大量的客观测量的 24 小时活动数据。这也为深入研究 24 小时活动行为各因素的动态关系提供了基础。Mekary 等(2009)为了探究不同活动行为的健康效果,提出了等时替代模型

(isotenporal substitution model,ISM)并首次应用到身体活动领域,其主要目的是探究身体活动和久坐行为之间时间重新分配对体重的影响。等时替代模型是基于多元线性回归分析,通过控制总活动量并剔除被替换的活动变量来探究等量时间的一种行为替代等量时间的另外一种行为的健康效益。Pelclová 等(2020)对 158 名老年女性进行了为期 7 年的追踪,采用加速度计记录了受试者 24 小时活动行为的情况,同时监测了这期间其身体成分的变化。基于 7 年跟踪调查的结果,研究人员采用等时替代模型探究了将一种活动行为替换为另一种活动行为时不同的替换时间与 BMI(身体质量指数)和体脂率的变化关系。结果如图 2.5 所示,我们可以明显地观察到将一定量的久坐行为和低强度身体活动替换为中高强度身体活动后能够显著降低 BMI 和体脂率;相反,将一定量的中高强度身体活动替换为久坐行为和低强度身体活动则会提高 BMI 和体脂率。

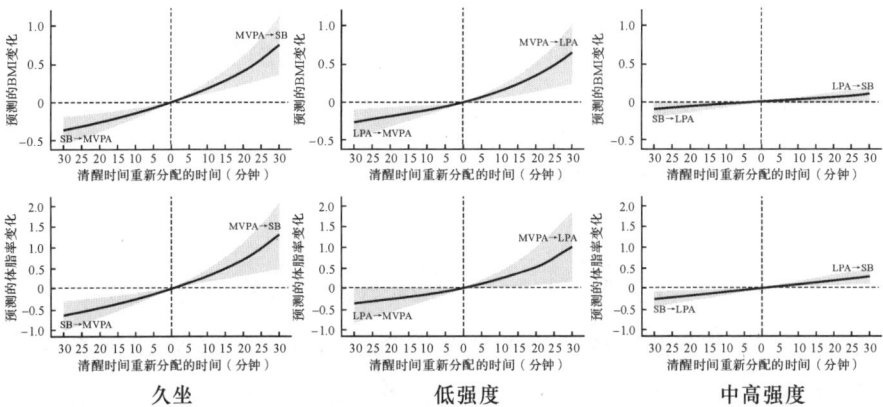

图 2.5 久坐行为(SB)、低强度身体活动(LPA)和中高强度身体活动(MVPA)之间进行等时替换对 BMI 和体脂率的影响(Pelclová et al.,2020)

近年来,身体活动和久坐行为领域的研究正快速发展,从过去仅关注身体活动量的多少,到如今从整合的角度看待 24 小时活动行为。

这种新的视角，不仅强调了中高强度身体活动的重要性，同时也关注睡眠、久坐行为和低强度身体活动等对健康的综合影响。通过整合各类活动的信息，我们可以更全面地描绘出个体的 24 小时活动行为模式，解释各类活动及其动态变化对健康的影响。这有助于精准评估健康风险，有效制定干预策略，为公共健康提供扎实的理论基础和实践指导，推动大众健康水平的提升。

第二节　久坐行为的测量

测量久坐行为是十分复杂的，因为久坐行为在一天中以各种各样零星的方式发生（例如看电视、参加会议、开车上班、阅读等）。为了避免混淆不得不列出一份详尽的久坐活动清单。研究人员通常依赖一系列整体性或特定场景下的久坐行为指标，希望能捕捉到大多数被认为是久坐行为的活动。目前久坐行为测量的方法主要包括主观测量和客观测量。

一、主观测量

主观测量方式主要是以问卷的形式，依靠自我报告，让受试者回忆自己一周前或更长时间内的久坐时间。久坐行为通常出现在身体活动问卷中，将交通时间、坐在椅子上的时间、室内时间和屏幕时间认为是久坐行为的时间。但身体活动问卷测量的条目众多，大部分关于久坐行为类型的条目较少，随着研究的深入，也出现了专门测量久坐行为的问卷。如表 2.1 所示，笔者整理了几种典型的测量久坐行为的问卷（涵盖身体活动问卷中涉及久坐的部分）。

表 2.1　几种典型的测量久坐行为问卷

序号	问卷名称	问卷描述	久坐行为条目数	久坐行为	测量周期
1	国际身体活动量表-长卷（international physical activity questionnaire-long form，IPAQ-LF）	测量 16～65 岁人群工作、交通、家务、娱乐或运动和久坐的身体活动	1 项	久坐时间	一周 7 天（工作日×5＋周末×2）
2	国际身体活动量表-短卷（international physical activity questionnaire-short form，IPAQ-SF）		2 项	①久坐时间②睡眠时间	一周 7 天（工作日×5＋周末×2）
3	全球身体活动问卷（global physical activity questionnaire，GPAQ）	测量工作、交通、娱乐和久坐的身体活动	1 项	久坐时间（不包括睡眠时间）	一周 7 天
4	久坐行为问卷（the sedentary behavior questionnaire，SBQ）	测量日常生活中的久坐行为	9 项	①坐着看电视②玩电脑游戏③坐着听音乐④坐着打电话⑤做文书工作或办公室工作⑥坐着阅读⑦坐着演奏乐器⑧做工艺品⑨乘坐和驾驶车辆	一周 7 天（工作日×5＋周末×2）
5	马歇尔坐姿问卷（Marshall sitting questionnaire）	测量工作和职业场景中的久坐行为	5 项	①往返旅行②工作③看电视④在家使用电脑⑤休闲（不包括看电视）	一周 7 天（工作日×5＋周末×2）
6	工作场所坐姿问卷（workplace sitting questionnaire）	测量工作和职业场景中的久坐行为（由马歇尔坐姿问卷改编）	5 项	①往返旅行②工作③看电视④在家使用电脑⑤休闲活动	一周 7 天（工作日×5＋周末×2）
7	青少年久坐行为问卷（the adolescent sedentary activity questionnaire，ASAQ）	测量青少年人群的久坐行为	11 项	①看电视②看视频③玩电脑游戏④用电脑做作业⑤做作业（不用电脑）⑥阅读⑦上课⑧旅行（乘坐交通工具）⑨做手工⑩与朋友打电话⑪演奏乐器	一周 7 天

续表

序号	问卷名称	问卷描述	久坐行为条目数	久坐行为	测量周期
8	老年人久坐时间测量问卷（measurement of older adult's sedentary time，MOST）	测量老年人的久坐行为	7项	①看电视②使用电脑③阅读④社交⑤交通⑥爱好⑦总久坐时间	一周7天
9	职业坐姿问卷（internet-administered questionnaire/daily recall questionnaire）	测量工作场所的久坐行为	1项	久坐时间	过去3个月（长期回顾）当天（短期回顾）

国际身体活动量表（international physical activity questionnaire，IPAQ）和全球身体活动问卷（global physical activity questionnaire，GPAQ）是最常见的两种身体活动问卷，其适用人群年龄较为广泛，为16～65岁。两种问卷中的久坐部分也经常被用于久坐行为测量之中。国际身体活动量表中所涉及的久坐行为类型包含"一周的久坐时间"和"睡眠时间"。全球身体活动问卷中则是"久坐"部分，不包括睡眠时间。

随着研究的深入，也出现了针对特定人群的身体活动问卷，例如Cameron等（2007）编制的儿童青少年身体活动问卷（school health action planning and evaluation system，SHAPES）、Reis等（2005）编制的职业身体活动问卷（occupational physical activity questionnaire，OPAQ）、Washburn等（1993）编制的老年人身体活动问卷（physical activity scale for the elderly，PASE）等。但由于大部分问卷面向多种身体活动，其中涉及的久坐行为类型较少，因此在效度更高的问卷出现之后，身体活动问卷在久坐领域被研究者使用得越来越少。

Rosenberg等（2010）编制的久坐行为问卷（sedentary behavior questionnaire，SBQ）是目前较为常用的问卷之一。久坐行为问卷主要测量 9 种类型的久坐行为,包括坐着看电视、玩电脑游戏,坐着听音乐,坐着打电话、做作业,坐着看书,坐着玩乐器、做工艺品、坐着或开车以及坐公共汽车或地铁。该问卷的信度和效度在成年人样本中得到检验,结果显示组内相关系数(intraclass correlation coefficients,ICCs)在所有项目和总量表中均可接受($r=0.51\sim0.93$)。

目前已有相关研究研制了针对工作和职业场景的久坐行为测量问卷。例如,马歇尔坐姿问卷(Marshall sitting questionnaire)用于测量一周内的 5 类久坐行为:往返旅行、工作、看电视、在家使用电脑、休闲(不包括看电视)。验证研究结果显示:工作日坐着工作、看电视和在家使用电脑的信度系数很高($r=0.84\sim0.78$),但周末的信度系数较低($r=0.23\sim0.74$)。效度系数在工作日坐着工作和在家使用电脑时最高($r=0.69\sim0.74$)。除了女性使用电脑和看电视之外,周末坐着的时间项目的有效性很低。工作场所坐姿问卷(workplace sitting questionnaire)则由马歇尔坐姿问卷改编得来,同样具有 5 项久坐行为:往返旅行、工作、看电视、在家使用电脑、休闲活动。该问卷的信效度良好:基于工作日、非工作日和平均时间测量总坐着时间具有相当好的重测信度(ICC$=0.46\sim0.90$),并且对女性($r=0.22\sim0.46$)和男性($r=0.18\sim0.29$)具有足够的标准效度。测量工作日工作中特定领域的坐姿也是可靠的(ICC$=0.63$)和有效的($r=0.45$)。

除此之外,也有针对特定人群的久坐行为测量问卷。例如,青少年久坐行为问卷(the adolescent sedentary activity questionnaire,ASAQ)收集青少年的 11 项久坐行为类型,包括坐在屏幕前的时间、教育(如做家庭作业)、旅行、文化(阅读、手工艺、演奏乐器等)和社交(与朋友放松等)。老年人久坐时间测量问卷(measurement of older adult's sedentary time,MOST)评估老年人在常见行为上花费的时间,包括看电视、使用电脑、阅读、社交、交通和爱好,以及总久坐时间。

办公室人群职业坐姿问卷（internet-administered questionmaive/dcily recall questinndive）用于评估工作场所的久坐行为，主要针对（过去3个月/当天）久坐时间。

如表2.1所示，无论是身体活动问卷还是久坐行为问卷，都有着不同的目标人群（儿童青少年、成年人、老年人和特殊人群）以及不同的回忆期（一天/三天/七天或更长），部分久坐问卷适应特殊场合（职业或工作场景），效度研究大部分通过日志或加速度计进行评估。

总的来说，问卷可以实现低成本大规模的调查，步骤简便易行，并且不会改变被调查者的行为，是大规模的身体活动流行病学研究中最普遍的手段与工具。但是，问卷调查过于依赖使用者的主观感知，容易产生随机和系统报告错误，从而导致对被评估条目结果的主观感知偏差较高或较低。尽管采取降低回顾时长（使用24小时记忆或过去一天记忆的短期回顾问卷）或是统计学量化（通过多天内测量久坐行为，量化一天回顾的偏差）等方法可以减小主观感知的误差，但主观测量仍然不是衡量身体活动和久坐行为的"黄金标准"。

二、客观测量

虽然主观测量方式操作简单，但过于依赖使用者的主观感知，其测量结果的信效度不高。而使用客观测量的手段可以大幅度提升测量结果的准确性。

客观测量主要包括直接观察法和设备监测法。直接观察法是指研究人员在研究场景中通过直接观察或视频拍摄等方式记录被试一段时间内的活动。这种方法虽简单便捷，但研究人员有不小的压力，且研究人员无法全天候不间断地观察被试的所有活动，这使得记录结果总是缺乏准确性与完整性。而使用可穿戴设备监测身体活动不仅能够减轻研究人员的观察负担，也能极大地提高记录结果的准确性与完整性。目前,可穿戴的加速度计在国际前沿的久坐行为测量中应用最为广泛。加速度计是一种小型电子设备,内部通常含有质量块、电位器、弹簧。运动时,质量块相对于基座产生一定的位移,基于牛顿第二定律 $F=ma$ 和虎克弹簧动作定律 $F=k×Dx$,作用于质量块(m)的净外力(F)等同于弹力(F),已知 m 和 k,通过弹簧的线性位移(Dx)推算出人体运动的加速度。根据类型,加速度计可分为压电式加速度计、压阻式加速度计和电容式加速度计三种。其中,三轴加速度计能记录矢状轴(sagittal axis,SA)、冠状轴(coronal axis,CA)和垂直轴(vertical axis,VA)三个轴向(对应 X 轴、Y 轴、Z 轴)的加速度。加速度计利用电子原理,将人体活动时的加速或减速信号转化为电信号,再将电信号收集处理成加速度计数(counts),记录人体在运动时三个方向的加速度信号数据,从而反映人的身体活动的不同水平情况。

目前,加速度计监测身体活动主要应用在活动强度评估、能量消耗预测与姿势识别中。

身体活动能量消耗的本质是骨骼肌收缩做功所消耗的能量。已有研究证实活动能量消耗(acvitity energy expenditure,AEE)和身体加速度之间存在线性关系,通过加速度计估算身体活动能量消耗的方式有两种:一种是通过代谢当量估算;另外一种是通过加速度计导出的活动计数及体重、性别等参数建立能量消耗预测回归方程。关于活动强度评估,加速度计则是通过计算一定单位时间内累计的计数值或一定频率下原始加速度的不同阈值来评估不同活动强度。但因能量消耗预测与活动强度评估的准确性受不同研究阈值、采样间隔、佩戴部位等因素的影响,目前的研究针对能量消耗预测与活动强度评估都未能达成一致。

在评估活动强度的研究中,通常将加速度计佩戴在手臂、手腕、肩膀、头部、躯体、腰部、膝盖和脚踝等不同位置上进行测试(Yang et al.,2012)。但身体不同部位的动作特点、频率和运动幅度都不同,导致放置在身体不同部位的加速度数据差异较大。但不同部位佩戴加速度计也有各自独特的优势。对于全身运动,佩戴于腰部、胸部和背部已被证明是最佳的,而大腿和脚踝的位置已被用于测量腿部运动(Yang,Hsu,2010)。因良好的舒适性与依从性,目前大部分研究选择将加速度计佩戴于手腕,但手腕佩戴加速度计会出现低估中高强度身体活动与高估久坐行为、低强度身体活动的情况,且在优势侧手腕与非优势侧手腕上也有较大差异等问题。因此,需要根据具体的研究问题选择最佳的佩戴加速度计的位置。

　　不同的切点选择会影响活动水平的评估结果(见表2.2)。目前该问题不同的研究结果各有其优缺点,导致基于不同方法建立的切点具有不同的特征。例如 Hänggi,Phillips 和 Rowlands(2013)将加速度计佩戴在腰髋部获得的久坐、低强度、中高强度切点的曲线下面积(receiver operating characteristic-area under the curve,ROC-AUC)更是高达0.96。除了佩戴在腰髋部,多数研究还开发了基于手腕部位的切点,Crouter,Flynn 和 Bassett Jr(2015)将加速度计佩戴在优势手腕,与间接测热法相比,其 ROC-AUC 是在0.83～0.94。相比之下,Chandler 等(2016)使用同样的采样间隔将加速度计佩戴在非优势手腕,ROC-AUC 较低一些(0.64～0.89)。随着三轴加速度计的普遍应用,研究学者发现矢量幅度(vector magnitude,VM)的诊断价值高于垂直轴,如 Jimmy,Seiler 和 Mäder(2013)以5～9岁儿童为研究对象,建立了垂直轴切点和矢量幅度切点,其回归模型的拟合度 R^2 分别为0.87～0.88、0.89～0.92。

表 2.2　儿童青少年加速度计活动计数诊断强度汇总

作者	加速度计及切点	研究对象年龄	诊断强度
Butte 等 (2014)	ActiGraph, 60 秒	3～5 岁	vector magnitude：SB≤820；LPA 821～3908；MPA 3909～6111；VPA≥6112 ActiGraph vector magnitude：x-axis：SB≤240；LPA 241～2120；MPA 2121～4449；VPA≥4450
Pate 等 (2006)	ActiGraph, 15 秒	3～5 岁	LPA≤419；MPA 420～841；VPA≥842
Evenson 等 (2008)	ActiGraph and actival, 15 秒	5～8 岁	SB≤100；LPA＞100；MPA≥2296；VPA≥4012
Sirard 等 (2005)	ActiGraph, 15 秒	5 岁	SB 0～398；LPA 399～890；MPA 891～1254；VPA≥8200
Puyau 等 (2002)	ActiGraph, 60 秒	6～16 岁	SB 0～799；LPA 800～3199；MPA 3200～8199；VPA≥1255
Puyau 等 (2004)	Actival, 60 秒	7～18 岁	SB 0～99；LPA 100～1499；MPA 1500～6499；VPA≥6500
van Cauwenberghe等 (2011)	ActiGraph, 15 秒	4～6 岁	LPA≥373；MPA≥585；VPA≥881
Pfeiffer 等 (2006)	Actival, 15 秒	5～8 岁	LPA≤714；MPA 715～1410；VPA≥1411

　　SB：sedentary behavior 久坐行为；LPA：light physical activity 低强度身体活动；MPA：moderate physical activity 中等强度身体活动；VPA：vigorous physical activity 高强度身体活动。

　　另外,相关研究表明,选择不同的采样间隔会影响身体活动的监测水平。在对比不同采样间隔对身体活动监测水平的影响的研究中发现,较长的采样间隔会将采样时间段内的高强度身体活动和低强度身体活动进行平均,从而把儿童的高强度身体活动错划为低强度身体活动。目前的研究倾向于选择 5 秒甚至更短的采样间隔,主要因为较短的采样间隔对中高强度身体活动的监测更加敏感，更加符合儿童活动间歇性与零星性的特点。虽然采样间隔的选择在各研究中尚未形成统一，但只有充分解析儿童身体活动的时间特征，才能综合确定最适宜的采样间隔。

此外，加速度计能够根据内置陀螺仪输出的不同方向上的倾斜角度来区分不同的身体姿势和位置（见表2.3）。通过倾斜角度和动态加速度，加速度计能够通过区分坐姿活动和站姿活动，进而对基本姿势进行分类。当使用倾角仪（inclinometers）测量实际姿势时，其对姿势变化的敏感性更高。久坐间断可以界定为久坐时间或姿势的变化。有研究表明，腰部佩戴加速度计可能无法准确反映久坐中的间断行为，因为它无法精确识别姿势的变化（Kang，Rowe，2015）。识别不同身体位置和姿势的能力依赖于加速度计在人体上的佩戴位置（例如臀部、手腕、大腿等）。早期研究仅根据计数与切点区分简单的身体活动类型，对于复杂动作具有一定的局限性。发展至今，通过机器学习等方法可以充分利用原始加速度计信号中时域和频域的不同特征识别出越来越多的精准动作。然而，人类活动的复杂性与多变性导致佩戴单一的加速度计已无法识别更多的动作，越来越多的研究者开始探索从多个加速度计甚至多模态设备中提取不同维度的信号特征来提高其识别动作的准确性。

表2.3　久坐行为传感器类型及分类方法（Boerema et al.，2020）

传感方法	输出单位	传感器	久坐行为的分类
基于加速度计的传感器	加速度强度	ActiGraph	＜100cpm；＜50cpm；＜140cpm；8 counts per 10s
		Actical	＜100cpm；≤100cpm；＜90cpm；＜50cpm
		Promove3D	$1660 \times 10^{-3} \text{m} \cdot \text{s}^{-2}$

续表

传感方法	输出单位	传感器	久坐行为的分类
基于加速度计的传感器	活动强度	Actiheart	<1.5METs
		Active style Pro	<1.5METs
		SenseWear Pro3 (Armband)	<1.8METs
基于倾角仪的传感器	姿势:倾斜 (inclination)	ActivPAL	坐姿;坐姿+斜卧
		ActiGraph	倾角$>45°$;通过 Acti4 classification software 分类

注:cpm 为 counts per minute。

目前,使用加速度计评估身体活动已逐渐成熟,但仍存在一些局限性。例如,加速度计易将站立性活动识别为久坐活动,从而低估站立性活动的能量消耗水平。类似的,各种在坐姿进行的活动,设备保持相对静止,导致低估活动时的能量消耗。此外,加速度计仅能提供活动的绝对强度数据,无法测量个体生理活动的相对数据,这也导致加速度计在静态性活动较多的场景下有较大局限。且加速度计评估身体活动的准确性受佩戴部位影响较大,例如,佩戴在手腕的加速度计对下肢活动不敏感,也无法识别人体的坐、站等姿势转换。不同的研究设计与数据处理方式也是导致研究成果之间缺乏可比性的原因,这使得加速度计区分久坐活动与非久坐活动的计数阈值和基于原始数据的阈值都尚未达成一致。未来研究将倾向于通过严谨的验证手段,构建不同年龄、人群的标准化计数分析方法或原始数据阈值分析,并通过多部位佩戴加速度计共同分析,甚至联合多模态设备,更全面客观地分析身体活动与久坐行为,帮助我们深入理解精准化的久坐行为与身体活动对健康的量效影响。

第三章　久坐行为与健康

第一节　久坐行为与超重肥胖

大多数西方国家和发展中国家都经历了儿童肥胖患病率上升的阶段。研究认为这是现代生活的所谓"致肥胖"环境导致能量摄入增加和缺乏身体活动的结果。例如,孩子们相当一部分时间都花在久坐行为上,例如看电视、玩电脑游戏和上网。在美国、澳大利亚和欧洲,人们看电视的平均时间分别约为 5 小时、4 小时和 3.5 小时(Kak et al.,2013)。早在 1997 年,肥胖就被确定为成人和青少年的公共健康问题。研究表明,全球 4300 万儿童(发展中国家有 3500 万)超重或肥胖,9200 万儿童面临超重风险(Bentham et al.,2017)。肥胖的主要原因是日常身体活动水平低和摄入高热量食物过多,身体脂肪量增加不平衡。该问题涉及多个层面,包括生物、社会和社会心理方面,影响所有年龄段、性别和社会经济水平。肥胖和超重在世界范围内非常普遍,过去 30 年来,儿童和青少年的肥胖率分别增加了一倍多和四倍多(Ogden et al.,2014)。在伊朗,青少年超重和肥胖的患病率报告显示分别为 21.1％和 7.8％(Mohammadpour-Ahranjani et al.,2004)。有数据表明,BMI 每增加 5kg/m² ,全因死亡风险增加 30％,心血管疾病死亡风险增加 40％(Prospective Studies Collaboration,2009)。因此,制定降低体重指数的干预策略对于公共卫生至关重要。

我们普遍认为久坐行为与超重和肥胖有关。然而,当前的研究仅有部分证据支持久坐时间和肥胖之间的关联,同时相关关系强度结论并不一致。更重要的是,有研究提出了"逆向因果关系"的观点,即肥胖可能先于久坐时间的增加发生。这种逆向因果关系在横断面研究中得到了支持,即在基线时较高的 BMI 与后续的久坐时间增加有关(Pedisic et al.,2014b)。因此,基于目前的研究结果我们还无法得出增加总的久坐时间会引起肥胖的结论。

超重/中度肥胖人群坐的时间比其他普通人群研究报告的 5～6 时/天要长得多。Bauman 等(2011)在 20 个国家对 50000 名 18～65 岁的个体进行了一项研究。他们观察到被试个体平均坐着的时间为 346 分/天,并且各国之间差异很大。研究指出,坐着时间最短的国家包括葡萄牙、巴西和哥伦比亚(中位数≤180 分/天),而中国、挪威、沙特阿拉伯和日本的成年人坐着的时间最长(中位数≥360分/天)。此外,Bennie 等(2013)对 15～98 岁的一般欧洲人口进行了评估,报告指出其平均 309 分/天(SD:185)的久坐行为。研究显示地理格局方面存在差异:荷兰和丹麦等西北欧国家的坐着时间较长(376～407 分/天),葡萄牙和马耳他等南欧国家的坐着时间较短(191～236 分/天)。关于西班牙,研究报告称人们坐着的时间为 284 分/天(95％ CI 274～294 分/天)。久坐行为时间的研究结果存在差异可能是由于目标人群的不同。其中,屏幕时间(screen time)是久坐行为的一个独特子领域,看电视是被研究最多的久坐行为。与观看时间增加相关的因素包括肥胖、教育水平较低、年龄较大、失业和工作时间减少等。此外，据观察，环境基础设施较差，例如步行区很少和不适合步行的社区(交通不便的街道、大型停车场)会增加女性看电视的时间。就社会人口、劳动力和教育因素而言，每天坐着时间最多的人是最年轻的参与者(25~35岁)、男性、上班族和具有较高教育水平的人(Sugiyama et al.，2007)。

屏幕时间和超重肥胖的关联则已得到了多项研究的证实。Hu等(2003)对50277名正常体重女性进行了6年的追踪调查，以探究屏幕时间与不良健康结局之间的关联，研究发现在调整了其他生活方式因素(包括饮食和健身运动)后，每天增加2小时的电视观看时间可使肥胖风险增加23%。这些前瞻性研究结果得到了几项横断面研究的支持。2007年，加拿大对42612名成年人进行社区健康调查，随着每周电视观看时间的增加，肥胖的概率也增加了。在休闲体育活动和饮食习惯不变的情况下，男性肥胖的患病率从每周平均不足5小时的电视观看者的14%增加到每周平均超过21小时的观看者的25%。同样，女性的肥胖患病率随着久坐时间的增加从11%增加到24%(Shields，Tremblay，2008)。在一项澳大利亚的糖尿病、肥胖和生活方式研究(AusDiab)中，电视观看时间过长与超重和肥胖的关联性比缺乏休闲体育活动与超重和肥胖的关联性更强(Cameron et al.，2003)。对于老年人而言，屏幕时间(主要是看电视)以及成年前久坐行为与成年后肥胖风险增加之间存在更为一致的关联。一些证据还表明，久坐时间的间断与更有利的BMI相关，使用汽车与更高的肥胖风险相关(Biddle et al.，2017)。此外，基于中国6~18岁学龄儿童的一项荟萃分析表明，花更多时间进行久坐行为尤其是基于屏幕的久坐行为，与中国儿童和青少年的肥胖有关。造成这种关联的可能原因是能量消耗减少、能量摄入增加以及长时间久坐导致的睡眠不足(Shao，Wang，Chen，2020)。同样，一项纳入1786名6~13岁学龄儿童的队列研究表明,上学日花在电视和游戏上的时间少于 1.5 小时的男孩比花在电视和游戏上的时间超过 1.5 小时的男孩超重的可能性要低 75.4%(Vasques et al.,2012)。事实上,屏幕时间增加,会减少儿童身体活动的时间,该结果间接地导致了儿童运动水平降低。除了屏幕时间与超重/肥胖之间的关联之外,该活动期间的食物摄入量也会使这种关联更加显著。对于年幼的孩子,超重/肥胖似乎会在家庭中聚集。父母日常身体活动不足和运动习惯会影响孩子的运动行为,进而引起肥胖或超重(Perrino et al.,2022)。

久坐行为作为"一类独特的行为(例如,坐着、看电视、驾驶),其特点是身体运动少、能量消耗低",而身体活动是符合既定运动准则的行为(通常反映在实现每天进行中高强度身体活动的阈值分钟数)。先前的研究表明,高达 57% 的超重/肥胖成年人每周不参与任何身体活动,而体重较健康的成年人的这一比例约为 26%,高达 90% 的超重/肥胖成年人被认为是不运动的(每周体育锻炼<150 分钟)(Linder et al.,2021)。有证据表明,身体活动和久坐行为可能通过独立的机制影响肥胖风险,而不是以简单将久坐行为视为缺乏中等至剧烈的身体活动(Carson,Janssen,2011)。很少有研究使用客观测量方法评估身体活动和久坐时间与肥胖之间的独立关联。迄今为止,多数研究发现身体活动与肥胖指标相关,与久坐时间无关。然而,之间的关联独立于身体活动的客观测量的久坐时间和肥胖标志物尚不清楚。一般来说,客观测量的久坐时间与肥胖之间的关联在调整中等至剧烈的身体活动后会减弱。Keane 等(2017)对 8～11 岁儿童的横断面调查($N=826$)结果显示:中等至剧烈的身体活动花费的时间与超重/肥胖的风险呈负相关,与总久坐时间无关;总久坐时间与超重/肥胖无关,与中等至剧烈的身体活动无关;屏幕时间与超重/肥胖风险增加相关,与身体活动无关。此外,来自 338216 名年龄在 37～73 岁的欧洲白人成年男性

和女性的横断面基线数据表明，基于 93 个单核苷酸多态性的肥胖遗传倾向在低身体活动（＜600METs-分/周）和较高久坐行为（＞4.5时/天）的人群中较高（Celis-Morales et al.,2019）。因此，了解身体活动和久坐行为之间的关系可能有助于制定政策和干预措施来解决不良的生活方式和肥胖风险。

最近的研究表明，环境在肥胖及其并发症的发病机制中起着非常重要的作用。空气污染、接触干扰新陈代谢的化学物质、过度食用超加工食品、肠道微生物群的变化以及久坐不动的生活方式等因素都与肥胖和脂质代谢变化的增加有关。这些因素对生命的某些阶段有更大的影响，比如最初的 1000 天，因为它们会影响控制脂肪生成、能量消耗和饥饿感/饱腹感控制机制的基因表达（Sarni,Kochi,Suano-Souza,2022）。所以，目前的干预措施主要基于饮食、锻炼和心理支持，但由于对中高强度身体活动计划的依从性较低，因此其长期干预效果有限。然而，无论个人的身体活动水平如何，减少久坐时间都可以改善健康并减少肥胖风险。另一种帮助超重/肥胖者变得更加活跃的方法可能是鼓励减少久坐并增加低强度的身体活动水平。在一项涉及 6059 名 11～24 岁被试的 13 年随访中，每天增加 1 分钟的低强度身体活动与 3.6 克脂肪量减少有关，每天增加 1 分钟的中等至高强度的身体活动与 1.3 克脂肪量减少有关（Agbaje,Perng,Tuomainen,2023）。低强度身体活动具有相似且可能更强的脂肪质量降低效果，因此可能针对不能或不愿运动的儿童和青少年的肥胖和久坐行为的预防提供一定的方向。此外，确定改变久坐行为的动机和所涉及的实际实施阶段可能有助于相关研究学者设计有针对性的干预措施，以减少这些患者中特定人群的久坐行为。

目前，久坐行为的评估主要通过自我报告的屏幕时间和加速度计进行客观测量。这种分析忽视了其他不同特定场景下的久坐行为。

例如,Bell,Ge 和 Popkin(2002)发现在中国拥有机动车的家庭中患肥胖症的概率比没有机动车的家庭高出 80%。同样,McCormack 和 Virk(2014)指出,横断面研究和纵向研究都证实了使用机动车与超重和肥胖风险之间存在正相关。值得一提的是,久坐和身体活动水平都可以通过主观问卷和可穿戴设备,如加速度计客观测量。但与问卷调查相比,加速度计的优势在于测量的客观性。加速度计可以准确地识别久坐时间,但不能提供有关久坐类型的信息。然而并非所有久坐行为都与健康结果表现出相同的负面关联。另一方面,更具描述性的自我报告措施可能会受到与所花费时间有关的回忆偏差的影响。例如,Ferrari 等(2022)检查来自拉丁美洲国家的成年人的基于自我报告和加速度计设备的久坐行为测量与肥胖标志物之间的关系时发现,阿根廷人基于自我报告的久坐时间最长,巴西和哥斯达黎加人在不同久坐行为上花费的总时间最长,秘鲁人在基于加速度计设备的久坐时间最长。在比较自我报告和基于设备的久坐行为评估与人体测量变量的关联时,需要谨慎。因此建议结合使用主观和客观两种方法,提供补充信息,从而更准确地描述久坐行为。

　　总的来说,目前对久坐行为与超重/肥胖之间的关系尚无定论,但屏幕时间、职业久坐时间等特定环境下的久坐时间与超重/肥胖之间呈正相关关系,这些研究结果强调了特定久坐行为在肥胖发展中的可能性。然而,需要进一步来验证久坐行为和超重/肥胖之间的复杂关系,以制定更有效的预防和干预措施。

第二节　久坐行为与心血管健康

动脉粥样硬化性心血管疾病(cardiovascular disease,CVD),包括

冠心病、中风和外周动脉疾病，是美国乃至全球的主要死亡风险疾病。尽管过去10年心血管疾病死亡率稳步下降，但心血管健康状况仍未得到改善。这种停滞不前的进展预示着未来几年大多数种族和族裔群体的心血管疾病发病率和患病率将不断上升。在2019年的美国，每40秒就有一个人患上心肌梗死，每37秒就有一个人死于心血管疾病（Virani et al.，2020）。在当下西方治疗方法先进的时代，有许多危险因素可以解释高心血管疾病死亡率，但这种死亡率很大一部分可能归因于久坐不动的生活方式（Després，2016）。据估计，如今在世界范围内，久坐不动的生活方式导致的心血管疾病死亡的人数比吸烟导致的死亡人数还要多，因为缺乏身体活动的人非常普遍，超过了人口的1/3（Wen，Wu，2012）。

近年来，心血管疾病发病率和死亡率迅速升高，从1990年到2013年，全球心血管疾病死亡率增加了41％，而长时间的久坐行为则可能与心血管疾病的发生相关。澳大利亚糖尿病、肥胖和生活方式研究（AusDiab）是一项以自我报告的电视观看时间为久坐行为指标，聚焦久坐时间与心血管疾病发展之间的关系的大样本纵向研究（Dunstan et al.，2010）发现，每天长时间观看电视（≥4小时）与患心血管疾病死亡风险的增加相关，每增加1小时的观看时间可使心血管疾病死亡风险增加18％。然而，由于相关性分析的局限性和看电视与卡路里摄入之间的混杂关系，无法得出直接独立的推论。随后深入的研究为久坐行为与心血管疾病之间的关联提供了更多的科学依据。最近的一项纳入了14项研究的荟萃分析证实，久坐行为过长与心血管疾病发病率风险比（hazard ratio，HR），1.143；置信区间［CI］，1.002～1.729和死亡率风险比（HR，1.179；CI，1.106～1.257）相关（Biswas et al.，2015）。Chau等（2013）报告了每日坐的时间从0～3小时、>3～7小时和>7小时之间每增加1小时的心血管疾病风险比分别为1.00

（95％ CI,0.98～1.03），1.02（95％ CI，0.99～1.05）和 1.05（95％ CI，1.02～1.08）。因而,该结果支持了增加久坐时间与增加心血管疾病风险密切相关,这些发现为确定久坐时间阈值提供了参考,还可以根据该阈值来制定总体坐姿时间的临床和公共卫生建议。同样,来自9项前瞻性队列研究(包括720425名参与者)的荟萃分析调查了久坐行为与突发心血管事件之间的关联。比较最高值(12.5 小时/天)与最低水平(2.5 小时/天)久坐时间,其风险比为 1.14(95％ CI,1.09～1.19)。他们还观察到每天静坐时间超过 10 小时人群中,其突发心血管疾病的风险显著增加(HR＝1.08;95％ CI,1.00～1.14)。这项荟萃分析报告的风险比似乎证实了与久坐行为相关的心血管风险增加,然而,久坐行为的影响可能不如之前小型研究中所建议的那么明显(Pandey et al.,2016)。

久坐行为通常伴随着身体活动不足,因此在阐释久坐行为与心血管疾病风险之间的关联时,需要厘清缺乏身体活动在其中的角色。从生理角度来讲,心脏可以适应长期的身体活动,以满足机体对氧气的需求,这一生理过程被称为"重塑"。每周进行 3 小时以上的运动会显著降低机体的静息心率,显著提高最大摄氧量（maximal oxygen uptake,VO_{2max})和左心室质量。因此,包括有氧运动在内的身体活动可促进生理性心脏肥厚,有助于保护心脏良性功能,降低心血管疾病风险。然而,研究证据表明,久坐行为与心血管疾病风险的相关性,与低强度、中等强度和/或高强度身体活动或体育锻炼无关(Hamilton et al.,2008),这说明久坐行为与心血管疾病可能存在的独立性机制。例如,在达到身体活动指南要求的成年人中,仍然观察到看电视时间与心血管代谢风险因素(如腰围、收缩压和 2 小时血浆葡萄糖)之间的剂量-反应关联(Healy et al.,2008)。此外,那些每周中高强度身体活动时间超过 7 小时,同时每天看电视时间超过 7 小时的个体,其心血管病死亡风险是每周中高强度身体活动时间超过 7 小时且每天只观看 1 小时电视的个体的两倍（Matthews et al. ,2008）。最近一项荟萃分析发现无论是否进行充足的身体活动，久坐行为都与心血管疾病发病率和死亡率增加独立相关（Biswas et al. ,2015）。这些数据表明，久坐行为的时间直接（并且正相关地）与心血管疾病的发生相关，与身体活动的参加可能无关。但值得注意的是，Ekelund 等（2016）通过汇集1005791名参与者大样本数据就有关久坐行为和身体活动对心血管、癌症和全因死亡率的综合影响进行研究，发现中等至剧烈的身体活动与各种坐姿（＜2 小时/天、2～5.9 小时/天、6～8 小时/天和＞8 小时/天）的心血管疾病死亡率呈负相关。因此，需要更多的研究来更好地确定久坐行为/身体活动对心血管疾病的相互作用。

大量证据表明，久坐与罹患心血管疾病的风险增加相关，并且久坐与心血管疾病之间的这种关联不能简单地用缺乏中等至剧烈的身体活动来解释。研究提供了强有力的证据表明，这种联系至少部分是由于久坐引起的心血管危险因素的改变，包括葡萄糖耐量、血压和血脂（高密度脂蛋白），以及因坐姿而导致的血管健康受损。久坐对心血管产生有害影响的主要原因被认为是肌肉活动减少以及肌肉泵作用减少而导致下肢静脉淤积。随后的静脉汇集会减少静脉回流，进而减少每搏输出量。每搏输出量的减少，合并下肢静血压的增加和动脉迂曲度的增加，共同作用形成了一个独特的血液动力学环境，从而可能增加心血管负担。已有研究证明，急性久坐会导致下肢血管功能受损，外周血压升高和中枢血压升高，并增加外周动脉僵硬度（Paterson et al. ,2021）。此外，长期久坐也可能分别通过下调骨骼肌收缩介导的葡萄糖摄取和脂蛋白脂肪酶来损害葡萄糖和甘油三酯代谢。这些代谢途径的下调被认为会增加全身炎症，这可能会进一步损害血管功能并导致心血管负担增加。最近的研究还强调了活性氧（reactive oxygen species，ROS）产生低度炎症的存在和代谢性损伤对久坐引起的血管功能受损的潜在作用（Carter et al.，2017）。实验室研究表明，防止对心血管系统的影响，定期打破久坐似乎比长时间坐姿的总持续时间更重要，然而，目前缺乏这方面的流行病学证据。此外，从流行病学和临床样本来看，针对久坐的影响对于健康、身体活动充足的受试者与患有或不患有心血管疾病和/或风险的身体活动不活跃的受试者是否同样相关知之甚少（Melo et al.，2021）。更好地了解这一研究领域，身体不活跃的人群受益最多。为了进一步了解久坐引起的血管功能障碍和心血管疾病风险增加的潜在机制，研究应探索血液标记物，例如循环内皮祖细胞，以及（长期）久坐是否可能导致血管结构的变化。此外，研究主要集中在久坐对导管动脉的影响，其他血管床，包括冠状动脉、外周阻力和脑血管床也应该进行探索。迄今为止，仅在短期改变久坐后研究了久坐干预对心血管疾病（危险因素）的直接影响。因此，未来研究需要进行精心设计并取得适当有力的结果证据，以检验长期随访对久坐的影响以及抵消这些有害影响的干预措施的影响。这项工作更重要的是制定针对日常久坐时间的具体公共卫生指南建议。

行为医学干预在制定和评估干预措施以促进长期参与监督锻炼计划方面发挥着重要作用。自我效能，特别是自主动机已被确定为是可能影响患有心血管疾病的个体长期参与锻炼计划的因素。最近的一项荟萃分析发现，与坚持一种或不坚持一种健康的生活方式行为相比，坚持多种健康的生活方式行为（例如身体活动和健康饮食模式）会减少心血管疾病危险因素 66％（Barbaresko，Rienks，Nöthlings，2018）。除了日常身体活动外，国家和全球身体活动指南还建议成年人参加锻炼，包括有氧运动和抗阻训练，以促进整体健康和预防心血管疾病。促进运动参与从而预防心血管疾病的行为干预以行为改变技术为指导,包括但不限于克服障碍、增强自我效能、制定行动计划、发展应对技能和评估意图。采用基于运动的行为干预的研究通常侧重于优化运动剂量。适当剂量的运动处方基于四个因素:运动频率、运动强度、运动持续时间和运动类型。运动,尤其是"适当剂量"的运动,已被证明可以对特定心血管疾病危险因素产生积极影响(Ambrosetti et al.,2021)。因此,美国心脏协会(American Heart Association,AHA)建议人们每周至少进行 150 分钟的中等强度有氧运动或至少进行 75 分钟的剧烈有氧运动,或两者运动形式相结合,以及每周至少进行两天的中高强度肌肉强化活动,建议患有心血管疾病人群(包括患有心力衰竭的个体)进行心血管康复计划。健康的饮食模式包括地中海式饮食,或者类似地,强调摄入更多植物性食物、全谷物、瘦肉、海鲜和含有健康脂肪来源的食物(例如坚果、不饱和植物油)的饮食模式和较低摄入量的饮食模式。除了身体活动或锻炼之外,采取有利的饮食模式被认为是改善心血管健康和降低心血管疾病及相关合并症风险的关键策略。因此,美国预防工作组已确定,促进身体活动和健康饮食模式的行为医学干预措施可能有效改善患有或不患有心血管疾病的成年人的心血管疾病危险因素(例如血压、胆固醇、血糖和肥胖)。具体来说,动机访谈、目标设定、问题解决、行为反馈和社会支持是理论驱动干预的关键技术。此外,包括在环境中添加物体和社会比较在内的干预措施被认为是促进健康饮食模式的关键行为改变技术。该领域的进一步研究应侧重于优化干预剂量和确定提高干预效果的特定行为改变技术,这对于促进和维持饮食行为的有意义的改变是必要的。此外,重要的是要考虑到健康的个体社会决定因素,这些因素会影响临床实践中不同人群对饮食干预措施的采用、实施和转化。

鉴于自我报告和客观测量的估计值之间的久坐时间的差异,以及缺乏降低健康风险的明确久坐时间阈值,目前很难提供相应的定量建议。因此,未来的研究需要使用客观量化久坐行为的穿戴设备,以在确定与心血管疾病风险增加相关的关键阈值方面取得更大的进展。此外,非常需要探索有助于促进维持长期减少久坐时间和增加身体活动的行为因素。鉴于技术的快速发展,有很大的机会将行为改变技术整合到电子和移动健康支持的干预措施中,以减少久坐行为并促进身体活动,从而降低各种高危人群的心血管疾病风险。最后,迫切需要推进合适的行为改变技术的科学发展,这些技术可以应用于弱势、多样化和资源匮乏的人群,此类研究可能会考虑患者特有的环境和社会因素,以促进健康公平和预防心血管病。

第三节　久坐行为与糖尿病

与肥胖症一样,糖尿病是全世界越来越多人面临的问题。据统计,全球范围内约有 3.82 亿人患有 2 型糖尿病(type 2 diabetes,T2D),预测到 2035 年患病人数将上升至 5.92 亿(Atlas,2015)。同样,这给人们带来了重大挑战——控制糖尿病的生活方式,必须定期进行血糖测试、遵循饮食习惯并应用胰岛素治疗。糖尿病的所有这些具有挑战性的方面都可能对同龄人的关系产生不利影响,导致其学习困难,睡眠质量下降,情绪波动,并扰乱日常功能。更重要的是,使用胰岛素泵或胰岛素笔定期注射胰岛素可能会对身体活动产生不利影响。因此,糖尿病早期风险因素规避以及患病后的积极干预治疗显得尤为重要,否则其高发病率和高死亡率将成为未来几十年公共卫生的沉重负担,特别是在发展中国家。

当前多项研究均报道了久坐行为与 2 型糖尿病的发生风险增加

相关。一项纳入了 68497 名女性的 6 年随访研究发现，相较于每周看 0～1 小时电视的人群，每周至少看电视 6 小时的人患 2 型糖尿病的风险会增加 131％(Proper et al.，2011)。类似的结论也在美国西班牙裔和拉丁美洲裔社区健康研究中得到了佐证，该研究表明，久坐行为的持续时间越长，其与胰岛素抵抗指数(homeostasis model assessment-IR，HOMA-IR)和餐后 2 小时血糖水平的增加呈剂量依赖的关系越明显(Qi et al.，2015)。Bellettiere 等(2019)在 6116 名老年妇女中探究加速度计测量的久坐时间和久坐积累模式与糖尿病流行的关系发现，久坐时间平均每增加 1 小时，患糖尿病的概率就会增加 1.21 倍(95％ CI＝1.15～1.27)。在 7 项前瞻性研究和 3 项横断面研究的荟萃分析中，看电视时间最多的成年人(平均年龄 45～65 岁)患 2 型糖尿病的风险是看电视时间最少的成年人的 2.12 倍(Wilmot et al.，2012)。在 45±3 岁的成年人中，Bethany 等(2015)人发现，加速度计测量的久坐时间每增加 1 小时，患糖尿病的相对概率增加 29％。在 60±8 岁的成年人中使用基于姿势的加速度计进行的一项更大的研究报告显示，1 小时的坐着时间会使患 2 型糖尿病的相对概率增加 28％(Van Der Berg et al.，2016)。同样，Stamatakis 等(2012)报道，加速度计测量的 1 小时久坐时间与成年人(44±6 岁)患糖尿病的相对概率增加 24％相关，但这种关联未达到统计学显著性($p＝0.07$)。

研究表明，屏幕时间与青春期慢性病风险因素相关，但非屏幕久坐行为的影响以及过度久坐行为对慢性病结果的长期影响尚未得到验证。2 型糖尿病是一种可能受到青少年久坐行为影响的慢性非传染性疾病。尽管 2 型糖尿病通常要到成年才会发病，但它是一种进行性疾病，通常会出现持续数年或数十年的胰岛素抵抗，且呈现出年轻化趋势。因此，2 型糖尿病可能起源于儿童期和青春期，此时胰岛素抵抗可能已经开始发展。Lee(2014)检验了青春期久坐行为是否可以预测糖尿病的发生,该研究对 3717 名 11~21 岁的青少年进行了超过 14 年的跟踪调查,发现与高身体活动和低久坐行为聚集的群体相比,低身体活动和高久坐行为聚集的群体患糖尿病的可能性增加了 69%。这一结果表明,青春期久坐行为可能是糖尿病的危险因素。类似的,1970 年英国队列研究的 3942 名 16 岁青少年的一项久坐行为问卷调查发现,16 岁时每天看电视和视频超过 4 小时与 2 型糖尿病风险(46 岁)增加相关。相反,使用电脑和非屏幕久坐行为与 2 型糖尿病风险无关(Tilden,Noser,Jaser,2023)。总之,观察性研究表明,体育锻炼会降低 2 型糖尿病的风险,久坐行为会增加 2 型糖尿病的风险。尽管有一些有关体育锻炼的支持性试验数据,但其因果关系需要更进一步阐明。因此,Meisinger 等(2020)采用两样本孟德尔随机分析研究了基于加速度计的身体活动和久坐行为与 2 型糖尿病和几种血糖特征之间的关系,结果表明体育锻炼及久坐行为与 2 型糖尿病、血红蛋白 A1c(Hemoglobin A1c,HbA1c)、空腹血糖、β 细胞功能稳态模型评估(homeostasis model assessment-β,HOMA-β)和胰岛素抵抗稳态模型评估(homeostasis model assessment-IR,HOMA-IR)无关。因此,久坐行为可能独立于基因与环境的相互作用。尽管生活方式干预(包括饮食和运动与减肥)已显示出积极的相互作用。基于这些结果,需要进一步的研究来加深对身体活动的生物学途径的理解。

一项关于调查久坐行为和糖尿病相关性的研究发现,与正常人群相比,2 型糖尿病患者久坐时间每增加 1 小时将使糖代谢受损风险和糖尿病风险分别增加 13% 和 46%。而对具有妊娠期糖尿病(gestational diabetes mellitus,GDM)病史的女性进行的另一项队列研究显示,看电视时间与患 2 型糖尿病的风险增加相关,每周看电视 0~5 小时、6~10 小时、11~20 小时和大于 20 小时的 2 型糖尿病相对危险性分别为 1、1.28、1.41 和 1.77(Bao et al.,2014)。同时,纳入了

18 项研究且涉及 60804 名患者的荟萃分析表明，孕前久坐行为与妊娠期糖尿病风险无关，而孕期久坐行为与妊娠期糖尿病风险可能存在关联，会导致一些不良的母婴结局(Li et al.，2022)。在一项对 189 名先前患有糖尿病的女性(110 名 1 型糖尿病和 79 名 2 型糖尿病)进行的前瞻性队列研究中，通过《孕期体育锻炼问卷》评估了怀孕期间的身体活动(包括久坐行为)，发现患有糖尿病的女性中，先兆子痫女性的久坐行为比其他女性要高，因此久坐行为可能是先兆子痫的预测指标(Do et al.，2020)。妊娠期糖尿病的发生率为 5%～14%，主要是因为内源性胰岛素供应不足，无法满足生理需求，而产生急性胰岛素抵抗。目前，人们认为胰岛素抵抗是由于胎盘激素增加而发生的，例如人胎盘催乳素、胎盘生长激素和肿瘤坏死因子 α，并增加产妇肥胖。妊娠期糖尿病是一个重大的发生 2 型糖尿病的危险因素，并且妊娠期糖尿病患者妊娠后的前五年被认为是风险最大的时期。考虑到这些风险，针对可改变的风险因素(例如不满足当前的身体状况)可根据身体活动指南制定相应的干预措施。

　　患 2 型糖尿病的重要原因就是人体产生胰岛素抵抗，而久坐行为与胰岛素抵抗的发生紧密相关。短期实验结果表明，在健康成年人中，与每天 9 小时久坐时间的个体相比，每天 14 小时的久坐加上正能量平衡会降低全身胰岛素敏感性(降低 13%)，但不会改变空腹血糖和胰岛素浓度(Remie et al.，2021)。更重要的是，能量摄入减少以匹配久坐期间的能量需求，可以减轻，但不能完全抵消胰岛素敏感性的下降(降低 18%)(Remie et al.，2021)。这一发现表明，久坐行为对胰岛素敏感性产生的不良影响与能量平衡无关。长期研究的证据显示，健康男性成年人连续 14 天减少步数(从 10501 步/天减少到 1344 步/天)会迅速降低全身(约 58%)和外周(约 17%)的胰岛素敏感性(Krogh-Madsen et al.，2010)。另一项研究同样发现在健康成年人中，减少每天的步数(3 天,从 12956 步/天减少到 4319 步/天)会增加餐后血糖水平(6%～9%)和血糖变异性(33%～97%),在该研究中血糖是通过连续血糖监测评估的,尽管在口服葡萄糖耐量试验后血糖反应没有变化(Mikus et al.,2012)。

任何类型的身体活动均可以通过非胰岛素依赖途径促进骨骼肌摄取和利用葡萄糖,提升胰岛素的敏感性及血管功能,改善糖尿病患者的体质。步行或剧烈运动的等效能量消耗可显著降低 2 型糖尿病风险。而久坐行为与肥胖密切相关,产生肥胖相关炎症,并降低脂蛋白脂肪酶活性、甘油三酯清除率、口服葡萄糖负荷清除率和葡萄糖刺激胰岛素分泌水平。因此,久坐行为和剧烈运动对葡萄糖代谢具有相反的影响。此外,定期进行身体活动可增强机体 β 细胞功能、胰岛素敏感性、血管功能和肠道微生物群,基于这些指标可以制定出更好的糖尿病健康管理策略,从而降低疾病风险。因而,美国运动医学会(American College of Sports Medicine,ACSM)和美国糖尿病协会(American Diabetes Association,ADA)推荐有氧运动、高强度抗阻运动、餐后大于 45 分钟任何运动、全天小剂量身体活动、打破久坐、减重大于 5%以及 4～5 天/周的中强度运动等举措管理血糖。美国糖尿病协会建议 2 型糖尿病患者定期进行中高强度身体活动。此外,美国糖尿病协会指南鼓励将尽可能多的久坐时间重新分配给低强度的身体活动,并停止长时间坐着,间歇性地进行低强度的身体活动,因为这些活动行为提供的代谢益处彼此独立,并且与中等至剧烈强度的身体活动所花费的时间无关。国际儿童和青少年糖尿病协会和美国糖尿病协会建议患有 1 型糖尿病的儿童和青少年每天至少进行 60 分钟的中高强度身体活动。

2 型糖尿病的发病率与运动、高强度身体活动、典型步行速度呈显著负相关,与久坐行为呈正相关。这些关联的程度可能因种族/人群、糖尿病家族史和体重指数而异,应在更大样本量的研究中对其进行评估。进一步制定增加运动、高强度身体活动,提高步行速度和减少久坐行为的计划可能会减少所有人群的 2 型糖尿病发病率。总的来说,久坐行为会通过引发胰岛素抵抗,进而造成人体血糖代谢障碍,最终引发 2 型糖尿病。因此,无论是健康成人还是糖代谢受损人群,都应该尽可能减少久坐行为来避免 2 型糖尿病的发生。针对久坐行为(低能量消耗的坐着或躺着)来解决低身体活动频谱,可能会补充现有的糖尿病预防方法。美国糖尿病协会的声明承认减少和间断 2 型糖尿病成人久坐行为的潜在益处。然而,该声明也强调,需要进一步的证据来证明改善与久坐行为相关的习惯是否是一种可行的初级预防策略。特别是,他们呼吁对患有和不患有糖尿病的成年人进行久坐行为的干预研究。虽然研究将久坐行为与 2 型糖尿病联系起来,但很少有研究将 75 岁以上的老年人群纳入其中。此外,大多数证据依赖于久坐行为的自我报告,这在老年群体中尤其成问题。使用客观测量方法对有和没有糖尿病的老年人的总久坐时间进行研究,会促使我们将久坐行为作为晚年糖尿病初级预防的潜在目标的依据。

第四节　久坐行为与癌症

据统计,2018 年全球有 1810 万人被诊断患有癌症,960 万人死于癌症,癌症成为全球第二大死亡原因。仅在美国,男性患癌症的终身风险为 40%,女性为 38%。与癌症负担相关的直接和间接医疗经济成本也很高,例如仅在美国,每年用于癌症治疗的费用就高达 1580 亿美元。因此,癌症已成为世界范围内一个重大的公共卫生问题,人们越来越需要了解如何改变健康行为,这可能有助于预防和控制人群中的癌症发生发展。2020 年,新增癌症病例超过 1900 万例,约 1000 万人因癌症死亡(其中包括非黑色素瘤皮肤癌)。到 2040 年,癌症病例数量预计将增加近 50%(Sung et al.,2021)。人口变化(人口增长和老龄化)以及高度普遍的危险因素,例如吸烟和饮酒、缺乏身体活动和久坐行为以及不健康的体重和饮食,都会导致癌症负担不断增加。从公共卫生的角度来看,癌症是一个重大问题,它造成了沉重的经济和社会负担。此外,癌症治疗以及早期检测筛查手段的改进导致癌症幸存者数量增加。因此,改善和维持这些癌症幸存者的身心健康状况至关重要。强有力的证据表明,生活方式相关因素在癌症的一级预防中发挥着重要作用。

一项使用 ActiGraph 加速计客观评估 1447 名癌症幸存者久坐行为的研究显示,其每天平均的久坐时间为 9.5 小时(Sweegers et al.,2019)。该研究发现,年龄较大、男性和肥胖与癌症幸存者久坐的时间有关。此外,年龄较大、男性、超重和肥胖的癌症幸存者,接受手术、放疗和化疗联合治疗的癌症幸存者,以及疲劳程度高于平均水平的癌症幸存者,久坐的时间明显更长(Jochem,Leitzmann,2022)。据预测,通过改变与癌症发病率相关的生活方式和环境风险因素,可以有效预防 30%~40% 的癌症,但人们仍然缺乏对这些关联的认识(Hermelink et al.,2022)。早期的研究发现,久坐时间与子宫内膜癌的发病率相关,每天久坐时间超过 5 小时的人患子宫内膜癌的风险显著增加。此后,大量研究证实了久坐行为与多种癌症相关,包括子宫内膜癌、结直肠癌、乳腺癌、肺癌、卵巢癌。例如,久坐行为与结肠癌(RR 1.28~1.44)、子宫内膜癌(1.28~1.36)和肺癌(1.21~1.27)的相对风险(relative risk,RR)范围相关(Friedenreich,Ryder-Burbidge,McNeil,2021)。久坐行为与癌症发病率相关的主要生物学机制包括久坐行为对机体内源性类固醇和代谢激素、胰岛素敏感性和慢性炎症的影响,包括氧化应激、DNA甲基化、端粒长度、免疫功能和肠道微生物组等相关的几种新兴途径。此外，多项系统综述和荟萃分析证实久坐行为与多种癌症的风险具有显著的相关性。Hermelink等人的一项纳入77个原始研究的荟萃分析表明，高久坐行为水平会增加患卵巢癌、子宫内膜癌、结肠癌、乳腺癌、前列腺癌和直肠癌的风险，相对风险为1.29（95% CI=1.08～1.56）、1.29（95% CI=1.16～1.45）、1.25（95% CI=1.16～1.33）、1.08（95% CI=1.04～1.11）、1.08（95% CI=1.00～1.17）和1.07（95% CI=1.01～1.12）（Hermelink et al.，2022）。一项孟德尔随机化研究表明，遗传预测的久坐时间越长，激素受体阴性肿瘤风险越高[OR=1.77;95% CI=1.07～2.92 per-SD（约7%久坐时间）]，从而证实更少的久坐时间可能会降低乳腺癌风险（Dixon-Suen et al.，2022）。然而，并非所有癌症都与久坐有关。Shen等（2014）的一项涵盖857581名参与者的荟萃分析显示，久坐行为与卵巢癌（RR=1.26,95% CI=0.87～1.82）、肾细胞癌（RR=1.11,95% CI=0.87～1.41）或非霍奇金淋巴肿瘤（RR=1.09,95% CI=0.82～1.43）无相关性。Arem等（2015）对3797名50～71岁结直肠癌患者确诊前后进行了平均12年的随访研究，结果显示与看电视时间0～2小时/天的相比，确诊前看电视时间≥5小时/天的结直肠癌患者的全因死亡风险增加了22%，而确诊后的看电视时间与结直肠癌患者的全因死亡率没有关联。对于癌症患者，久坐行为还会导致全因死亡率和疾病特异性死亡率增加、体重增加、心血管疾病共病、生活质量下降，以及疲劳评分增加。

研究表明，许多癌症幸存者的身体活动不足。美国疾病控制与预防中心的数据显示，18岁或以上的癌症幸存者中有34%表示在休闲时间没有进行任何身体活动。一项使用ActiGraph加速度计客观评估1447名癌症幸存者的身体活动的研究显示，平均而言，参与者仅花

费 3％的时间进行中高强度身体活动,而他们花费 66％的时间久坐
(Sweegers et al.,2019)。这一发现表明,癌症幸存者在增加中高强度
身体活动并减少久坐行为方面存在巨大潜力。此外,一些系统评价总
结了身体活动与患者报告的结果(例如生活质量、疲劳或抑郁)之间的
关系。同时,患者报告的结果(例如生活质量)对癌症幸存者起着重要
作用,并且可以通过身体活动得到改善。40 项定性研究的荟萃分析
表明,癌症幸存者的身体活动改善了生活质量的四个方面:身体、心
理、社会和精神健康(Burke et al.,2017)。疲劳是另一种常见的癌症
相关副作用。一项综述总结了多项系统评价和荟萃分析的结果,这些
系统评价和荟萃分析调查了癌症幸存者身体活动与疲劳之间的关系,
并得出结论:身体活动可适度改善疲劳(Serdài Ferrer,Van Roekel,
Lynch,2018)。就身体活动的剂量而言,低强度和中等强度的身体活
动似乎取得了最佳的改善。此外,身体活动已被证明可以减轻癌症幸
存者的抑郁症状(Craft et al.,2012)。

运动被认为可以影响内源性系统环境,从而抑制细胞变化过程和
肿瘤生长。一些系统因素被认为可以调节这些过程,包括胰岛素/葡
萄糖代谢、免疫功能、炎症、性激素、氧化应激、基因组不稳定性和肌因
子。运动还可以降低由肥胖介导的癌症风险,因为肥胖通过类似的生
物学机制与多达 13 种癌症类型的风险增加相关。例如绝经后妇女运
动引起的体重减轻会导致雌二醇和 c 反应蛋白的减少,这些变化可以
降低患乳腺癌和子宫内膜癌的风险(Neilson,Conroy,Friedenreich,
2014)。尽管我们认识到运动对这些全身内分泌因子的影响更多,但
对其他生物机制(氧化应激、DNA 损伤、表观遗传效应、肌因子)以及
它们与同一大类癌症中不同肿瘤亚型之间可能的相互作用知之甚少。
在将循环内源性因子与癌变组织中的细胞变化联系起来的过程中,针
对人体的研究表明,运动可以减少肿瘤细胞增殖,增加结直肠组织中

的细胞凋亡标志物，这进一步证明了生物学上的合理性（McTiernan et al.，2006）。针对动物的研究表明，运动可以减缓多种癌症类型的肿瘤生长，并开始为先前描述的许多癌症进展标志的分子过程提供重要线索（Ruiz-Casado et al.，2017）。许多关于身体活动的临床前动物实验阶段的研究表明，运动对肿瘤生长有显著的抑制作用，一些研究显示达到了 31%～67% 的抑制作用（Ashcraft et al.，2016）。通过运动维持人体内环境的相对稳定，已被证明可以减少细胞增殖，激活肿瘤抑制基因，并增加肿瘤组织中的细胞凋亡（Figueira et al.，2018）。最近的研究也开始探究运动如何影响肿瘤中的线粒体代谢功能。关于运动如何影响肿瘤血管已有更多新的见解。肿瘤血管结构异常，限制组织灌注，增加缺氧，使肿瘤更具侵袭性，预后较差。使用乳腺癌和前列腺癌动物样本模型的研究表明，运动可以使肿瘤血管正常化，导致更大的肿瘤灌注和氧合（Koelwyn et al.，2017）。据推测，这种改变可以改善细胞毒性化疗的递送。在小鼠模型中，运动联合化疗比单独化疗更能延缓乳腺癌和黑色素瘤的肿瘤生长，这表明运动可以与药物传递协同作用，以提高治疗效果（Schadler et al.，2016），并且越来越多的证据表明运动、免疫功能和肿瘤生长减少之间存在关联。运动对人体免疫功能有明显的影响，一系列研究表明，骨骼肌收缩释放的白细胞介素-6 可能促进肾上腺素依赖的自然杀伤细胞的动员和随后的免疫细胞浸润到肿瘤中。

鉴于很大比例的人的大部分时间都在进行久坐行为，针对减少久坐时间的干预措施将有助于降低人群中包括癌症在内的慢性病风险等级。对于习惯性久坐的人来说，通过站立或步行来替代部分久坐行为，将会给身体带来一些益处，其中最大的益处在于久坐的行为被有计划的中等强度的身体活动所取代。需要进行更多的前瞻性队列研究来评估身体活动和久坐时间对癌症发病率的交互影响。对于癌症发生高风险的个体,还需要进行随机对照试验,重点是用低强度身体活动、中等强度和/或高强度身体活动来代替久坐行为,以减少久坐时间。此外,世界卫生组织《身体活动和久坐行为指南》强烈建议癌症幸存者"限制久坐的时间",并"用任何强度(包括低强度)的身体活动代替久坐时间"。世界卫生组织强烈建议癌症幸存者"进行定期的身体活动"并"至少进行 150～300 分钟的中等强度的有氧身体活动;或至少 75～150 分钟的高强度有氧身体活动;或一周中等强度和高强度活动的同等组合"。此外,癌症幸存者还应该"每周 2 天或更多天进行中等或更高强度的肌肉强化活动,涉及所有主要肌肉群"。患有癌症的老年人"应该每周 3 天或更多天进行各种多成分的身体活动,强调平衡功能和中等或更高强度的力量训练,以增强老年人功能能力并防止跌倒"。对于癌症幸存者,世界癌症研究基金会/美国癌症研究所(World Cancer Research Fund/ American Institute for Cancer Research,WCRF/AICR)建议"将身体活动作为日常生活的一部分——多走少坐"。美国癌症协会(American Cancer Society,ASC)为癌症幸存者提供了基于证据的身体活动建议:"身体活动评估和咨询应在诊断后尽快开始,目的是帮助患者为治疗做好充分准备、耐受和对治疗做出反应,并管理一些与癌症相关的症状和治疗相关的副作用。"为了改善癌症患者的健康状况,美国癌症协会的建议是"通过饮食和身体活动降低肥胖并维持或增加肌肉质量",并"定期进行身体活动,同时应充分考虑到癌症类型、患者健康状况、治疗方法、症状和副作用"。欧洲临床营养和代谢学会为所有癌症幸存者提供了两项运动锻炼建议:"建议癌症患者维持或增加身体活动水平,以支持肌肉质量、身体功能和代谢模式。除了有氧运动之外还应进行个性化的抗阻运动,以保持肌肉力量和肌肉质量。"

　　总的来说,久坐行为与癌症的发病率和死亡率相关,且会降低癌症患者的生存质量，但并不包括所有的癌症。因此，关注久坐行为的影响对于癌症预防和患者管理至关重要。我们认为，定期运动锻炼需要成为癌症治疗不可或缺的组成部分。为此，医疗保健提供者和运动专家需要更积极地帮助教育癌症幸存者"多运动而不是少运动"。具体来说，他们需要指导患者缓慢开始运动锻炼计划，逐渐增加运动强度和运动量，并避免任何有跌倒或受伤风险的活动。身体活动应包括有氧运动和力量训练，并可辅之以伸展运动。让身体活动成为癌症患者日常生活的一部分，并让运动锻炼变得轻松愉快，将有助于患者长期坚持多活动、少久坐并养成习惯。

第五节　久坐行为与死亡风险

毋庸置疑，定期参加运动有利于改善身心健康。国家身体活动计划强调了一生中定期进行身体活动的重要性，并确定了基于证据的身体活动促进策略（Seguin et al.，2014）。最近的研究表明，与身体活动无关的久坐行为与全因死亡率、冠状动脉疾病特异性死亡率、冠心病特异性死亡率和癌症特异性死亡率的风险密切相关（Biswas et al.，2015）。值得注意的是，迄今为止，只有一项研究评估了身体活动与剩余特定死亡率之间的关联，这项研究证明了一个显著的、相反的身体活动与残留特异性死亡率之间的关联（Chau et al.，2015）。剩余特定死亡率在本书中定义为除前 9 个主要死因外的所有其他死亡率，包括心脏疾病、恶性肿瘤、慢性下呼吸道疾病、事故（非故意伤害）、脑血管疾病、阿尔茨海默病、糖尿病、流感和肺炎、肾炎和肾病。这些剩余特定死亡率的潜在解释可能包括感染、免疫功能障碍、全身炎症和精神功能障碍，其已被证明与久坐行为有关（Allison et al.，2012）。鉴于剩余特定死亡率的具体原因无法鉴别,无法完全理解观察到的久坐行为和剩余特定死亡率关联背后的机制。剩余特定死亡率可能包括以下特定的死亡原因:传染病和寄生虫病,特定和非特定部位的肿瘤、良性肿瘤和未知肿瘤,血液疾病和造血器官以及某些疾病涉及免疫系统,内分泌、营养和代谢疾病,精神和行为障碍,神经系统疾病,眼睛疾病,耳朵和乳突疾病,循环系统疾病(除心脏病外),呼吸系统疾病,消化系统疾病,皮肤疾病和皮下组织,肌肉骨骼和结缔组织疾病,泌尿生殖系统疾病(肾炎、肾病综合征除外)和肾病,怀孕、分娩和产褥期,源自产前的某些病症,先天性畸形、变形和染色体异常,症状、体征在临床和实验室检查结果异常,死亡的外部原因(事故/非故意伤害除外),以及健康状况和与卫生服务机构有关的影响因素(Loprinzi et al. ,2016)。因此,需要更多的研究来证实这种潜在的久坐行为对剩余特定死亡率的普遍影响。

除了以上章节介绍的久坐行为与多种疾病发生率的关系外,久坐行为与多种死亡风险也紧密相关。Katzmarzyk 等(2009)对 17013 名18~90 岁的加拿大人进行了平均为期 12 年的随访。该研究旨在探究久坐时间与死亡率之间的关系,包括全因死亡率、心血管疾病死亡率、癌症死亡率以及其他原因死亡率。研究结果表明,久坐行为与癌症死亡风险之间没有显著相关,而每日的久坐时间与全因死亡率和心血管疾病死亡率之间存在显著的剂量关系。具体地,该研究将清醒时间下的久坐时间划分为五个级别:极少久坐、1/4 时间久坐、1/2 时间久坐、3/4 时间久坐以及全天久坐,相应的全因死亡风险值分别为 1.00、1.00、1.11、1.36 和 1.54。这意味着,相较于极少久坐的人群,全天久坐的人群面临着更高的全因死亡风险。Kim 等(2022)在心力衰竭患者的队列研究中发现,中高强度身体活动和久坐行为与全因死亡率独立且共同相关。过量久坐行为会减弱中高强度身体活动的有益作用;

　　然而,参与一定量的中高强度身体活动可能会提供保护作用并减弱与过量久坐行为相关的有害影响。Sun 等(2023)通过 12.4 年的随访研究了 484169 名(无痴呆患者)参与者休闲久坐行为与痴呆症发病率和死亡率风险之间的关联,记录了 6904 例全因痴呆病例和 2115 例痴呆症死亡病例。与休闲时间不足 5 小时/天的参与者相比,休闲时间为5～8 小时/天的痴呆发病率的风险比(hazard rate,HR)为 1.07(1.02～1.13),休闲时间为8 小时/天的痴呆死亡率的风险比为 1.25(1.13～1.38),休闲时间大于 8 小时/天的痴呆死亡率的风险比为 1.35(1.12～1.61)。久坐时间每增加 1 个标准差(2.33 小时/天)则其与痴呆和死亡率的高发生率更加密切相关(HR＝1.06,95％ CI：1.03～1.08；HR＝1.07,95％ CI：1.03～1.12)。同时进一步量化了用等量的不同身体活动时间代替久坐时间对痴呆风险的影响。研究表明,用等量的身体活动总时间代替每天 30 分钟的休闲久坐时间,可将痴呆症风险降低 6％,死亡率降低 9％,其中运动(例如游泳、骑自行车、有氧运动和保龄球)显示出最大的益处。尽管中等强度身体活动已被证明可有效预防重大慢性疾病,但由于其需要促进所有活动,目前最新的流行病学研究主要集中在低强度身体活动上。进一步的研究表明,低强度、中等至剧烈运动和久坐行为的剂量都与死亡率和心血管事件之间存在明确的量效反应关系(Dupré et al.,2023)。这些结果为支持将低强度身体活动纳入未来的身体活动指南提供了证据。

　　此外,Dunstan 等(2010)发现每增加 1 小时的电视/视频观看时间,其与全因死亡率和心血管疾病死亡率之间便会存在更显著的相关性。然而,其与癌症死亡率之间的关联则没有显著性。同样的,一些系统综述和荟萃分析也研究了久坐行为与死亡率之间的关系。这些研究均支持了久坐行为与全因死亡率和心血管疾病死亡率之间的相关性,然而久坐行为与癌症死亡率之间的关系尚存在争议。一项荟萃分析评估了久坐行为对身体活动活跃和不活跃的成年人的影响。结果显示,久坐时间对身体活动水平低的人的全因死亡率的影响更大(HR,1.46;95% CI,1.22～1.75),高于高水平身体活动的人群(HR,1.16;95% CI,0.84～1.59)(Biswas et al.,2015)。Stamatakis等(2009)进一步细分了不同水平的屏幕时间与全因死亡率的关系。该研究对4512名35岁及以上的受试者进行了平均为期4.3年的追踪研究。研究发现,相较于每天屏幕时间<2小时的人群,每天屏幕时间为2～4小时的人群全因死亡风险值增加了1.14倍,而每天屏幕时间≥4小时的人群全因死亡风险值增加了1.54倍。同样,Sun等(2015)发现看电视与全因死亡风险呈J型曲线显著相关,随着看电视时间的增加,这种风险会稳步、更快地增加。对于全因死亡率和心血管疾病死亡率,Patterson等(2018)纳入了涵盖8种暴露结果组合的34项研究(1331468名参与者)确定其风险阈值是每天总坐着6～8小时和每天看电视3～4小时,超过该阈值,风险就会增加。因此,在相同的结果下,看电视的死亡风险通常比坐着的死亡风险更高。首先,看电视与能量和宏量营养素(包括碳水化合物、脂类和蛋白质)的摄入量增加以及零食的能量增加有关。不良的饮食质量和增加的总热量摄入与死亡风险增加有关,并且是2型糖尿病的一个重要决定因素,这表明饮食摄入具有重要的中介作用,而与总坐着时间的关系可能较小。其次,一个潜在的不同的看电视的混淆结构可能更难以完全解释。再次,自我报告的看电视时间估计的标准效度往往比总坐着时间估计的标准效度更强。最后,典型的看电视时间,即在一天的正餐之后的晚上,可能会加剧餐后血糖和脂质升高对心血管的双重影响,特别是看电视主要是在长时间坐着的情况下进行的。Lin等(2021)从3个大型队列中纳入了95319名未患癌症的中国成年人,通过统一的调查问卷评估了他们的久坐行为和身体活动,采访参与者或其代理人检

查医院记录和死亡证明来确认癌症发病率和死亡率。研究发现，久坐人群（≥10 时/天）患癌症或死亡的时间分别提前 4.09 年和 2.79 年，在静坐时间≥10 时/天且中高强度身体活动<150 分/周的参与者中观察到最高的癌症发病和死亡风险。此外，肥胖是与癌症风险和死亡率相关的关键因素，包括子宫内膜癌和绝经后乳腺癌的剂量反应关系，以及脂肪肝疾病相关肝细胞癌的程度和持续时间。肥胖会产生炎症状态，其特征是巨噬细胞聚集在增大的、死亡和垂死的脂肪细胞周围，形成冠状结构。与健康组织相比，在体重指数正常的女性中也观察到发炎的乳腺组织中芳香酶和白细胞介素 6 的浓度增加以及巨噬细胞数量的增加，这表明存在代谢性肥胖状态（Chong et al.，2021）。新兴的身体活动和饮食因素随机对照试验以及免疫、炎症、细胞外基质力学、表观遗传或转录调控、蛋白质翻译、昼夜节律破坏、生物多基因组学与生活方式因素相互作用的机制研究对于推动这一领域的研究至关重要（Printz，2021）。

此外，日常生活中身体活动水平的降低（久坐行为）是慢性阻塞性肺疾病患者死亡率的重要预测因素。Waschki 等（2011）发现，客观测量的身体活动水平可作为慢性阻塞性肺疾病人群死亡率的强预测指标，通过定义活跃人群（身体活动水平>1.70）、久坐人群（身体活动水平 1.40～1.69）和非常不活跃人群（身体活动水平<1.40）来进行预测。另一项研究检查自我报告的平均电视观看时间与慢性阻塞性肺疾病死亡率之间的关系，在 19 年后随访发现，相比于电视观看时间<4 时/天的男性，电视观看时间>4 时/天的男性更可能死于慢性阻塞性肺疾病（风险比率为 1.63,95% CI 1.04～2.55）（Ukawa et al.，2015）。通过提供客观测量而不是自我报告的方法，本研究证实，尽管这些截止点的区分能力较差，但那些长时间处于久坐姿势（即坐着或躺着＋坐着）的受试者的死亡时间较短。此外，Hartman 等（2013）通过客观评估表明,日常生活中久坐时间越长,慢性阻塞性肺疾病患者疾病恶化次数越多。在本研究中,每天坐姿时间对死亡率的调整预测值并不显著,因为它对于每天小于 1.5METs 或小于 2METs 而言是显著的。这表明身体活动强度也是慢性阻塞性肺疾病死亡风险较高的关键点。目前的结果指出,久坐的时间(持续时间)和极低强度的身体活动(如每天小于 1.5METs 或小于 2METs)的组合可能是比仅坐着的时间更相关的预后因素。这与 Donaire-Gonzalez 等(2015)的研究结果一致,该研究最近表明,身体活动对慢性阻塞性肺疾病住院治疗的益处也取决于身体活动强度。未来应使用更大样本的研究可能会更深入地研究久坐时间本身作为慢性阻塞性肺疾病患者死亡率预后因素的作用。

综上所述,这些研究结果表明,久坐和过多的屏幕时间与全因死亡率、心血管疾病死亡率以及其他死亡率之间存在显著正关联关系,而与癌症死亡率之间的关联则不显著。这些发现强调了减少久坐时间和屏幕时间对于降低整体死亡风险和心血管疾病死亡风险的重要性。

第六节 久坐行为与心理健康

目前,精神障碍已成为发达国家致残的主要原因之一。预防精神障碍不仅取决于没有心理疾病,而且取决于心理健康。近年来,人们越来越认识到心理健康问题,以及在不同人群中实施促进心理健康和预防心理健康问题的重要性。心理健康被定义为一种幸福状态,在这种状态下,个人可以认识到自身的能力,能够应对生活中的正常压力,能够富有成效地工作,并能够为社会做出自己的贡献。心理健康是没有心理健康问题，如抑郁或焦虑，或者没有被诊断出的精神障碍的精神困扰。心理健康的双连续模型将心理健康问题和心理健康视为两个独立的连续体，而不是同一连续体的两端。它们是相关但不同的维度，一个表示是否存在心理健康，另一个表示是否存在精神障碍。从公共卫生的角度来看，确定加强心理健康和降低心理健康问题风险的因素至关重要。因此，对决定因素的研究具有高度相关性，例如健康的生活方式，包括身体活动（非久坐行为）。

久坐行为与抑郁症之间存在一定的关系。多项研究表明，久坐可能与抑郁症的发病风险和严重程度有关。Zhai, Zhang 和 Zhang（2015）通过对 8 项纵向研究（共涉及 82406 名成年人）进行系统综述和荟萃分析，发现相较于没有或偶尔有久坐行为的人群，久坐行为水平最高的人患抑郁症的相对风险为 1.14。为了说明久坐行为引起抑郁的途径，一项针对成年人的研究发现久坐行为与抑郁症之间呈正相关关系。久坐时间越长，抑郁症状越严重，这个关联可能与久坐导致身体活动水平降低有关，从而影响大脑中的神经递质释放，导致情绪不稳定和心理状态下滑。进一步分析不同类型的屏幕时间和抑郁的关系后，一个有趣的结果是看电视时间通常与抑郁或抑郁症状有不利的联系，而互联网和电脑的使用时间与抑郁则呈现出有益的联系。因此，心理被动的久坐行为（如看电视），可能对抑郁症状产生不利影响。另一项研究探讨了久坐行为与社交孤立感之间的关系。研究发现，久坐会导致社交活动减少，增加了个体感到孤独和压抑的可能性，这是抑郁症发病的潜在危险因素之一（Teychenne, Ball, Salmon, 2010）。另一项研究发现，与患有轻度或无抑郁症状的女性相比，经历过抑郁症状的女性更有可能每天使用互联网三个或更多小时，从而呈现性别特异性（Ybarra, 2004）。总体而言，休闲或娱乐的屏幕时间较长与抑郁症状和心理困扰加剧有关。未来的研究应该探讨减少使用屏幕休闲时间的心理影响,同时考虑可能的混杂因素,例如身体活动和饮食行为。挑战仍然在于梳理出久坐行为类型之间复杂的相互作用,即久坐时所做的事情(例如视频游戏和阅读)、对应生理和认知影响以及心理健康的途径。此外,对时间使用数据的进一步分析可以为类型和暴露的任何长期变化提供更深入的了解。

　　儿童和青少年久坐行为与心理健康方面。Bowers 和 Berland(2013)通过纵向研究发现长时间的看电视与较低的学习成绩显著相关,并且这种关联与上学日有关,而在周末没有显著关联。相反,较高的课外阅读时间和课外作业时间与更高的学习成绩显著相关。另外,研究观察到使用电脑和玩游戏时间与学业成绩无关。然而,在横断面的研究中,关于视频游戏使用和总体久坐行为与学业成绩之间的结果并不一致,而看电视、电脑使用和手机使用与学业成绩之间没有显著关联(Romer,Bagdasarov,More,2013)。关于屏幕时间和电脑使用与自尊之间的关系,存在不同的研究结果。一些研究表明,较长的屏幕时间和电脑使用时间与较低的自尊显著相关(Király et al.,2014),但也有其他研究发现电脑使用与自尊无关(Jackson et al.,2011)或有利于自尊(Jackson et al.,2010),这取决于所使用的自我评估的测量方法。在一项研究中,没有观察到屏幕时间或电脑使用与身体自我评估之间的显著关系(Nihill,Lubans,Plotnikoff,2013)。在另一项研究中,线上游戏和自尊之间没有关联(Király et al.,2014)。此外,关于手机使用与自尊之间的关系也存在相反的观点。有一些研究认为,较高的手机使用时间与较高的社会自尊或自我评估相关(Jackson et al.,2010),但在另一些研究中观察到手机使用与总体自尊之间没有显著关联(Jackson et al.,2011),也没有与学业自我评估、身体外貌自我评估、运动自我评估、行为自我评估和自尊之间的显著关联(Jackson et al.,2011)。总体来说,有一致的证据表明屏幕时间和电脑使用与较低的自尊之间存在关联。然而，在手机使用与自尊之间的关系上，研究结果并不一致，这可能是因为受到了测量方法和研究设计的影响。这些研究结果强调了对青少年和年轻人屏幕时间的关注，以及需要进一步研究这些电子设备使用行为与心理健康之间的复杂关系。同时，花在休闲屏幕活动上的时间只占总久坐时间的一小部分，而且每种久坐活动都可能对心理健康产生不同的影响。例如，演奏乐器或读书可能会对心理健康产生积极影响，而过度看电视可能会损害男性的心理健康。之前的一项系统综述得出的结论是，由于所进行的研究质量较低，久坐行为与学龄儿童和青少年心理健康指标之间的关系尚不确定（Suchert，Hanewinkel，Isensee，2015）。此外，患有 1 型糖尿病的青少年特别容易受到不良心理社会结果的影响，即糖尿病困扰率高且生活质量差在这一群体中很常见（Stamatakis et al.，2009）。之前针对普通人群的研究表明，生活质量与中度至高强度身体活动的增加以及久坐行为的减少之间存在正相关关系。除了心脏代谢方面的益处外，增加身体活动和减少久坐时间也与普通人群心理社会结果的改善相关（Hamer，Stamatakis，Mishra，2009）。成人 1 型糖尿病（type 1 diabetes，T1D）患者的新数据表明，随着身体活动的增加和久坐行为的减少，其心理社会结果得到改善（Beraki et al.，2014）。一项针对 11～18 岁患有 T1D 的青少年（$N=2093$）的大型国际研究表明，自我报告的中高强度身体活动水平较高与更好的生活质量、更少的心理症状和更少的担忧密切相关（Åman et al.，2009）。然而，之前研究的一个重大局限性是其依赖于调查的自我报告的身体活动和久坐行为测量。这些措施虽然方便，但无法提供对青少年活动模式的可靠性衡量（即对身体活动的频率、持续时间和运动强度的评估）。

久坐行为与老年人心理健康方面。研究发现居住在养老机构的老年人每天久坐时间较多，与社区中的痴呆患者相比增加了 9.3%。

同样,与健康老年人相比,社区老年痴呆患者的久坐时间也增加了 8.9%(Van Alphen et al.,2016)。另一项研究也得出了类似的结论,即认知障碍患者的久坐时间明显多于同年龄段和同性别的认知健康的老年人(Hartman et al.,2018)。同时,研究也观察到久坐行为与轻度认知障碍之间的关系。Engeroff 等(2018)的研究结果显示,久坐时间与脑源性神经营养因子水平(大脑可塑性的衡量标准)之间存在不利的关联。Falck、Davis 和 Liu-Ambrose(2017)发现,可能有轻度认知障碍的受试者相较于没有轻度认知障碍的受试者具有较低的身体活动水平和较长的久坐时间。身体活动和久坐行为对心理健康影响的潜在机制尚不清楚,然而,人们提出了几个假设。例如,参与身体活动时机体可以通过内啡肽的释放、脑源性神经营养因子的增加和新毛细血管的生长来增强机体的心理健康,相应地又能增强大脑的结构和功能组成。其他理论框架提出,提高身体活动水平和减少久坐行为可能有助于满足其基本心理需求(如社会联系、自我接纳和生活目标),从而改善人的整体心理健康(Lubans et al.,2016)。

然而,探究重新分配久坐时间和身体活动与老年人抑郁和焦虑之间关系的研究相对较少。Del Pozo Cruz 等(2020)在美国 3233 名成年人和老年人的研究中证实,从久坐行为中重新分配 60 分钟到中高强度身体活动与抑郁症状的小幅减轻有关。同样,Dillon 等(2018)在 396 名 50~69.22 岁的成年人中观察到,将 30 分钟的久坐时间重新分配到低强度身体活动中可使焦虑症状减少但与抑郁症状无关。当用任一低强度身体活动替代久坐行为时,没有观察到与抑郁症状有统计学上的显著关联。Yasunaga 等(2018)在一项针对 276 名 65~85 岁的日本老年人的研究中证实,用相同量的低强度身体活动代替 30 分钟的久坐行为与抑郁症呈负相关。然而,相关的研究结论缺乏来自欧洲国家的数据。平均而言,老年人每天清醒时间中只有 3%处于中高强度身体活动(Giné-Garriga et al.,2020)。与健康相关的障碍(例如虚弱)是老年人不进行中高强度身体活动的主要原因,但他们也报告了其他障碍,例如习惯、照料责任、积极性低以及低身体活动和衰老等(Smith et al.,2015)。因此,对于身体活动不活跃的老年人来说,首先以低强度身体活动替代久坐行为可能是更有吸引力或更可行的行为改变目标。同时,用低强度身体活动替代久坐行为给老年人心理健康带来益处。

基于设备的身体活动和久坐行为客观测量在心理健康研究中较少使用。大多数关于久坐/身体活动与心理健康之间关联的证据都依赖于自我报告的测量结果。然而,自我报告的数据可能会受到社会期望、回忆、注意力或情绪偏见的影响。Prince 等(2020)发现自我报告的身体活动水平既高于又低于基于设备测量的身体活动水平,这给解释和比较使用不同测量方法的研究结果带来了问题。此外,由于自我报告方法的非结构化性质和全天的分散性,自我报告方法在调查低强度身体活动方面被认为具有挑战性。基于设备的测量可以提供更可靠的总身体活动估计(包括久坐行为),以及针对低强度和中等至剧烈活动的客观测量估计。尽管存在方法上的差异,但从心理健康问题和心理健康的角度来看,身体活动对个人心理健康的关键作用也由在成人和青少年中使用基于设备的身体活动测量的研究提供证据。除了调查身体活动方面的局限性之外,之前的研究还缺乏测量的一致性,因为心理健康的定义和评估方式多种多样。大多数研究都集中在心理健康问题上,主要集中在一种特定的疾病上,例如抑郁症或焦虑症。Bell 等(2019)发现只有少数研究使用了心理健康或心理健康问题症状的多维测量,并解决了心理健康的两个方面:心理健康和心理健康问题。

虽然久坐行为对儿童和青少年心理健康影响的潜在机制尚不清

楚,但已经提出了几个假设。首先,由于久坐行为通常是单独发生的,久坐行为可能会引起孤独感,从而对心理健康产生负面影响(Hoare et al.,2014)。因此,长时间看屏幕(例如看电视和上网)可能会出现社会孤立,从而导致心理健康问题(Ohannessian,2009)。其次,通过媒体传播的文化信息可能影响与心理健康相关的其他行为(如饮食失调和攻击行为)(Primack et al.,2009)。最后,过度接触媒体往往发生在白天或晚上。在白天,花在屏幕活动上的时间可能会取代参与更有成效和/或更活跃的身体活动的时间,特别是涉及身体活动和人际交流的活动(Kraut et al.,1998)。在夜间,基于屏幕的活动会取代睡眠,这对正常的认知和情感发展至关重要。在这两种情况下,以不健康的行为取代健康行为可能对青少年的心理健康产生负面影响(Primack et al.,2009)。鉴于证据有限,需要更多的神经生物学机制研究来解释久坐行为和心理健康之间关系的潜在机制,以证实这些假设。

　　身体活动和久坐行为是两种独立但相关的生活行为方式,它们占据了一天中所有的醒着的时间。已知身体活动、久坐行为、心理健康和心理健康问题之间关联的机制非常复杂。此外,不同研究的结果还取决于测量身体活动所使用的测试方法以及从心理健康还是心理健康问题的角度评估心理健康的选择。与先前研究的观察结果相比,关于身体活动和心理健康之间机制的证据仍然有限。为了进一步加深我们对久坐行为、身体活动与心理健康之间关系的理解,需要综合研究并提出更复杂的模型,结合潜在的相关机制(例如神经生物学、心理社会学和行为学)来验证不同的假设。

第四章　久坐行为的生理科学基础

尽管流行病学研究证明,久坐行为与许多不良健康风险有关联,但仍然存在一些争议和对久坐行为背后潜在的生理学机制的认识不足,需要对相关机制进行梳理归纳,且需要更多研究来进一步验证。久坐对健康的危害主要可以从能量平衡、肌肉收缩、心血管、神经心理等角度解释。本章节旨在阐明久坐行为的生理机制。

第一节　久坐行为与正能量平衡

人体处于坐姿时,能量消耗降低至接近静息水平。临床研究结果报道了将个体每周的平均身体活动水平由静息代谢率的 1.8 倍降低到静息代谢率的 1.4 倍可显著影响能量平衡。然而久坐并不会导致能量摄入的代偿性降低,其中大部分以脂肪形式储存(Stubbs et al.,2004)。从长远来看,与能量过剩相关的低能量消耗促进了正能量平衡,这可能是久坐行为造成健康危害的一种中介机制。

一方面,每次进食对我们的身体来说都是一次处理葡萄糖和脂质负荷的挑战。餐后摄入的营养物质对止血因子有生理影响,导致氧化应激,并激活葡萄糖耐量正常或受损的人的免疫系统。通常,这种反应在饭后 2～3 小时后减弱,而反应的波动与个体的葡萄糖耐受度有关,肥胖人群、葡萄糖不耐受人群和 2 型糖尿病患者会经历更久且更强烈的反应。另一方面,久坐行为导致人体能量消耗降低,进一步影响代谢指标。久坐时间和长期正能量平衡以及全身性脂质溢出导致脂肪组织以外的异位脂质积聚,例如骨骼肌,导致相关组织出现胰岛素抵抗。游离脂肪酸浓度的增加可能直接或通过累积肌内脂质代谢物抑制胰岛素信号传递,因为不活跃的肌肉很难氧化肌内脂质,这种恶性循环会促进肌内脂质积累,甚至抑制胰岛素信号传递。膳食脂肪越来越多地流向脂肪组织、肝脏和其他器官,致使局部脂质积累和胰岛素敏感性降低。此时脂质的合成速率超过了氧化速率,促进了脂肪肝的形成。膳食脂肪负荷的增加和肝脏脂肪生成共同加速了致动脉粥样硬化脂质(如极低密度脂蛋白)的合成,促进了内脏脂肪和脂质储存的积累以及相关的肝脏胰岛素抵抗。久坐行为和脂肪肝之间的流行病学联系也支持了两者间的相互关系。具体来说,进食高脂肪餐已被证明能显著提高血糖和甘油三酯浓度,且伴随着高密度脂蛋白清除和致动脉粥样硬化低密度脂蛋白颗粒的形成。因此,高水平久坐和身体活动不足会减弱正常体重个体和肥胖个体餐后营养负荷的正常代谢,尽管餐后高血糖以及相关的血脂和胰岛素血症是正常和必要的生理反应,但当糖脂代谢功能损伤时,它们会引起诸多心血管代谢疾病。

除了降血糖这一主要功能外,胰岛素同时能够促进糖原、脂肪和蛋白质的合成。通常情况下,胰岛素会通过动员葡萄糖转运蛋白 4 (glucose transporter 4,GLUT4)来完成组织对血糖的吸收。葡萄糖载体蛋白常表达在肌肉组织和脂肪组织,储存在葡萄糖转运蛋白 4 储存囊泡(GLUT4 storage vesicles,GSVs)的小管结构中。当人体血糖浓度上升时,胰腺的胰岛 β 细胞会释放胰岛素。胰岛素通过胰岛素受体-胰岛素受体底物-1（insulin receptor substrate-1，IRS-1）-磷脂酰肌醇 3-激酶-蛋白激酶 B（protein kinase B，Akt）的途径使葡萄糖转运蛋白 4 储存囊泡异位至细胞表面，迅速释放葡萄糖转运蛋白 4，使得细胞膜对葡萄糖的通透性大幅增加，葡萄糖得以储存为糖原。人体对胰岛素的敏感性决定了葡萄糖摄取的效率和能力。已有研究发现人体脂肪组织能源储存数量影响着肌肉组织和肝脏对胰岛素的敏感性。肥胖人群脂肪细胞合成甘油三酯的能力下降，导致游离脂肪酸浓度升高，进而刺激肝脏释放葡萄糖，并降低胰岛素敏感性。在上述的信号通路中体现为近端信号成分（如胰岛素受体、胰岛素受体底物 1、磷脂酰肌醇 3-激酶、蛋白激酶 B）的传递减少，此时则需要更高的胰岛素剂量才能动员葡萄糖载体蛋白至细胞表面来完成血糖摄取。当接收信号功能损伤至一定程度时，人体组织摄取葡萄糖的能力被削弱。这种不良生理反应被称为胰岛素抵抗，它是指人体细胞对胰岛素的反应减弱，导致葡萄糖不能有效地被细胞吸收，从而引发高血糖等代谢问题。

由上述机制我们可以推断，若想提高人体对葡萄糖的摄取利用效率，就应该提高肌肉组织葡萄糖载体蛋白表达数量。幸运的是，除了胰岛素作用外，肌肉收缩和低氧环境同样能够提高葡萄糖载体蛋白基因表达。胰岛素动员葡萄糖载体蛋白是通过"胰岛素受体-磷脂酰肌醇 3-激酶"为主的信息传导途径，而运动时，人体内能量快速消耗导致单磷酸腺苷/三磷酸腺苷比值增加，这会提升单磷酸腺苷激活蛋白激酶（adenosine monophosphate-activated protein kinase，AMPK）的活性。除此之外，肌酐酶 B1 和运动也可以激活单磷酸腺苷激活蛋白激酶。首先，单磷酸腺苷激活蛋白激酶是雷帕霉素靶蛋白（mTOR）信号的负调节剂，雷帕霉素靶蛋白是蛋白质合成的激动剂，因此单磷酸腺苷激活蛋白激酶实际上抑制了蛋白质的合成。另外，单磷酸腺苷激活蛋白激酶可以激活脂肪甘油三酯脂肪酶（adipose triglyceride lipase，

ATGL），脂肪甘油三酯脂肪酶参与甘油三酯分解成脂肪酸，因此单磷酸腺苷激活蛋白激酶的激活会导致脂肪酸的分解代谢。单磷酸腺苷激活蛋白激酶的另一个作用是抑制乙酰辅酶 A 羧化酶（acetyl-CoA carboxylase，ACC），乙酰辅酶 A 羧化酶对脂肪酸合成具有重要作用，因此单磷酸腺苷激活蛋白激酶的激活意味着脂肪酸合成受到抑制。所以，单磷酸腺苷激活蛋白激酶激活脂肪酸的分解代谢和氧化作用，并将抑制脂肪酸的合成。此外，单磷酸腺苷激活蛋白激酶还会抑制羟甲基戊二酸辅酶 A（3-hydroxy-3-methyl glutaryl coenzyme A reductase，HMG-CoA）还原酶，它对胆固醇合成具有重要作用。单磷酸腺苷激活蛋白激酶的另一个作用是通过 TBC1 家族蛋白 TBC1D1 参与的过程影响葡萄糖载体蛋白进而促进葡萄糖吸收。由运动引起细胞内 Ca^{2+} 浓度增加，内皮一氧化氮合酶活性增加，激活的丝裂原活化蛋白激酶，激活的钙离子/钙调素依赖性蛋白激酶，激活的蛋白激酶 C 和缺氧环境都为单磷酸腺苷激活蛋白激酶激活创造了有利环境，所有这些因素对于葡萄糖载体蛋白的有效易位和随后葡萄糖进入细胞都是必要的。单磷酸腺苷激活蛋白激酶的激活会促进能量产生，如葡萄糖转运和脂肪酸氧化，和蛋白激酶 B 的作用类似，单磷酸腺苷激活蛋白激酶会增加蛋白激酶 B 的底物蛋白磷酸化，增加骨骼肌对葡萄糖的摄取。

综上所述，参与身体活动即可激活单磷酸腺苷激活蛋白激酶主导的葡萄糖摄取路径，更重要的是这一过程不需要胰岛素参与。研究表明，2 型糖尿病患者由胰岛素诱导的葡萄糖摄取路径受损，但单磷酸腺苷激活蛋白激酶介导的葡萄糖摄取能力在 2 型糖尿病患者的肌肉细胞中是完整的（Koistinen et al.，2003）。骨骼肌是身体最大的胰岛素敏感组织，是身体葡萄糖的主要储存库，也是处理餐后血糖的主要场所。目前，大量的实证研究也证明了参与身体活动能够有效控制血糖的理论。其中一类典型的研究采用1～3分钟的身体活动打破30～60分钟久坐行为，这能够有效控制2型糖尿病患者，甚至是代谢功能正常的成年人的餐后血糖水平。研究发现：急性的久坐间断干预能够激活骨骼肌收缩介导的葡萄糖摄取通路；而长期保持这种健康行为甚至能进一步激活胰岛素介导的葡萄糖摄取通路（Bergouignan et al.，2016）。这也说明了参与身体活动不仅能够通过肌肉收缩介导的途径增加葡萄糖的摄取，同时能够提升人体细胞对胰岛素的敏感性。人体肌肉量随衰老逐渐减少，降低了胰岛素促进身体吸收葡萄糖的效能。而力量训练选手在摄取葡萄糖时所需分泌的胰岛素浓度较一般跑步者更少，这说明有力量训练的人群的胰岛素敏感性较高（Cüppers et al.，1982）。研究还发现胰岛素会增加肌肉血流速度，会重新分配血液到身体对葡萄糖吸收能力较强的肌肉区域（Utriainen et al.，1997）。胰岛素刺激下肌肉血流增加与内皮细胞激活一氧化氮（NO）过程有关，而运动训练可以通过提高肌肉微血管一氧化氮合成酵素的活性从而释放更多一氧化氮，使得血管扩张能力增强，提升血流量和流速，提高葡萄糖吸收能力（Carter et al.，2017）。

由于正能量平衡和肥胖本身会导致胰岛素抵抗，它们可能会介导部分由久坐行为引起的健康风险。从流行病学角度看，伴随着低能量消耗的久坐行为与正能量平衡密切相关（Hill，Peters，1998）。针对久坐行为制定有效的对策，关键是要理解久坐行为是否有独立于能量平衡的有害作用。同时，相关的干预实验研究应减少久坐时间对心脏代谢的影响应该测量心脏代谢的相关指标并根据能量摄入进行调整，以阐明其独立于能量平衡的影响。

第二节　久坐行为与肌肉活动

如果上述正能量平衡假设是解释久坐行为引起健康危害的唯一机制,那么通过减少能量摄入或者通过身体活动增加能量消耗即可抵消久坐行为的危害。为了验证这一假设,临床研究对 14 名健康且身体活动充足的成人开展了一组随机交叉实验,以此评估能量平衡与久坐行为对胰岛素作用的急性影响。研究结果显示,与日常身体活动和能量摄入的情况相比,久坐行为并且伴随正能量平衡降低了 39% 的胰岛素作用效率,而当能量摄入调整至近似匹配久坐行为的能量消耗时,胰岛素作用效率部分回升但不能完全回到正常水平(较正常水平降低 18%)(Stephens et al.,2011)。胰岛素功能部分恢复的原因是循环膳食脂肪酸、葡萄糖和/或氨基酸的浓度降低,减少了胰岛素信号传递中的障碍。该研究结果指示另一部分的胰岛素抵抗有待于用正能量平衡以外的因素来解释。

久坐不动期间,人体大部分肌肉活动处于不活跃状态,因此我们可以推断与久坐行为相关的胰岛素抵抗可能主要与骨骼肌有关。流行病学研究的结果也表明,最严重的疾病和高死亡率往往出现在严重缺乏身体活动人群中。因此,探究身体活动不足的生理和分子层面的反应具有重要意义。然而,很少有针对身体活动不足状态下改变人体代谢和心血管功能的蛋白的研究,并试图提供合理的细胞和分子机制。因此,以一种典型的蛋白——脂蛋白脂肪酶(lipoprotein lipase,LPL)为例,来主要阐释骨骼肌活动不足如何通过独立于正能量平衡的机制引起胰岛素抵抗,进一步说明身体活动不足对健康的影响。目前对脂蛋白脂肪酶的研究已涉及了整个身体活动谱(包括久坐行为、低强度身体活动和中高强度身体活动），并且与心血管疾病风险相关。

尽管对脂蛋白脂肪酶作用机制并非毫无争议，但许多对人类和动物的研究都证明了脂蛋白脂肪酶活性与心血管疾病风险存在一个强有力且相反的关系。脂蛋白脂肪酶是一种酶，主要存在于脂肪组织、肌肉和心脏组织中，但不存在于肝脏中，因为肝脏中含有肝脂肪酶。当脂蛋白脂肪酶出现在血管内皮上时，它与循环脂蛋白结合，对脂蛋白中甘油三酯的水解至关重要。肌肉组织中脂蛋白脂肪酶活性损失或含量降低已被证明与血浆甘油三酯摄取的减少、血浆高密度脂蛋白胆固醇水平降低、代谢综合征、氧化应激、系统性胰岛素抵抗、肥胖和心血管疾病有关。脂蛋白脂肪酶也和 2 型糖尿病、血脂异常和其他代谢疾病有关。而提升脂蛋白脂肪酶活性有利于改善饮食造成的肥胖和胰岛素抵抗，减少血脂异常并限制饮食诱发的动脉粥样硬化。

鉴于目前学界已基本确定了脂蛋白脂肪酶的功能，并指出了脂蛋白脂肪酶活性与心血管疾病风险之间的反向关系，接下来则需要明确脂蛋白脂肪酶作用的生理过程。在此，我们结合一组动物实验阐释短期（12 小时）和长期（11 天）身体活动不足时骨骼肌脂蛋白脂肪酶活性的变化（Bey，Hamilton，2003），以及如何通过步行和跑步训练改善其活性（Hamilton et al.，1998）。Bey 和 Hamilton（2003）希望通过动物实验验证这样一个假设，即身体活动不足可能会损害脂质代谢的一个原因是负重骨骼肌中脂蛋白脂肪酶活性降低，而通过维持大鼠正常活动期间的非疲劳性骨骼肌收缩能够维持脂蛋白脂肪酶活性。研究发现，骨骼肌中的脂蛋白脂肪酶活性对身体活动水平的变化非常敏感。在短期和长期身体活动不足期间均观察到了肌肉脂蛋白脂肪酶活性的降低，并且是使用两种不同的收缩活动限制模型（后肢卸载和急性单侧肌腱切断术）诱导的，而通过 4 小时中等强度（8 米/分，50% VO_{2max}，每小时休息 30 分钟）步行能够逆转短期身体活动不足引起的低脂蛋白脂肪酶活性。由此我们推断,在身体活动谱的下端(久坐行为—低强度身体活动)存在一个强有力的控制脂蛋白脂肪酶活性的调节过程。

为验证这一假设,Hamilton 等(1998)比较了高强度跑步(80% VO_{2max})时和在身体活动不足与缓慢步行的交替进行之间脂蛋白脂肪酶浓度和活性调节的特性。研究结果显示,与身体活动不足期间相比,进行高强度跑步可以显著增加脂蛋白脂肪酶 mRNA 的表达(腿部的快缩肌纤维增加 2~3 倍)。作为身体活动谱两端之间的对比,脂蛋白脂肪酶 mRNA 表达的增加过程存在明显的阈值,因为比较身体活动不足和低强度身体活动时,脂蛋白脂肪酶的 mRNA 表达在任何肌肉类型中都没有变化。然而,还需要注意的是,调节毛细血管脂蛋白脂肪酶活性的过程没有明显的阈值强度,因为即使以 8 米/分的速度行走时脂蛋白脂肪酶活性也要高出身体活动不足时数倍。大鼠的所有肌纤维类型(尤其是氧化性肌纤维)在运动期间的脂蛋白脂肪酶活性都高于久坐时。相比之下,跑步只增加了快缩肌纤维组织中的脂蛋白脂肪酶活性和浓度,对任何氧化型慢肌中的脂蛋白脂肪酶都没有影响。为了全面阐释身体活动不足与高强度身体活动期间脂蛋白脂肪酶的特性,如表 4.1 整理了在身体活动谱两端时脂蛋白脂肪酶 mRNA 表达、脂蛋白脂肪酶蛋白浓度、脂蛋白脂肪酶活性和脂蛋白脂肪酶活性的时间特性。

表 4.1　身体活动谱两端的脂蛋白脂肪酶调节过程

LPL 表达和功能特征	身体活动不足的影响	高强度身体活动的影响
LPL mRNA	快缩和慢缩肌纤维中 mRNA 的表达均无改变	在以糖酵解供能为主的快肌中 mRNA 表达显著提升;在已具有高水平身体活动刺激的慢肌中 mRNA 表达没有变化
LPL 蛋白浓度	LPL 蛋白浓度降低,但 mRNA 浓度未降低	LPL 蛋白浓度增加,一部分原因是快肌肌细胞中 mRNA 浓度提升

续表

LPL 表达和功能特征	身体活动不足的影响	高强度身体活动的影响
LPL 活性	在慢肌中 LPL 活性降低10～20 倍；在快肌中 LPL 活性降低 50%	在慢肌细胞中 LPL 活性无显著变化；在快肌细胞中 LPL 活性提升 2—3 倍
LPL 活性的时间特性	在多数氧化型慢肌中，LPL活性在限制活动 4～6 小时后开始降低，至 18 小时趋于稳定；长期(11 天)和短期(12～18 小时)干预均观察到了此类现象	LPL 活性在运动后 27 小时甚至没有恢复到限制身体活动前的水平

　　由表 4.1 我们可以发现，身体活动不足对脂蛋白脂肪酶的影响并不能与高强度身体活动的影响相对应。例如，高强度跑步会增加脂蛋白脂肪酶、mRNA、蛋白质和活性主要是在糖酵解肌纤维部分，而不是在氧化肌纤维中，而身体活动不足会降低所有肌纤维部分的脂蛋白脂肪酶活性，对红色氧化慢肌的影响最大，但不会降低脂蛋白脂肪酶 mRNA 浓度。由此，我们引入了一个观点，即身体活动不足时在生理学上会对许多特定的细胞和分子过程产生显著的负面影响，这些过程对疾病相关蛋白很重要，有时这些过程与已知的高强度身体活动，或者说结构化的运动训练存在许多生理学意义上的不同之处。

　　基于以上研究结果，我们得知脂蛋白脂肪酶活性的变化具有高度的肌纤维特异性，主要发生在慢缩肌纤维组织中。而我们的身体能够高度敏感地感知骨骼肌收缩的活跃程度以调节脂蛋白脂肪酶的活性。因为慢缩肌纤维组织能够在低强度身体活动时被大量募集，因此即使是频繁的日常身体活动，也能够将体内脂蛋白脂肪酶水平维持在一个健康水平。

　　在流行病学研究中，日常身体活动对全身代谢率的影响被称为非运动活动产热(non-exercise activity thermogenesis，NEAT)。非运动活动产热的产生主要依靠低至中等强度的非结构化运动,可占 24 小时代谢率的很大百分比,足以防止饮食引起的肥胖,然而非运动活动产热在个体间的差异也很大(Levine，Eberhardt，Jensen，1999)。我们推断,即使与体脂无关,积极的生活方式中肌肉收缩活动的积累可能会刺激一些有效的生化和分子过程,这些过程对于防止身体活动不足对慢性代谢病的影响很重要。

为了验证以上理论在人体健康层面的实际应用价值,Hamilton、Hamilton 和 Zderic(2022)设计了一种被称为"比目鱼肌俯卧撑(soleus push-ups，SPU)"的活动形式。选择比目鱼肌作为靶向肌肉是因为比目鱼肌是典型的氧化供能型慢肌,它位于腓肠肌的深部,起自胫、腓骨的上端,止于跟骨结节,对人体站立、行走、跑跳等有重要作用。比目鱼肌俯卧撑要求参与者在坐姿下抬起脚后跟,而前脚掌保持不动。当脚后跟到达其活动范围的顶部时,脚后跟会被动地释放下来。目的是在比目鱼肌被运动神经元自然激活的同时缩短小腿肌肉。尽管执行比目鱼肌俯卧撑时的耗氧量低于步行,并且研究中执行比目鱼肌俯卧撑时的运动强度被控制在 2METs 以下,但连续 4.5 小时的比目鱼肌俯卧撑干预能够将比目鱼肌部分的氧化代谢提高到极高水平,而且没有使受试者产生疲劳。这是由于比目鱼肌的独特性质,肌肉活检显示糖原的使用量很少。虽然比目鱼肌俯卧撑引起的能量消耗几乎可以忽略不计,但孤立的比目鱼肌收缩,可以大幅度改善系统极低密度脂蛋白、甘油三酯和葡萄糖稳态,具体表现如餐后 1～2 小时的血糖波动减少 52%(50 毫克/分升),高胰岛素血症减少 60%。尽管比目鱼肌的质量仅占人体总体重的 1%,但通过激活该氧化供能型肌肉组织能够成倍地提高氧化代谢效率。此类基于低强度身体活动激活慢肌纤维的生理学机制研究和实践应用颠覆了人们传统对运动是良医的认知——不仅仅是结构化的高强度运动训练，日常生活中无意识的低至中等强度的身体活动引起的肌肉收缩在预防或对抗超重肥胖和一系列的心血管疾病时可能扮演着更重要的角色。

第三节 久坐行为与心血管功能

除了能量平衡以及肌肉收缩的独立机制外，长期久坐后血流量的下降和血管功能的损害同样影响着人们的健康。长期久坐（见图 4.1）引起的血管功能受损主要是因为动脉血流速度和切应力降低，内皮细胞生成大量内皮素-1，导致血管内皮功能障碍。血管内皮细胞（endothelial cell）是介于血流和血管壁之间的一层单核细胞，可分泌一系列血管活性物质，实现对血管舒缩功能的调节，在维持心血管稳态方面起着重要作用。内皮细胞能完成血浆和组织液的代谢交换，并且能合成和分泌多种生物活性物质，以保证血管正常的收缩和舒张，起到维持血管张力、调节血压以及凝血与抗凝平衡等特殊功能，进而保持血液的正常流动和血管的长期通畅。内皮细胞功能则主要是由血流对血管的切应力维持。动脉切应力降低是冠状动脉疾病病理学中的一个中心机制，并且在久坐半小时后即被观察到。低动脉剪切应力降低一氧化氮合酶活性，导致一氧化氮可用性和氧化应激降低。一氧化氮是内皮功能的关键，涉及内皮细胞中所有抗动脉粥样硬化特性。与之对应的内皮素是由内皮细胞合成及释放的具有强烈而长效的缩血管物质。其中内皮素 1 最为重要，它能够增加血管活性氧的形成，降低一氧化氮的生物利用度，损害内皮依赖性扩张，加速动脉粥样硬化。实验性研究证明了 6 小时久坐会损害上下肢微血管和下肢大血管扩张功能（Restaino et al.，2015）。此外，胰岛素抵抗和炎症的产生可能会进一步增加这种血管功能障碍(Carter et al. ,2017)。

　　然而,一些随机对照试验发现,通过参与适量的身体活动即可改善因久坐引起的血管功能障碍。Restaino 等(2016)采用了局部加热的方式,在 3 小时的坐姿期间,受试者一侧的脚踝以下部分浸没在42℃的水中进行局部加热,另一侧腿保持干燥作为对照。实验发现,通过局部加热防止了切应力降低,消除了腘动脉血流介导的扩张功能(flow-mediated dilation,FMD)的损伤。另外,Restaino 等(2015)也报道了 10 分钟的间断步行能够恢复 6 小时久坐后下肢血流介导的扩张功能。基于上述关于切应力降低引起的内皮功能障碍的讨论,可以推测久坐期间增加或保持腿部血流量有益于血管保护。在此基础上,Morishima 等(2016)测试了"抖腿"(fidgeting)对腿部血流和导管动脉剪应力的作用。测试期间,受试者一侧肢体保持静止,对侧肢体每 5分钟抖动 1 分钟。3 小时干预后发现,对照侧腘动脉血流介导的扩张功能降低,但抖动侧中这种现象有所改善。结果证明久坐引起的内皮功能障碍可以通过坐姿时间歇性腿部运动来预防,这可能是通过反复间歇性下肢活动增加血管剪应力来实现的。另外,Morishima 等(2017)也发现在久坐 3 小时之前进行 45 分钟的自行车运动,可以防止因久坐引起的下肢内皮功能障碍。实验结果表明,在久坐前进行运动也是对下肢血管的一种保护措施。然而,提前运动对血管的保护机制和保护的持续时间仍有待确定。

　　总结来说,当人体处于运动状态时,动脉血流增加会引起动脉扩张(见图 4.1)。这种扩张受到内皮细胞功能影响,无论是大动脉还是阻力血管,内皮完整的血管都具有受血流量调节而舒缩的特性。现已证明,切应力是血管调控的主要血流动力学因素,而内皮细胞主要产生一氧化氮来维持血管扩张,一氧化氮的产生和生物利用度提高是运动导致的血管内皮功能增强的重要标志(Carter et al. ,2017)。因此,通过运动增加的切应力使内皮细胞生成和释放包括一氧化氮在内的多种血管活性物质引起血管平滑肌的舒张。

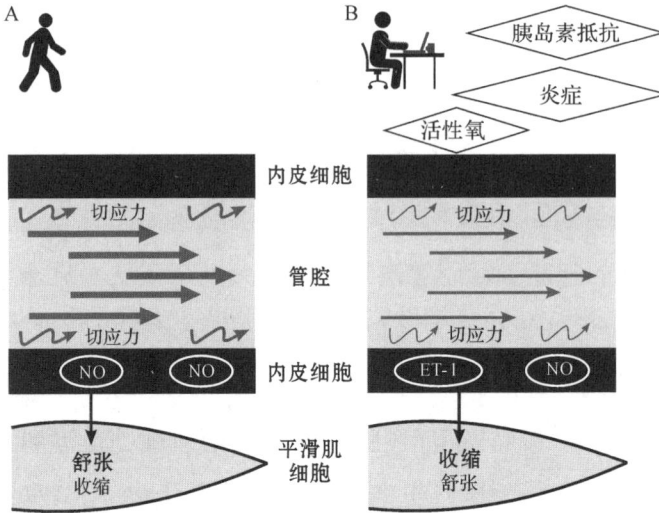

图4.1　久坐导致的内皮细胞功能和血管变化（Padilla，Fadel，2017）

此外，研究发现站立3小时不会引起下肢内皮功能障碍，这表明在没有运动的情况下，站立可以作为一种有效的坐姿替代形式来保护下肢动脉内皮功能。这可能是因为，与坐着相比，保持站立姿势需要更大的骨骼肌活动，这激活了一个被称为"肌肉泵"的功能。站立时肌肉泵活动的增加可能会抵消久坐引起的静脉血汇集。久坐期间，腿部脉管系统中增加的静水压力导致静脉循环中的血液汇集，为了支持这一观点，研究发现坐姿期间小腿周长相对于仰卧期间增加（Vranish et al.，2017）。久坐期间骨骼肌活动的减少可能会加剧这种影响，从而消除肌肉泵在促进静脉回流方面的影响（Delp，Laughlin，1998）。因此，静脉扩张引起的动脉收缩和静水压力增加引起的肌源性收缩可能是坐位时腿部血管阻力增加的原因（Kitano et al.，2005）。此外，因为在站姿时肌肉交感神经活性增加，肾上腺素分泌引起血管收缩也可能导致腿部血管阻力升高。如上所述,久坐期间内皮素 1 的升高可能会加剧肢体血管阻力的增加,并导致上游导管动脉血流诱导的剪应力降低。

生物力学的因素也可能是导致久坐期间下肢血流减少的原因。坐姿状态下臀部和膝盖弯曲,以及因此造成的"动脉弯曲",可能会由于阻力增加而阻碍肢体血液流动。研究测量了不同下肢角度对腘动脉血流的影响,其中受试者侧躺,对照组身体呈直线、臀部和膝盖不弯曲,实验组髋关节和膝关节弯曲至 90°以模拟坐姿状态的体位。实验结果显示,与身体伸直躺着相比,模拟的坐姿体位(实验组)显著降低了腘动脉剪切率 45%(Morishima et al.,2017)。该实验可以说明坐姿时腿部血流减少和动脉成角有关。

第四节　久坐行为与神经心理

久坐行为对大脑功能的影响部分原因与外周机制类似,由于肌肉主动收缩的减少导致正能量平衡以及血流量减少,同时减弱了肌肉收缩促进代谢的独立机制。但由于大脑是人体的中枢控制中心,久坐行为对大脑的影响愈发严重。本节将阐述久坐行为和身体活动对大脑功能的影响以及其影响机制的解释。

大脑功能出现问题,最广为人知的表现就是痴呆,它是以认知能力下降为特征的疾病的统称。痴呆症是一个日益严重的全球健康问题,预计全球痴呆患病率将每 20 年翻一番。除了药物治疗外,身体活动能通过多种机制促进大脑健康。大多数支持身体活动对大脑功能有益的随机对照试验都集中于中高强度身体活动,这些研究也是基于目前主流的身体活动指南的推荐量来实施的。但是从现实执行的角度来说，人们并不总是愿意进行中高强度身体活动，所以干预研究的结果或许并不具有很强的现实意义。因此，关注久坐行为和低强度身体活动与大脑健康的关系似乎更为实际。

与外周机制类似，大脑的糖代谢也会对人体的神经功能和心理功能产生重要影响。葡萄糖是脑组织最重要的能源物质，尽管大脑仅占体重的 2%，但大脑每天约消耗的 100～150 毫克葡萄糖占人体葡萄糖储存的近 20%，其浓度的变化影响着脑功能的正常维持。在细胞水平上，血糖控制依赖于葡萄糖转运蛋白。血脑屏障管腔和管腔外表面的葡萄糖转运蛋白 1(glucose transporter 1，GLUT1)负责葡萄糖分子通过血脑屏障的主动转运以及薄壁细胞对皮质血糖的利用，这是由浓度梯度促进的。久坐行为可能会导致血脑屏障内外浓度梯度减小，血浆高血糖会改变血脑屏障的通透性，降低葡萄糖转运蛋白 1 的敏感性，从而导致大脑低血糖(Wheeler et al.，2017)。通过这种方式，循环葡萄糖浓度调节中枢葡萄糖水平，这一机制可能在与循环葡萄糖慢性扰动相关的神经病理学中发挥作用。

大脑长期暴露于低血糖之下会损害认知功能，尤其在完成复杂的任务时体现得更明显。例如，在驾驶模拟器中测试的 1 型糖尿病参与者与血糖浓度在 5.6～8.3 毫摩尔/升时驾驶相比，当血糖浓度为 3.4～4.0 毫摩尔/升时驾驶会犯更多错误(Cox et al.，2000)。然而，反复暴露于低血糖症可能会产生更严重的影响，因为严重低血糖发作次数增加与痴呆风险增加之间存在剂量依赖关系，同时有证据表明葡萄糖浓度具有调节细胞凋亡的作用(Whitmer et al.，2009)。葡萄糖浓度可能通过己糖激酶 II (hexokinase 2，HKII)——葡萄糖代谢的关键酶——调节大脑中的细胞凋亡。在神经元和其他细胞中，己糖激酶 II 催化葡萄糖-6-磷酸的形成，这是大多数葡萄糖代谢途径的第一步。然而，己糖激酶 II 也被描述为能够开启和关闭细胞凋亡的代谢开关。

在低葡萄糖浓度的条件下,己糖激酶Ⅱ激活细胞凋亡。这使得神经元在严重依赖葡萄糖的情况下,当燃料供应中断时,特别容易发生凋亡。神经元凋亡具有严重后果,因为这一过程在阿兹海默病等神经退行性疾病中被激活。更重要的是,葡萄糖的受控调节保护神经元免于凋亡。细胞凋亡起始的葡萄糖浓度阈值尚不清楚。然而,考虑到大脑对能量的高需求,我们有理由怀疑,在低于这一阈值的情况下反复暴露可能会引发能量危机,并导致随着时间的推移逐渐累积损伤。

评价脑功能的重要指标是脑血流量(cerebral blood flow,CBF),因为脑血流量对维持大脑内皮细胞功能具有重要意义。前文已提到,外周动脉功能(主要是内皮切应力和血流介导的血管扩张)的下降被认为会损害心血管功能并改变皮质血流动力学。据推测,久坐可能会改变下肢动脉的结构,并对血流动力学形成前所未有的变化(静脉汇集、瘀血和血液粘度增加等),从而损害心脏的预负荷量(McManus et al.,2015)。此外,超过6小时的久坐被发现与下肢血管的切应力降低有关,这可能改变内皮的完整性,并连续导致下肢的内皮功能障碍(Kruse et al.,2018)。静脉汇集、内皮完整性丧失和下肢黏性血流可能会损害中枢血流动力学和皮质循环。脑功能由脑血流量作为基质输送机制来辅助。反过来,大脑中的能量需求可以精确地调节脑血流量。将局部神经元能量需求与葡萄糖和氧气输送相匹配的机制是动态的,以保护大脑免受潜在危险的血糖下降的影响。神经元能量需求通过血管活性神经递质,特别是谷氨酸和突触信号的副产物传递给脉管系统。各脑区的脑血流量通过平滑肌细胞在小动脉水平上调节,并通过包围毛细血管的周细胞在毛细血管水平上调节。由于脑血流量与大脑功能的紧密耦合,脑血流量受损可能会对大脑健康产生严重后果。大脑灌注不足可能是血管性痴呆和阿尔茨海默病患者早期神经退行性病变的后果和原因。在健康参与者中,摄入葡萄糖可降低局部脑血流量。这提示脑血流量对葡萄糖水平非常敏感。长期暴露于高血糖和反复暴露于低血糖都会导致微血管损伤，损害内皮功能，导致脑灌注不足。在慢性脑灌注不足的大鼠模型中发现，大脑的氧气和能源物质供应减少会损伤血脑屏障、神经元、星形胶质细胞和小胶质细胞，并损害学习和记忆（Farkas，Luiten，Bari，2007）。脑血流量的减少也减缓了淀粉样蛋白 β-淀粉样蛋白从血管周围空间的清除速度。淀粉样蛋白 β-淀粉样蛋白积聚与阿兹海默病的发病机制有关，对毛细血管周围的细胞有毒性作用。淀粉样蛋白 β-淀粉样蛋白积累也可能最终影响较大的血管，导致内皮细胞损伤、血管收缩和脑血流量降低。在阿兹海默病患者中，区域脑血流量的更快恶化与认知的更快下降呈正相关。因此，一旦确定，灌注不足可能导致恶性循环，导致灌注进一步减少，从而导致神经退行性疾病。总之，这些发现强调了维持正常脑血流量对保护大脑功能的重要性。

每天人体中都发生着高血糖、低血糖和脑血流量之间的动态相互作用，其严重程度可能会影响大脑健康。大脑葡萄糖代谢的动态变化对神经元激活、神经可塑性和认知功能至关重要。人在思考的过程中，神经元代谢的增加取决于能源物质的可利用性和人体葡萄糖代谢率。此外，脑线粒体功能依赖于脑葡萄糖和神经代谢-血管耦合。人体在餐后高血糖状态下，大脑血糖转运和神经活动显著减弱。如果缺乏肌肉收缩来促进血糖吸收，长期的血糖水平异常会导致神经生化物质合成分泌发生改变，引起神经元损伤甚至凋亡，伴随着 2 型糖尿病的发生。阐明这些动态生理状态之间的相互作用可能有助于我们理解血糖控制不佳对大脑的影响。我们假设，在高血糖和低血糖反复交替的情况下，当高血糖以连续模式跟随低血糖时，会形成一个负反馈回路，从而将大脑的生理状态转变为病理生理状态。循环葡萄糖在损伤早期对大脑的影响大致分为以下三个步骤：餐后急性高血糖会导致局部脑血流量降低,胰岛素水平升高,以促进葡萄糖清除;这两个因素结合在一起导致了葡萄糖最低值,这种葡萄糖最低值可能会削弱内分泌对随后葡萄糖下降的反调节,从而促使低血糖发作,当这发生在同一天时,大脑没有足够的时间通过脑血流量的增加或葡萄糖转运蛋白的上调进行补偿;其结果是严重的低血糖发作,可损害内皮功能,这种低血糖发作也可能反映在中枢浓度方面,剥夺了神经元的葡萄糖,导致能量危机,这种模式如果持续下去,可能会逐渐损害大脑。而在血糖异常的个体中,血糖控制不佳对大脑造成的损害可能会加剧高血糖时间的增加,导致周细胞损伤和脑小动脉内皮功能障碍,导致慢性灌注不足和血脑葡萄糖转运减少,葡萄糖转运蛋白的下调也可能导致葡萄糖转运减少。这种保护机制起到降低循环浓度的作用。这意味着大脑可能会在正常循环葡萄糖水平下发生低血糖,这种现象被称为相对脑低血糖。随后暴露于低血糖可使内分泌对低血糖的调节失效。暴露于随后的低血糖症是夸大的,随后的能量危机可能会导致神经糖减少症,累积的损伤可能会使大脑走向神经病理学。在高血糖中花费的时间增加导致适应抑制血脑葡萄糖转运。因此,在正常的葡萄糖外周浓度下,大脑会出现低血糖。这种现象被称为相对脑低血糖。持续暴露于低血糖会导致能量危机,进而使中枢区域缺乏能源物质并进一步损害脑血流量,从而创造了低血糖及其相关损害反复发生的条件。这些不良生理反应的累积最终导致可测量的认知功能障碍和神经病理问题。总之,在急性环境中,在高血糖和低血糖之间切换会导致葡萄糖最低值过高,大脑没有足够的时间来诱导保护机制。这种效应在空腹血糖水平升高的人中被进一步扩大,他们可能经历相对严重的大脑低血糖症。考虑到与神经糖减少症相关的损害,持续和重复的过量葡萄糖偏移模式可能会将大脑生理学转向病理生理学。

运动增加脑血流的机制和骨骼肌类似。运动可以调控血管舒缩与内皮细胞功能。研究发现，和普通人群相比，运动员在长期训练的基础上可以缓解因年龄增长造成的内皮功能障碍。长期保持充足的身体活动与维持一氧化氮生物利用度有关，其机制可能与防止氧化应激和随后的一氧化氮分解有关。这种有益的影响对于解释增加身体活动对老年人群心血管风险的积极影响具有重要作用。另外，内皮素作为一类强缩血管物质，也和血管内皮功能有关，急性脑缺血时，内皮素及其受体高表达是脑缺血损伤的重要因素。有研究认为运动能通过降低组织内皮素-1（endothelin-1）浓度而提升动脉顺应性（arteial compliance）。与之相关的血流对脑血管的切应力同样会改变脑血管的内皮功能。血液正常平稳的流速对血管内皮功能起保护作用，而不稳定的血流速度是动脉粥样硬化及血栓形成的重要因素。脑灌注减少是神经退行性疾病的发病机制之一，并被认为是心衰相关脑病理和认知障碍的基础。身体活动能够使脑血流更加平稳、快速，增加血流对内皮的切应力，从而改善脑血管内皮功能。另外，身体活动不足对认知功能产生不良影响的潜在机制可能涉及心肺适应性的额外损害。心肺适应性降低会导致脑灌注进一步减少，这是心衰相关认知障碍的关键因素。

除了以上介绍的血流量与糖代谢对脑功能的影响，久坐行为与身体活动对大脑内特殊神经递质分泌的影响也至关重要。关于动物和人类的研究都已经显示了运动可以改善记忆和认知功能，其中一个重要的发现是运动会诱导海马体中脑源性神经生长因子分泌的增加。海马体是一个参与学习和记忆形成的区域，脑源性神经生长因子是神经营养蛋白之一，已知在发育过程中在神经元的存活、生长和维持中起重要作用。同时，脑源性神经生长因子还有调节成人大脑突触可塑性的能力。Vaynman、Ying 和 Gomez-Pinilla（2004）研究了运动诱导的认知改善和脑源性神经生长因子行为之间的因果联系。为了阻断脑源性神经生长因子的作用,该研究采用了一种模拟脑源性神经生长因子受体的特异性免疫黏附素嵌合体(TrkB-IgG)来选择性结合脑源性神经生长因子分子。结果显示,在运动期间阻断海马脑源性神经生长因子作用足以防止运动诱导的学习和记忆的增强,并消除运动诱导的脑源性神经生长因子及其作用的终产物的 mRNA 水平的增加。因此,该研究证明了通过运动引起的认知增强实际上是由脑源性神经生长因子的行为介导和依赖的。运动促进脑源性神经生长因子分泌主要是通过激活诱导突触素 1 和环磷腺苷效应元件结合蛋白可塑性的信号转导级联,直接增加海马体分泌脑源性神经生长因子。另一方面,运动过程中肌肉分泌的一些循环因子,如鸢尾素和组织蛋白酶 B等,有助于大脑生成脑源性神经生长因子。

第五节　久坐行为的独立机制

前文从多个角度介绍了久坐行为对健康的影响以及身体活动的健康效益,并解释了这些影响的潜在生理学机制。对于人们来说,重要的是要知道是否可以通过增加身体活动来避免这些因久坐引起的健康危害。然而,前文已经提到了久坐行为与肌肉收缩对健康影响的独立机制,流行病学研究也证实了即使进行长时间的高强度运动也无法完全消除久坐与健康风险之间在统计学上的关联。

久坐行为影响健康的独立机制在细胞层面体现得更明显,尤其是脂蛋白脂肪酶活性和控制氧化磷酸化的基因表达的变化,增加久坐时间对健康的影响远大于增加中高强度身体活动时间对健康的影响。事实上,肌肉细胞会持续对内环境变化做出各种反应。因此,全天的肌肉收缩的活跃与否对人体都很重要,这意味着肌肉组织可能在一天所有时间对肌肉收缩不活跃（久坐）或肌肉收缩活跃（身体活动）做出应答，而不仅仅是在特定的高强度的结构化运动时间。久坐的危害可能不能完全通过进行更多的运动来逆转，因为运动不会影响久坐时被改变的所有基因的表达，这一点已经在上文提及的动物实验中得到了证实。Bey 等（2003）探究了限制后肢活动 12 小时和恢复运动 4 小时后大鼠后肢骨骼肌对基因表达的影响。全局基因分析的结果揭示了身体活动对预防 2 型糖尿病和相关代谢风险具有潜在影响的蛋白分泌情况变化，包括调节葡萄糖代谢（如葡萄糖转运蛋白 1 和突触关联蛋白）和相关过程［如炎症和血栓形成（脂质磷酸酶-1 和磷脂磷酸酶 1）］的基因表达。久坐行为会促进一些基因的表达，同时也会抑制另一些基因的表达，激活人体对久坐行为的分子反应过程。有趣的是，在限制后肢活动期间，表达下调的大多数基因（21/25）在运动后恢复到了正常表达水平。相比之下，在限制后肢活动期间上调的 38 个基因中，有 27 个在恢复活动后仍显著高于对照组，但大多数显示出逆转的趋势。例如，磷脂磷酸酶 1 介导溶血磷脂酸的水解，降低其细胞信号活性，这类磷脂是导致肥胖小鼠葡萄糖耐量受损的关键。后续研究证实了这些反应，并扩展了研究结果，揭示了当骨骼肌不活跃时，大鼠和人的磷脂磷酸酶 1 迅速减少，然而，这种基因对每天 1 小时的剧烈运动没有反应。这说明了身体活动并不能逆转所有受久坐影响的基因表达，特别是对于在身体活动不足期间表达上调的基因，这类基因显示出了因长期活动不足对骨骼肌收缩的不敏感性。这项研究从动物肌肉收缩的角度证明了久坐行为对健康风险的独立影响。

Lammers 等（2012）通过卧床实验在人体中也发现了类似的结果。九天的卧床休息改变了骨骼肌中 4500 个基因的表达，其中影响最大的是与氧化磷酸化、内皮功能和葡萄糖代谢有关的基因。尽管在四周的卧床休息后一组受试者恢复了一段时间的运动，但无论是否锻炼，

17％因卧床休息而改变的基因都保持在同一水平。有趣的是,PPAR-γ共激活因子1α基因在卧床休息期间略有甲基化,并且受其调节的所有基因在锻炼期间都没有恢复。这种因子是线粒体生成的调节运动训练适应的关键调节因子,如氧化磷酸化和毛细血管生成。该研究揭示了久坐行为对调节胰岛素敏感性的中枢信号通路产生了表观遗传效应,并且需要足够水平的日常身体活动才能够维持这些通路的活性。

结合以上久坐行为对人体基因层面的影响,我们可以明确最能改善人体代谢率的身体组织就是产生运动的骨骼肌。前文也说明,骨骼肌收缩不需要很长时间就能产生众多健康的代谢反应。当肌肉由收缩活跃变得不活跃时,工作肌纤维内的代谢率会下降 50—100 倍(Hamilton,Hamilton,Zderic,2018)。久坐行为独立影响人体健康的效果也在更宏观的层面被观察到了。一项短期干预研究中,增加体育锻炼对日常身体活动不足的受试者空腹或餐后胰岛素浓度的改变并不明显;相反,即使严格控制了能量摄入,通过增加久坐行为来减少等量的身体活动,日常身体活动充足的受试者的空腹和餐后胰岛素浓度显著升高(Bergouignan et al.,2013)。由于骨骼肌组织对脂质吸收的减少,身体活动不足会导致循环膳食脂质的浓度升高。肌肉脂质氧化在胰岛素信号传导中具有重要作用,脂质氧化减少与胰岛素产量增加密切相关。该研究证明与增加运动相比,增加日常久坐行为对这些变化更为重要(Bergouignan et al.,2013)。

总之,通过以上微观和宏观的研究结果,我们需要明确久坐行为并不等同于身体活动不足,久坐行为会通过以肌肉收缩为主的独立机制影响人体健康。

第六节 减少和间断久坐的短期效益

至此，我们已经意识到了减少久坐行为的重要性，那么如何合理地减少久坐时间成为了人们关注的话题。事实上，仅仅是从椅子上站起来对人体来说就会形成一种强烈的刺激。除了能量消耗有所增加（13%～20%）外，站立时大腿肌肉活动比坐着时高几倍（Tikkanen et al.，2013）。同时，交感神经活动也会增加，以满足心血管系统对直立姿势的要求。在人们意识到久坐行为的独立危害后，一些短期干预将久坐作为它们的对照组，探索了不同活动模式对心脏代谢风险以及代谢标志物的影响。

长期站立或坐站交替可有效降低大多数办公室久坐超重人群的餐后血糖，但在正常体重的年轻男性中没有观察到相同的效果。与久坐相比，步行足以降低健康男性的餐后血糖和甘油三酯（Miyashita et al.，2013；Bailey et al.，2016）。这种健康效益至少可以部分归因于能量消耗的增加，因为控制组和干预组之间的能量平衡没有得到控制。有趣的是，有研究比较了总能耗相等的低强度的多次间断和单次间断的干预效应，结果发现频繁的低强度间断对超重肥胖人群的血糖波动和餐后甘油三酯、非高密度脂蛋白胆固醇、胰岛素和葡萄糖浓度的影响更显著。然而，对于非肥胖年轻男性，与相同能耗的多次间断相比，单次间断更有效地降低了干预期间血浆中甘油三酯的浓度，但两者都对坐姿有益（Kim et al.，2014）。这些发现强调了总活动量的重要性，但表明短时间内频繁积累总活动量比单次运动更有利于葡萄糖代谢。

而当控制了干预的频率后，研究发现低强度和中等强度的久坐间断干预对肥胖受试者的餐后葡萄糖和胰岛素浓度的干预效果相同，尽管两种久坐间断方案的运动强度和能量消耗不同（Dunstan et al.，2012）。同样，Henson 等（2016）报道了无论是采用站立还是步行的干预形式，对肥胖受试者的餐后葡萄糖和胰岛素反应都同样有益，并且这种健康效益持续到了次日。因此我们可以提出一个假设，即肥胖人群在直立姿势下所需的肌肉活动强度高于正常体重人群，从而有助于他们在站立或低强度活动时获得更大的健康效益。

虽然增加中高强度身体活动的时间比减少久坐时间更能有效地降低健康风险，但从行为的角度来看，只有人们能够或愿意执行干预策略，干预策略才具有实际意义。由于中高强度身体活动的时间在一天中占比非常低，久坐行为占据一天中的绝大多数时间，越来越多的干预实验探究了减少日常生活中的久坐行为是否能作为一种健康的生活模式（Marshall，Ramirez，2011）。重要的是，影响人们久坐行为和进行中高强度身体活动的决定因素不同。研究显示，通过干预能够增加受试者的中高强度身体活动时间，但自我报告的久坐时间没有变化。这表明，久坐行为和中高强度身体活动可以共存，应采用针对性的措施来干预这两种不同的行为（Chau et al.，2010）。此外，需要针对生态环境中减少久坐时间的长期干预措施来证明减少久坐时间的健康效应。

现代科技飞速发展限制了日常工作中对体力劳动的需求，这被认为是身体活动减少和久坐时间增加的一个主要决定因素。例如，一名办公室上班族，在工作时间进行身体活动的场景十分有限。出于工作性质和规定，很少有人会选择站着开会、上课或进行商务洽谈，坐着始终是人们的第一选择。因此，与决定参与中高强度身体活动的决定因素不同，久坐行为的决定因素似乎与现代生活方式中的身体和社会环境密切相关，并且部分超出了个人的意识控制。假设个人、社会、组织、环境和政策都会影响久坐行为，这种生态学方法已被提出作为一个框架来研究不同背景下久坐行为的决定因素（Owen et al.，2011）。也就是说，久坐行为在日常生活的不同领域中积累，其中不同的行为、社会或环境属性可能与个人的行为相关联。此外，个人层面的属性，如偏好、享受或个人障碍，决定了个人在特定情况下的行为，最终形成个人的久坐行为模式。

日常生活中，久坐行为无处不在。在发达国家，不同职业的成年上班族一天中有很大一部分时间是坐着度过的。在办公室工作时，人们大约80%的工作时间处于久坐状态，相当于每天7个小时，或者说相当于一周久坐时间的一半。除了工作期间的身体活动减少之外，过去几十年的通勤期间的身体活动也大幅减少，这很可能是因为久坐为主的通勤方式被取代了，例如汽车拥有量的增加，人们更多选择驾车通勤。在美国和澳大利亚，汽车是80%以上成年人工作的主要交通工具。根据近期的一项调查结果，看电视是最普遍的休闲活动，占休闲时间的一半以上。另外，休闲时间使用电脑的频率和总持续时间仅随看电视之后。平均而言，在工作日和非工作日，久坐时间几乎占休闲时间的70%。

不同领域之间的久坐时间可能由行为、社会或环境属性的差异决定，这些属性因领域而异。较高的职业久坐时间与较高的收入和专业/管理岗位相关，而较低的职业久坐时间与年龄增长、蓝领职业和特定的技术/职业教育岗位相关（Hadgraft et al.，2015）。有趣的是，在一项研究中，工作时间的身体活动不足与休闲时间的身体活动充足有关（Hadgraft et al.，2015）。而其他研究发现，工作时是否需要进行一定的身体活动与休闲时间身体活动没有关联，甚至发现总身体活动时间与工作日久坐时间之间呈现反比关系（Tigbe，Lean，Granat，2011）。因此，人们并不会因为在工作中积累了大量的久坐时间而尝试在工作之余减少久坐时间去弥补这一健康漏洞。

　　目前,人们主要从行为表现和心血管功能两个方面来评价打破久坐行为的干预效应。Prince 等(2014)报告称,仅针对久坐时间的干预措施(主要是在工作中)可减少每天 1.5 小时的久坐行为。Martin 等(2015)报告了在办公区域的干预,久坐行为平均减少了 41 分钟。但需要注意的是,这两项系统综述纳入的研究中久坐行为均为次要结果,这可能导致久坐时间的变化比较缓慢。另一个重要局限性是,所有这些研究的持续时间都不到三个月,这无法证明短期干预的可持续性。Aadahl 等(2014)报告称,基于社区的激励性咨询能够在六个月的随访中减少干预组每天 30 分钟的久坐行为,尽管在统计学上没有显著性差异,这些时间转化为了站立时间,而不是步行或打破久坐行为的时间。Healy 等(2016)发现,工作场所提供的干预措施,包括工作环境、小组内领导行为的改变和个人意识的教育,能够在三个月时将工作场所的久坐时间减少 99 分钟,在 12 个月时减少 45 分钟。减少的久坐时间被重新分配给增加站立而不是步行,持续的久坐时间和久坐行为的次数也减少了。另有研究表明,为减少久坐行为而实施的策略会产生高度特定的结果。通常,当在多个领域和情景中实施干预时,鉴于社会、文化和环境方面的因素,比特定干预的影响效果更大(Owen et al.,2011)。一个典型的例子是工作场所干预,在这种干预中,物理环境的变化和针对整个工作场所,而不仅仅是个人干预被发现是有益的。然而,关于短期干预效果的可持续性,尤其是在工作场所之外,在很大程度上尚不清楚。这一点尤其重要,因为闲暇时间的久坐行为的健康风险比工作场所的风险可能更大。

　　由于严格的实验条件控制以及数据采集要求,有关心血管代谢功能的久坐干预研究往往在实验室内进行,仅少部分研究在实际真实工作环境下展开。尽管为期四周的干预减少了 2 小时以上的工作日久坐行为,但 Healy 等(2013)仅观察到非空腹血糖改善的微弱证据,而对甘油三酯、脂肪质量和舒张压的影响甚至可能是不利的。然而，由于这仅仅是一项初步研究，他们的研究不能充分验证干预对代谢指标的影响。相比之下，Danquah 等（2017）发现，在 317 名超重的上班族中，通过干预每天减少的 48 分钟的久坐行为和增加的 43 分钟的站立时间，导致三个月内身体脂肪较对照组降低了 0.61%。在一项为期三个月的准实验研究中，Alkhajah 等（2012）的一项为期三个月的预实验研究发现，正常体重的上班族每天减少 97 分钟久坐行为后，高密度脂蛋白胆固醇与对照组相比增加了 0.26 毫摩尔/升，这一结果提示减少久坐时间能够降低动脉粥样硬化的风险。截至目前，只有一项调查研究了超过三个月的久坐干预对心脏代谢的影响。Aadahl 等（2014）发现，在他们的半年的干预期间，增加的 30 分钟的站立时间使空腹血清胰岛素降低了 5.9 微摩尔/升。这些结果来自实验室外，并且拥有充足的样本量和长时间的随访，因此可以证明减少久坐行为有利于心脏代谢。然而，减少工作场所以外的久坐行为有益于健康的证据则十分有限。此外，没有一项研究报告了中高强度身体活动或饮食的变化是否介导了干预效果。

第五章　久坐行为的干预策略

第一节　久坐行为干预的理论基础

一、社会生态学的理论基础

久坐行为已经成为现代社会一个日益严重的健康问题。为了有效地干预和减少久坐行为，研究学者们提出了多种理论模型，包括生态学模型、习惯形成理论和社会认知理论等。其中社会生态学模型(social ecological model)是健康促进领域最常见的理论模型。

McLeroy 等(1988)最早提出将生态系统理论延伸到健康行为领域并构建了社会生态学模型，该模型在关注个体因素和社会因素的同时，强调环境因素和政策因素的共同作用，将影响因素划分为五个层面，包括个人层面、人际层面、组织层面、社区层面和公共政策层面(见图 5.1)。个人层面主要包含个体的知识、态度、信念、动机等因素。人际层面涉及个体与家人、朋友、同事等重要他人之间的社会关系和互动。组织层面是指个体所处的各种组织环境，如学校、工作场所等，此外,组织的规章制度、文化氛围等也会影响个体行为。社区层面是指个体所处的社区环境,包括社区的物理环境、社会资本、文化特征等。公共政策层面指的是各级政府制定的与健康相关的法律法规、政策措施等,如2020年WHO发布的《身体活动和久坐行为指南》。

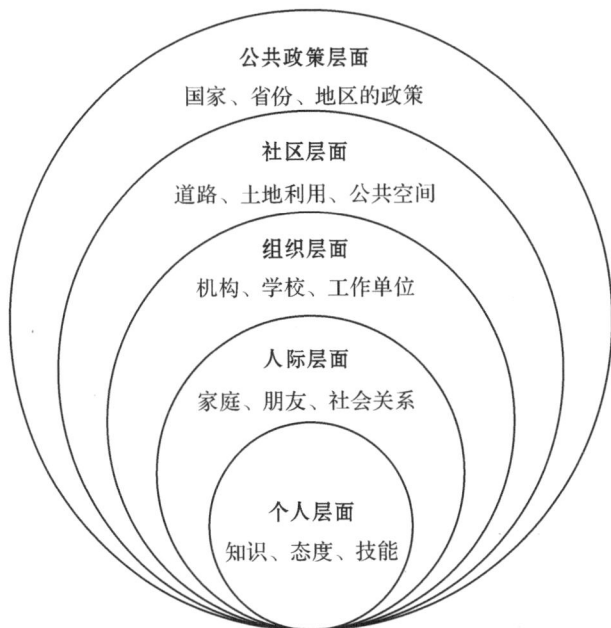

图5.1 社会生态学结构(McLeroy et al.,1988)

Owen等(2011)将社会生态学模型(见图5.2)应用于身体活动领域的研究,从整体上考虑个体与社会环境和物理环境的互动关系及其对久坐行为的影响。基于大量证据的汇总,他们认为久坐行为的影响因素可以分为个体、组织/社区、物理环境以及政策环境等。

政策环境

行为设置：访问和特征

久坐行为范畴

感知环境

个人内在信息

医疗保健中未评估久坐行为
人行道需求
运输投资和法规
公共娱乐投资
公园设计政策

社区
自行车设施差
美学
交通安全

公区代码
发展
规定（人行道要求）
运输投资
交通需求管理
停车规定
开发商奖励

娱乐环境
公园里的座位
公园设计支持坐下
基于屏幕的娱乐；
电影、游戏厅
体育观看

休闲

对"活跃"环境的负面认知
不安全，不舒张，
不吸引人，不方便

交通

所在地
可步行性
自行车设施
停车
运输
交通

对现有交通设施的负面看法：对机动
设施的积极认知

交通过程中促进
久坐行为的信息
安全标志
电台广告和新闻
广告牌（电视、电
影、体育）

人口统计学资料
生物学
心理学
家庭状况

舒适、方便的省力装置、久坐娱乐的吸引力

坐着的提示，
家具/桌子的用途

工作场所环境
专为坐式设计的家具
邻里步行能力
停车
环境设计
建筑设计
楼梯设计
自行车设施

坐着工作的规定
OHS规范
休息规则
分区代码
停车规定
交通投资

家庭

家族环境
电子娱乐(被动/主动)
遥控器
节省劳力的设备
坐/倚的家具

社会规范
犯罪自我感知

工作

人际关系模型
社会支持
提示坐下
站立尴尬

学校环境
邻里步行能力
自行车设施
设施
体育项目

电价
节能分区法规的
激励措施

卫生保健
信息咨询
大众传媒（新闻、广告）
体育观看
非正式的讨论

社会气候
安全
犯罪
规范
文化

天气
地形
空气质量

坐着的要求
体育课和课间休息政策
设施和策略访问策略
学校资金的安全途径

媒体法规
卫生部门的政策
商业行为

个人和组织的倡导

交通政策
能源政策

信息环境

社会文化环境

自然环境

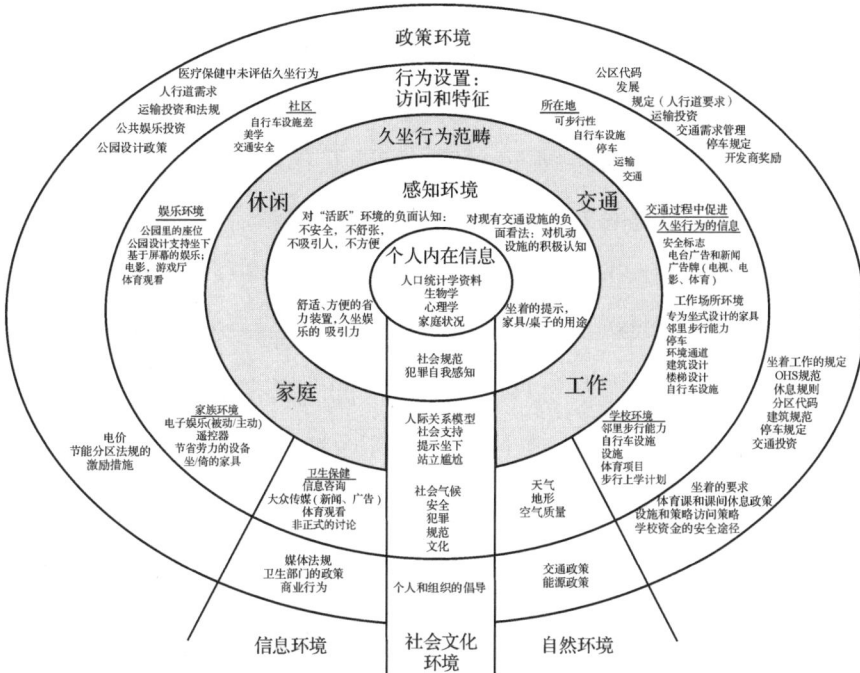

图 5.2 久坐行为的社会生态学模型(Owen et al.,2011)

二、基于社会生态学模型的干预策略

基于久坐行为的社会生态学模型，将个体行为的社会环境和物理环境分为微观系统（microsystem）、中观系统（mesosystem）和宏观系统（macrosystem）三个层面。微观系统包括了个体直接接触和互动的环境，如家庭环境、朋友和同事等。中观系统指的是环境中不同场景之间的相互联系，例如家庭与学校之间的联系、家庭与工作场所之间的联系。宏观系统指的是更广泛的社会文化环境，如社会规范、文化价值观、法律法规等。

（一）微观层面：个体层次行为场景和相关环境的干预

个体内部动机包括定制电子邮件、指导手册、目标设定和自我监控动机等。Donath 等（2015）的干预研究方案内容是每天在固定时间（10 点、13 点和 15 点）通过电脑屏幕弹出提示信息（"久坐有害""换个工作姿势"和"抬起你的办公桌"）来提醒职业工作人群对久坐行为的认识和行为的改变。另一项研究通过设定具体目标，如行动计划和评估标准（将看电视时间减少 50％，每隔 60 分钟中断连续久坐），更好地管理自我久坐时间（Thraen-Borowski et al.，2017）。此外，还可以通过个体外部环境来制定有效的干预措施。目前常见的有坐-站工作台（sit-stand workstation）、踏板机工作台（pedel machine）和跑步机工作台（treadmill workstation）等新型的办公设备和办公环境。一项荟萃分析显示，在工作环境中使用站立工作台（主要是坐-站工作台）可以在 8 小时工作时间内使久坐时间平均减少 77 分钟（Neuhaus et al.，2014），而且还能减少骨骼肌不舒适度等健康问题。总的来说，无论是通过内部动机还是外部环境，都会对个体的身体活动和久坐行为产生一定的影响。

（二）中观层面：社会、社区/组织的行为场景和相关环境的干预

中观层面的干预措施主要从影响个体的环境改变出发，包括社区/组织层面、工作层面、学校环境层面和社会环境层面。社区/组织环境中可以通过教育会议、社区监督锻炼等干预久坐行为，Chang，Fritschi 和 Kim（2013）的研究在公共卫生中心进行每周 8 次、每次 110 分钟的干预久坐行为（30 分钟改变生活方式教育会议、40 分钟小组讨论和 40 分钟的锻炼）有效地减少了久坐时间 494 分/周。工作环境中可以使用一些激励政策来减少久坐时间，如使用激励性的提示或激励性的奖励鼓励职业性工作人员选择楼梯而不是电梯来增加身体活动（Commissaris et al.，2016）。学校相关环境中可以通过修建自行车架、步行道以及为促进身体活动购买简单的运动设备等改变校园环境

来减少久坐行为。Hartikainen 等(2021)比较了使用常规教室和开放式教室的学龄儿童的久坐时间,结果显示 5 年级中使用开放式教室(包括可移动的桌椅、个人屏幕等)减少久坐时间 10.71%。在社会相关环境层面,可以通过城市规划、交通系统、公园和步行道等改变建成环境促进身体活动和减少久坐行为。例如,Gustat 等(2012)通过环境的改造,在社区中建造了一条步行道和一个运动场后,社区中 41%的人会积极利用新的环境进行身体活动。

(三)宏观层面:国家政策

宏观层面包括了影响个体行为的广泛社会文化、经济和政策等,基于国家层面影响个体久坐行为的干预措施主要有指南和政策的发布。早在 2008 年专家就呼吁将久坐行为引入公共卫生指南范畴。随后,世界卫生组织、英国、澳大利亚、新西兰、德国、挪威、中国(《中国人群身体活动指南》编写委员会,赵文华,李可基,2022)(见表 5.1)等相继发布了身体活动和久坐行为指南,为国家行政机构或学术团体具体实施增加身体活动、减少久坐行为的宏观政策提供了方向性的指导和建议。

表 5.1　不同国家久坐行为指南相关内容汇总

国家(组织)、年份、发行机构	第一部分	第二部分
英国,2011,英国卫生部	所有成年人应该减少长时间坐着	工作上定期休息;打破久坐时间,如用步行代替长途公共汽车或汽车的行程
澳大利亚,2014,澳大利亚卫生署	减少长时间坐着	打破长时间坐着
挪威,2014,挪威卫生局	减少久坐行为	通过身体活动打破久坐行为
新西兰,2015,新西兰卫生部	少坐	打破长时间坐着

续表

国家(组织)、年份、发行机构	第一部分	第二部分
德国,2017,德国卫生部	成年人和老年人应该避免长时间坐着	成年人和老年人应该通过身体活动来打破长时间坐着
WHO,2020,世界卫生组织	限制久坐时间,尤其是屏幕娱乐时间	通过任何强度的身体活动替代久坐
中国,2021,疾控中心和体育总局	减少久坐行为	/

  总的来说,减少久坐行为需要在影响个体行为的微观、中观和宏观多个层面采取综合性的干预措施。微观层面应着重提高内部动机和优化外部环境;中观层面可以通过教育、环境改善等方式营造支持性的行为场景;宏观层面则需要制定明确的指南和政策,为久坐行为防控提供制度保障。未来研究需要进一步探索不同层面干预措施的有效性和可持续性,以及跨层面协同干预的模式和机制,为遏制久坐行为流行和促进人体健康提供更加全面和有力的参考依据。

三、基于活动—平衡模型的理论基础

  睡眠、久坐行为和不同强度身体活动共同组成人的一天。Pedišić(2014)提出了活动—平衡(activity-balance)模型(见图 5.3),指出需要整体考虑睡眠、久坐行为、站立、低强度身体活动和中高强度身体活动所有行为时间使用的相互影响,并强调所有行为活动时间的平衡对于健康效益的实现具有重要意义。Rosenberger 等(2019)同样强调了活动行为平衡的重要性,认为个体睡眠、久坐行为、低强度身体活动和中高强度身体活动四种活动行为对健康影响的生理机制是相关的,需要进一步探讨花费在四种活动之间的时间平衡。

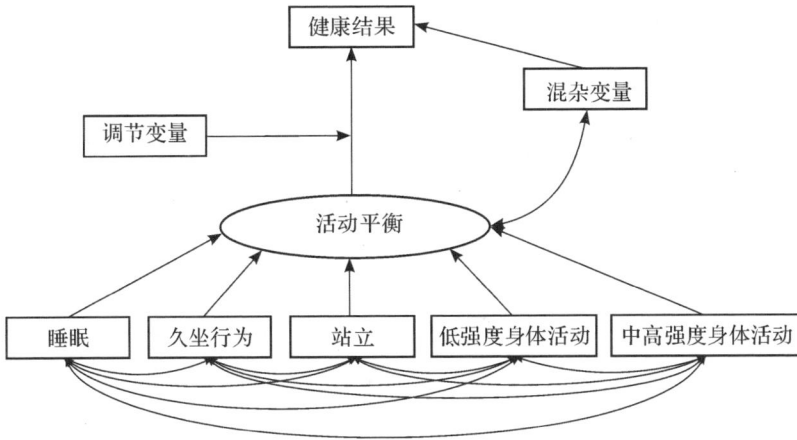

图 5.3　活动—平衡模型(Pedišić,2014)

四、基于等时替代模型的干预策略

为探究睡眠、久坐行为、低强度身体活动和中高强度身体活动与健康指标的关系,Mekary 等(2009)首次提出了等时替代模型(isotenporal substitution model,ISM),该研究探究了久坐行为和身体活动之间时间的重新分配对体重的影响。随后,Chastin 等(2015)认为睡眠、久坐行为、身体活动行为变量总和为一个常量(24 小时),建议使用成分数据分析方法对活动行为时间数据预处理之后再进行等时替代模型,并由此提出了成分数据等时替代模型(compositional isotemporal substitution model,CoDA ISM)。

使用成分等时替代模型探究 24 小时活动行为与健康之间的关系。Carson 等(2016)分析了 10 分/天活动行为替代后身体质量指数 z 评分(body mass index Z-Scores,BMI-Z)的变化,结果显示:重新分配 10 分/天的久坐行为、低强度身体活动或睡眠给中高强度身体活动,身体质量指数 z 评分分别降低 0.036、0.0119 和 0.007;重新分配

10分/天睡眠给久坐行为或低强度身体活动，身体质量指数 z 评分增加 0.048 和 0.011；重新分配 10 分/天的低强度身体活动给久坐行为，身体质量指数 z 评分增加 1.129。梁果等（2022）针对中国儿童青少年群体的研究也得到了类似的结果，重新分配 15 分/天的低强度身体活动、久坐行为或睡眠给中高强度身体活动，身体质量指数 z 评分分别降低 0.13、0.15 和 0.14。肥胖指标除了身体质量指数 z 评分，Dumuid 等（2018）探究了活动行为成分等时替代后体脂百分比（Precent Body Fat，BF%）的变化，显示在男生中重新分配 30 分/天的中高强度身体活动给久坐行为，BF% 增加 2.31，反向重新分配后，BF% 减少 1.5。总的来说，重新分配中高强度身体活动和低强度身体活动给睡眠和久坐行为可以获得更健康的超重或肥胖。在基于成分数据等时替代模型探究 24 小时活动行为与心理健康的研究中，Su 等（2022）的研究结果显示，重新分配 15 分/天的久坐行为或睡眠给中高强度身体活动，抑郁指标得分降低 0.08 和 0.13，重新分配睡眠、低强度身体活动或中高强度身体活动给久坐行为，抑郁指标得分分别增加 0.05、0.16 和 0.19，重新分配久坐行为给低强度身体活动，抑郁指标得分降低 0.05。Atkin 等（2021）则探究了屏幕娱乐时间（screen time，ST）和身体活动重新分配后抑郁指标的变化，显示重新分配 15 分/天的屏幕娱乐时间给身体活动后，抑郁指标得分降低 0.05，相反，重新分配 15 分/天的身体活动给屏幕娱乐时间后，抑郁指标得分增加 0.08。Sampasa-Kanyinga 等（2021）纵向研究中得到了类似的结果，在年轻男孩中，重新分配 60 分/天的屏幕娱乐时间给中高强度身体活动，抑郁指标得分降低 0.03，相反，重新分配 60 分/天的中高强度身体活动给屏幕娱乐时间后，抑郁指标得分增加 0.02。此外，该研究还报告了中高强度身体活动和睡眠的重新分配，结果显示，重新分配 60 分/天中高强度身体活动给睡眠，抑郁指标得分降低 0.03，相反，抑郁指标增加 0.03。也就是说,增加睡眠时间和中高强度身体活动时间,减少久坐行为或屏幕娱乐时间更有利于心理健康。

睡眠、久坐行为、低强度身体活动和中高强度身体活动呈显著关联的时间利用为最佳时间组合。Fairclough 等(2023)发现对于整体心理健康的最佳时间区域为睡眠时间 10 小时、久坐时间 6.5 小时、低强度身体活动时间 6.9 小时和中高强度身体活动时间 43 分钟。Dumuid 等(2022)发现对于整体心理健康的最佳时间区域是睡眠时间 11 小时、久坐时间 8.4 小时、低强度身体活动时间 2.4 小时、中高强度身体活动时间 2.1 小时。此外,对于身体质量指数标准偏差得分(BMIz)的最佳时间区域是睡眠 10.9 小时、久坐行为 11.1 小时、低强度身体活动 0.9 小时和中高强度身体活动 1.1 小时。可见,以"高睡眠—高身体活动—低久坐"为特征的 24 小时活动行为是健康指标的理想组合,这种方式具象化了时间数据,可以进一步通过数据可视化的方式较为直观地将关键信息传达给目标对象(如教师、父母等),促进 24 小时活动行为推广。

第二节　减少久坐对健康的影响

目前研究结果一致认为久坐会对健康造成不利影响。Rezende 等(2016)对全球 54 个国家进行调查后发现减少久坐时间将使人均寿命增加 0.23 年,从东南亚 0.15 年、欧洲 0.29 年到西太平洋 0.4 年不等。如果在不同程度上减少久坐时间,全世界全因死亡率的百分比将会降低,若每日久坐时间减少 10%、25% 和 50%,则全因死亡率将分别相应减少 0.6%、1.3% 和 2.3%(Rezende et al.,2016)。Lee,Kuk 和 Ardern(2016)对绝经后妇女进行了 6 年的跟踪研究,与在 6 年时间内久坐时间较长（≥10 小时/天）的女性相比，久坐时间较短（≤9 小时/天）的女性全因死亡风险降低 51％，癌症死亡率降低 48％。有趣的是，将久坐时间从≥10 小时/天减少到≤9 小时/天，可降低 29％的全因死亡风险和 27％的癌症死亡率。这些研究结果表明，在中老年女性中，减少久坐时间有利于身体活动不足和久坐的人群的健康。因此，考虑到久坐时间（尤其是久坐时间过长）的增加趋势，旨在减少久坐时间的干预措施已被提议作为一项重要的公共卫生战略。

流行病学研究探究用有目的的锻炼或日常身体活动来替代久坐行为对健康的影响。Matthews 等（2015）对 150000 名老年人进行跟踪调查，结果显示：在对于不太活跃的人（总活动量＜2 小时/天），用等量的有目的的锻炼或非锻炼的身体活动替代每天 1 小时的久坐行为，死亡率降低约 20％～40％；对于那些更活跃的人（总活动时间≥2 小时/天），用等量的锻炼替代每天坐着 1 小时，死亡率降低了 9％。基于加速度计测量久坐时间和身体活动的研究同样报告了用低强度、中等强度和高强度身体活动代替久坐行为在降低死亡率方面的益处（Matthews et al. ，2015；Fishman et al. ，2016）。特别是对于累积活动量少于 5.8 小时/天的不太活跃的成年人，用低强度或中高强度身体活动替代每天 1 小时的久坐时间，死亡率分别降低 18％和 42％（Matthews et al. ，2016）。虽然这种通过数学模型的分析方法无法评估现实环境中替代久坐行为的实际影响，但为开发旨在通过替代身体活动来减少久坐行为的干预措施提供了一种新的思考（Keadle et al. ，2017）。另一项研究也表明，日常生活中低强度身体活动，甚至是"基线活动"（baseline activities），可能是久坐行为的健康替代品。在这方面，应该重新考虑身体活动对健康促进的最小阈值（Powell，Paluch，Blair，2011）。

但需要注意的是，不同强度的身体活动替换久坐行为对健康的影响似乎存在差异。在一组健康的受试者中,用中高强度身体活动(但不是低强度身体活动)替代 10 分钟久坐时间,结果显示了对心脏代谢健康指标的有利影响(Hamer,Stamatakis,Steptoe,2014)。另一项采用类似方法的研究结果显示,用低强度身体活动或睡眠替代 30 分钟久坐时间对心脏代谢指标有积极影响,并且中高强度身体活动对心脏代谢指标影响更大(Buman et al.,2014)。因此,可能需要至少 30 分钟的低强度身体活动来替代久坐时间以显示健康效益。最近的一项研究表明,用自我报告站立、步行和中高强度的身体活动来替代 1 小时久坐时间可以降低死亡风险,其中步行和中高强度身体活动效益最大(Stamatakis et al.,2015)。但是,用中高强度身体活动(而不是低强度身体活动)替代久坐时间会使身体活动总量增加,这是身体活动健康促进的一个重要成分。因此,从这些观察性研究结果来看,低强度或中高强度累积的相似身体活动总量是否会改变解释尚不清楚。例如 Wellburn 等(2015)发现需要 50 分钟低强度身体活动才能产生与 10 分钟中高强度身体活动类似的益处,这支持了用总活动量替代久坐行为的观点。

另一个进展是"成分数据分析框架"(composition data analysis framework),该框架不仅用中高强度身体活动替代久坐时间分析身体活动与健康的关系,还调整了睡眠、低强度和中高强度身体活动的相对时间预算的整体构成(Chastin et al.,2015b)。在这种情况下,久坐和低强度身体活动都显示出对肥胖和心脏代谢健康指标的不利影响,而中高强度身体活动也显示出了有利影响。但是,用久坐时间(而不是低强度身体活动)替代中高强度身体活动,导致了更大的负面影响。值得关注的是,用久坐行为替换中高强度身体活动时间所提升的心血管健康风险显著高于用中高强度身体活动替代等量的久坐时间所降低的心血管健康风险(Chastin et al.,2015)。这些发现表明,相较于增加中高强度身体活动时间,减少久坐行为对于大众健康的促进具有至关重要的作用。

第三节 久坐行为的间断概念

前文已从生理学的角度阐释了久坐行为的独立影响,然而在目前科技飞速发展的时代背景下,人们无可避免地会有大量的久坐行为。若期望通过运动来维持健康,每天都需要进行至少 60～75 分钟的中高强度身体活动,才可能抵消高水平久坐引起的健康危害。Healy 等(2008a)基于加速度计的研究结果发现自由生活环境下频繁地打断久坐行为与成年人更低的腰围、体质指数、甘油三酯和餐后血糖存在相关性。为了验证两者之间存在的因果关系,Dunstan 等(2012)在实验室条件下通过随机交叉对照实验发现每 20 分钟进行 2 分钟低强度或中等强度步行能够有效降低超重肥胖成人的餐后血浆血糖和胰岛素浓度,证明了打断久坐行为对餐后代谢的健康效益。此后,通过短时间运动打断久坐行为这种促进健康的形式受到了更多的关注。Tremblay 等(2017)将这类两次久坐之间的非久坐行为(a non-sedentary bout in between two sedentary bouts)定义为"久坐行为间断"(sedentary interruptions/breaks)。在日常生活中,久坐间断是将单次持续运动拆分为多次运动并孤立地分布于全天(Elley,Bagrie,Arroll,2006)。Dunstan 等(2021)通过加速度计监测两位受试者一天内的身体活动,直观地反映了久坐型和间断型的活动模式(见图 5.4)。两名受试者当天的久坐(13 小时)和中高强度身体活动(0.7 小时)均极为接近,但展现出了截然不同的身体活动和久坐行为模式。久坐型活动模式拥有大量长时间且不间断的坐着的行为,而间断型活动模式(见图 5.4)虽然拥有接近的久坐行为时间,但这些久坐行为频繁地被短暂的身体活动打断。

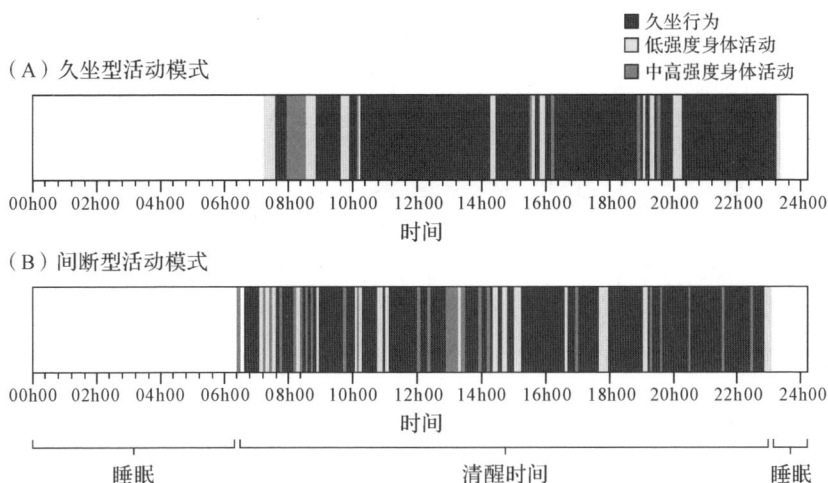

图 5.4　加速度计测量的久坐型(A)和间断型(B)的身体活动模式(Dunstan et al.,2021)

　　国内学者同样关注了久坐间断的健康促进作用和潜在的生理学基础。马生霞和曹振波(2018)从单次久坐持续时间、间断时长以及间断时身体活动强度的角度系统阐述了久坐行为间断干预对血糖、胰岛素和血脂的影响。研究结果显示:久坐行为间断干预对血糖、胰岛素和血脂的效应依间断方式(间断频率、间断时长、间断强度)以及受试者的健康状况的不同而不同;而血糖、胰岛素和甘油三酯也因各自的代谢特征呈现出不同的干预效应。为阐明久坐间断的生理学机制,高莹、李青阳和王健(2022)从糖脂代谢、循环功能和认知功能角度综述了人体对久坐间断产生的生理应答。研究表明通过短时间运动干预间断久坐积累具有一定的健康效益。运动可以通过提升胰岛素敏感性、维持中枢和外周血流量以及分泌特殊神经递质等方式来逆转久坐对人体的健康危害。相较于每日 60～75 分钟的中高强度身体活动,这种用碎片化运动和间断久坐行为的生活方式具有更强的可行性和同等的健康效益(殷明越等,2023)。因此,未来研究需要进一步明确不同人群的久坐间断与健康的剂量关系，为精准化久坐间断的运动处方的制定奠定理论基础。

第四节　久坐行为间断干预的急性效应[①]

基于前文久坐行为碎片化的概念，近十年来国内外学者通过随机对照试验设计比较了不同久坐间断模式（频率、强度和形式）的干预效应。久坐间断的频率被认为可能是干预效果的影响因素，因为更高频率的肌肉激活可能会带来更显著的健康效益；同样地，久坐间断的强度也是一个潜在的影响干预效果的因素，更高的久坐间断强度带来更强的肌肉刺激和更高的能量消耗可能会引起更显著的生理反应；另外，久坐间断的形式也被认为是一个重要因素，不同的运动形式具有不同的肌肉激活特征，由此可能会引起不同的人体生理反应。本节将从久坐间断运动干预方式的频率、强度、形式等方面进行系统地梳理。

一、久坐间断的频率

在运动总能耗相等的情况下，不同久坐间断的频率可能会影响干预效果。从生理学的角度来说，高频率的间断能够产生更好的干预效果，如增强下肢肌肉泵的作用，促进血液循环；而低频率的间断则可能无法产生明显的健康效益。但是在现实生活中，过于频繁的间断可能影响工作效率、执行力和完成度。因此，研究学者们研究了不同的久坐间断频率的干预效应。目前研究结果表明，提高久坐间断的频率能够为 2 型糖尿病患者带来更显著的干预效应。Paing 等（2019）发现更

① 本节主要内容已发表于《中国公共卫生》，2022，38（12）：1623-1629；作者：高莹、李青阳、王健。

高频率的低强度身体活动步行间断较低频率的间断能更显著地降低 2 型糖尿病受试者的餐后血糖曲线下面积净增量（incremental area under the curve，iAUC）；Taylor 等（2021）也发现更高频率的简单抗阻训练较低频率的间断能够更显著地缓解久坐引起的血管功能障碍。而对于超重/肥胖人群，间断频率则不会对干预效果产生影响。研究发现即使消耗了更多的能量，提高站立或步行的间断频率均无法对超重/肥胖人群餐后血糖、胰岛素水平等代谢指标引起更显著的干预效果。此外，现有的一类研究比较了总能耗相等的多次间断久坐和单次间断久坐的干预效果。与不同间断频率的研究结果不同，无论对于 2 型糖尿病患者还是健康人群，单次和多次间断均会带来不同的干预效应。研究发现无论是通过高强度间歇性训练还是高强度自行车运动干预久坐，单次间断均降低了正常体重受试者的餐后甘油三酯水平，而多次间断均降低了血糖水平。Bhammar 等（2017）发现每 20 分钟进行 2 分钟的中等或高强度以及 30 分钟中等强度的步行/跑步间断都显著降低了干预期间的平均血糖，而这种效果在单次间断时最明显，并且只有单次间断对收缩压的干预效应持续到了次日清晨。Holmstrup 等（2014）发现，和久坐相比，单次和多次中等强度身体活动步行间断都降低了 12 小时胰岛素曲线下面积净增量，每 60 分钟进行 5 分钟的中高强度身体活动步行间断降低了 12 小时血糖曲线下面积净增量，而 60 分钟的中等至高强度步行间断却提高了 12 小时血糖曲线下面积净增量，这可能是运动负荷量和早餐摄入比例不匹配引起肝糖异生的结果。综合以上结果，对于非 2 型糖尿病人群来说，以 30～120 分钟为单位时间频繁地打破久坐行为，单位时长的改变并不会造成不同的干预效应，而单次间断和多次间断则会引起不同的干预效应。这可能与下肢肌肉长时间收缩和短时间频繁收缩会引起不同的生理学效应相关。

二、久坐间断的强度

久坐间断的强度也是影响干预效果的重要因素。中高强度身体活动会引起更高的能量消耗并且加强肌肉激活，因此可能会带来比低强度身体活动更显著的干预效果。但是在现实生活中，中高强度身体活动往往难以在繁忙的工作中穿插进行，而低强度身体活动是否能带来显著的健康效益尚不明确。从生理学的角度来看，低强度身体活动可以提升脂蛋白脂肪酶活性来增加脂质代谢，但无法直接提升白细胞介素-6浓度调控血糖。低强度身体活动间断久坐被证明能够降低超重/肥胖成人的餐后血糖、胰岛素等代谢指标水平，并且和中等强度身体活动间断干预效果没有差异。通过分析该组受试者血液指标发现，8小时久坐增加了受试者血浆纤维蛋白原并且降低了血小板平均体积，虽然两种间断强度都改善了久坐引起的促凝血作用，但值得注意的是低强度身体活动步行间断是通过降低纤维蛋白原浓度对人体产生影响，而中等强度身体活动步行是通过增加平均血小板体积对人体产生影响。上述血液成分变化的差异提示我们不同间断强度的干预可能通过不同的分子生物途径对人体产生影响。Latouche 等（2013）通过肌肉活检分析了不同强度运动间断久坐对超重肥胖受试者基因层面的影响。实验结果显示，间断干预引起了75个基因表达差异，这些基因与细胞发育、生长和增殖以及碳水化合物代谢有关。此外，间断干预逆转了久坐引起的某些特定基因表达的影响。Bergouignan 等（2016）进一步分析了单日低强度身体活动步行、中等强度身体活动步行和连续三日低强度身体活动步行对人体糖脂代谢相关通路的影响作用。结果显示单日低强度身体活动步行激活了肌肉收缩介导的葡萄糖摄取通路。中等强度身体活动步行在低强度身体活动步行的基础上还激活了葡萄糖转运蛋白4转运、糖原合成和氧化磷酸化作用的信号通路。连续三日低强度身体活动步行同时激活了肌肉收缩和胰岛素介导的葡萄糖摄取通路以及葡萄糖转运蛋白 4 转运的信号通路。虽然实验结果显示三种不同强度和持续时间的干预方案都降低了受试者的血糖、胰岛素和甘油三酯水平,但它们却是通过不同的分子途径达成了一致结果。

因此,结合前文研究结果能够一定程度上解释健康人群对低强度身体活动间断干预不敏感的原因。一方面,超重/肥胖人群的代谢能力可能处于一定的受损状态,而健康人群的代谢功能仍处于健康状态,因此监测到的血糖血脂等指标的变化可能不会受到间断干预的影响;另一方面,低强度身体活动间断只能激活肌肉收缩介导的葡萄糖摄取通路,而中等强度身体活动间断还能激活胰岛素介导的葡萄糖摄取通路等其他组织摄糖途径,更大程度地提升人体代谢能力。

三、久坐间断的形式

前文对间断频率和强度的研究主要采用了走/跑的有氧运动形式。而在现实场景中,采用一些更易于执行的运动形式(如站立和抗阻运动)间断久坐的健康效应同样值得探究。站立是一种易于执行的原地静态的身体姿势,研究发现每 30 分钟进行 5 分钟的站立间断能够降低糖耐量受损的绝经女性的血糖和胰岛素水平,长时间的站立替代久坐行为则被证明可以增加脂肪酸氧化供能的比例,脂肪氧化的增加可能有助于清除抑制胰岛素的脂肪代谢物和异位脂肪积聚,提升全身以及肌肉和肝脏的胰岛素敏感性,但短时间的站立间断对健康成年人餐后血糖血脂水平影响并不显著,并且在久坐后进行长时间的站立被证明会持续增加骨骼肌的不适感和下腰痛。因此站立间断久坐行为的应用性值得进一步探究。Rafiei 等(2021)比较了走楼梯间断久坐对健康男性和超重/肥胖男性的干预效果。结果显示,每 60 分钟进行 30 秒的走楼梯间断降低了超重/肥胖男性的胰岛素和非酯化脂肪酸的曲线下面积，但这种现象在健康男性中没有出现。Cho 等（2020）对健康成年人进行了更高强度（66％最大心率储备）的走楼梯间断实验。与久坐对照组相比，每 60 分钟进行 5 分钟的走楼梯间断并没有显著降低受试者的血糖和甘油三酯浓度，甚至提高了血糖水平，但在摄入高脂餐后，通过走楼梯的形式间断久坐行为能够促进血流介导的肱动脉扩张功能，同时提升了腘动脉血流量和切应力。值得注意的是，Cho 的研究中受试者摄入的是高热量早餐（1332 千卡），这可能是血糖不降反增的原因。

前文提到的简单抗阻训练的运动强度相当于 3.2 千米/时的低强度步行，主要包括半蹲、提踵、臀肌收缩和站姿举膝等四种自重练习。多项结果显示，每 30 分钟进行 3 分钟的抗阻训练能够有效降低 2 型糖尿病患者的餐后血糖、胰岛素和血浆去甲肾上腺素浓度，还能降低甘油三酯曲线下面积净增量，并且这种健康效益会持续到夜间。类似地，简单抗阻训练也能提升超重肥胖人群血流介导的股动脉扩张功能，降低血浆内皮素-1 和胰岛素浓度，有效地缓解了久坐引起的代谢和循环功能障碍。此外，深蹲和坐位上肢抗阻训练同样被证明能够降低肥胖成年人的餐后血糖水平。未来可以探究上下肢结合的抗阻训练间断久坐的健康效益，以及不同类型抗阻训练间断久坐的剂量效应。

四、久坐间断干预效应小结

通过对目前研究的梳理，久坐间断干预的效应如图 5.5 所示。综合现有研究结果可以发现间断频率的改变似乎不会对超重/肥胖人群的干预效应产生影响。但由于有限的研究数量和研究设计的局限性，造成这样的结果可能是因为实验设计的间断强度不足以对特定受试人群产生干预效应。而运动负荷总量相等的单次间断和多次间断在达到一定强度阈值的情况下会引起不同的健康效益。间断强度是一个重要因素,骨骼肌在受到不同强度的收缩刺激时会产生不同的生理反应。例如对于肌糖原利用,运动强度越高,激活的信号通路就越多,改善糖代谢的效果就越明显。而运动强度是否匹配特定人群的生理和行为特征可能决定了干预效应。不同的干预形式具有不同的生物力学(关节角度、骨骼肌收缩)和生物化学(肌肉激活程度)特征,结合目前相关研究发现,使用抗阻运动和爬楼梯等充分刺激骨骼肌收缩的活动使间断久坐收获了显著的健康效益,为久坐间断的实际应用提供了更多的可行性。

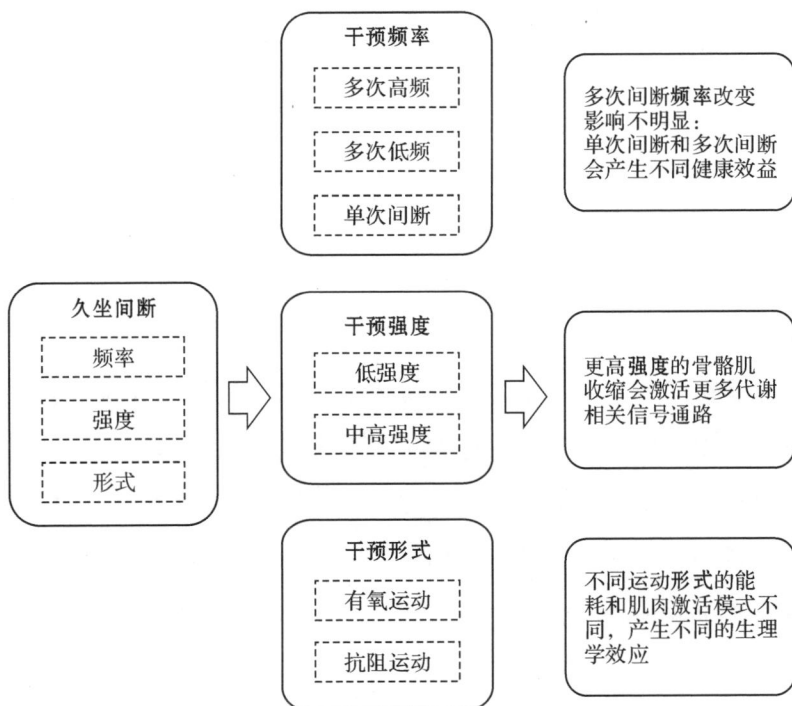

图 5.5　久坐间断干预效应研究

第五节　儿童青少年身体活动与
久坐行为干预[①]

　　儿童青少年时期是其身心功能发育及其对社会环境适应能力发展的重要阶段。研究发现，在儿童青少年时期进行体育锻炼的经历将极大地影响其成年后的运动习惯，而在儿童青少年时期形成的运动习惯也将终身受益。2018 年 1 月，我国发布了首部《中国儿童青少年身体活动指南》，建议中国 6～17 岁儿童青少年每天应该进行至少一次累计 60 分钟的中高强度身体活动，包括每周 3 天的中高强度身体活动和增强儿童骨骼健康的抗阻练习，另外每天电脑屏幕时间应至少限制在 2 小时内，并尽量减少久坐行为。

　　身体活动和久坐行为是影响儿童青少年健康的重要因素。目前我国在儿童青少年身体活动不足和久坐行为领域的研究相对较缺乏。建成环境作为影响儿童青少年身体活动水平的重要因素，在促进儿童青少年身体活动和减少久坐行为的过程中扮演着重要的作用。因此，本小节旨在归纳梳理儿童青少年身体活动和久坐行为现状，同时探讨身体活动和久坐行为对儿童青少年身体健康产生的影响，还概述了建成环境对儿童青少年健康的影响，此外通过建成环境实施有效干预措施以提高儿童青少年的身体活动水平和减少久坐行为，从而促进儿童青少年健康成长。

---

　　① 本节主要内容已发表于《中国学生卫生》，2022，43（07）：1116-1120；作者：姜晓慧、赵晗华、王健、高莹。

一、国内外儿童青少年身体活动与久坐行为现状

我国儿童青少年日均中高强度身体活动时间为 37.6 分/每天,远低于国家要求的每天至少参加 60 分钟的中高强度身体活动推荐量。满足指南推荐量的仅占 5.3%,远低于全球 105 个国家儿童青少年身体活动数据比例。值得注意的是,儿童青少年身体活动不足的问题已经十分严重,然而在我国无论男生、女生均有久坐行为。中国儿童青少年日均久坐时间为 539.7 分/天,分别有 86.6% 和 63.6% 的儿童青少年在上学日和休息日的日均久坐时间均超过 8 小时。中国当前儿童青少年久坐时间明显有所增加,内容和活动形式也有了很大的变化,学习、社交以及电子设备的使用是当前儿童青少年久坐行为的主要类型。

(一)身体活动对儿童青少年健康的影响

儿童青少年的超重、肥胖等问题已严重威胁健康,这也是我国学龄儿童尤其是儿童青少年关注的主要问题。García-Hermoso 等(2021)通过对 3~18 岁儿童使用可穿戴设备对其身体活动进行客观测量,结果显示身体活动与肥胖风险呈负相关,尤其是中高强度身体活动。在我国的中学生中,男生的中高强度身体活动达标率低于女生,患超重肥胖的风险也远高于女生。在身体活动与儿童青少年心血管疾病预防以及相关干预效果研究方面,Ekelund 等(2012)比较了国际儿童成长数据库中的 20871 名儿童青少年(4~18 岁)的 14 项测试指标发现,儿童青少年中高强度身体活动与心血管疾病风险之间存在较高的相关性。李晓彤等(2016)通过对我国 12~14 岁青少年的研究发现,身体活动水平与心肺耐力成正比、与肥胖程度成反比,且身体活动水平对青少年心肺耐力和肥胖程度的影响独立于久坐行为。

Donnelly 等(2016)对 5～13 岁儿童青少年进行系统综述,其中 64 篇有关认知/学习/大脑以及 73 篇有关学业成绩/专注,结果显示身体活动与认知和学业成绩存在正相关关系。Biddle 等(2010)证明了儿童青少年身体活动水平与心理健康(抑郁、焦虑、自尊、认知)的负相关关系。因此,进行身体活动干预可以有效地改善焦虑,提高自尊心和减少肥胖。

(二)久坐行为对儿童青少年健康的影响

久坐行为的相关研究对心血管、内分泌等多种疾病的预防、控制和治疗有一定的参考意义,尤其是在当下久坐行为呈现出日渐增加的趋势。研究发现,久坐行为与心血管疾病和代谢紧密相关。值得注意的是,不同生活方式的久坐行为其危害也不同。Ullrich 等(2018)研究显示,看电视能够影响心血管、代谢疾病的风险,而使用电脑则并未有显著影响。此外,即使在体质指数正常的人群中,长期的久坐行为仍会增加其患心血管疾病的风险。儿童青少年正处于生长发育的关键期,然而长期久坐伴随不良的身体姿势,还会出现高低肩、脊柱侧弯、骨盆侧倾等骨骼肌肉健康问题。

(三)建成环境对儿童青少年身体活动和久坐行为的影响

环境是影响我国儿童青少年身体活动和久坐行为的重要因素之一。建成环境是指在一定地理空间范围内能够影响个体身体活动的城市规划环境,包括居住、办公、学校环境等。

在现代化社会中,居住密度是影响儿童青少年进行身体活动的重要因素之一。对于中国的儿童青少年来说,居住密度与身体活动呈负相关,身体活动时间减少,久坐时间反之则延长。而对于国外的儿童青少年来说,居住密度越高,越有利于身体活动的增加和久坐时间的减少。出现以上的差别,可能是因为居住密度存在国家和地域差异。

中国居住密度较高,加之城市化的不断扩张,使得居住密度在原有的基础上进一步提高;而国外尤其是西方国家的居住密度相对较低,个体之间相互分离。因此,有研究者猜测居住密度与身体活动的关系可能存在一个阈值,在一定的阈值范围内,身体活动与居住密度呈正相关,一旦超过该阈值,则呈负相关。但我国对居住密度影响效果的研究主要集中在居住密度较高、城镇化程度也较高的城市,如上海、南京等,对于居住密度相对较低的地区研究较少,特别是西部或者农村地区,所以研究结果缺乏一定的代表性。

其次,道路交通系统和建成环境的设计也会影响儿童青少年的身体活动。研究表明,交通环境越复杂,道路安全性越低,越不利于中国儿童青少年身体活动。此外,到达体育设施场地的距离与身体活动呈负相关,而体育设施的可用性则与身体活动呈正相关。但目前我国研究建成环境变量仍侧重于主观测量,未来研究应增加客观测量以减少主观测量带来的偏差。

另外,对于在校学生而言,学校环境尤其是教室环境对其身体活动和久坐行为的影响也极为重要。教室环境主要包括开放教室设计、课堂结构变化、多功能课堂课桌(坐-站课桌)等环境变量。对于国外的儿童来说,创造开放的学习空间、设计自由的活动课堂环境更有利于其身体活动的增加和久坐行为的减少。在 Lanningham-Foster 等(2008)的一项研究中,将学龄儿童分别置于三个不同的环境,带有桌椅的传统学习环境、允许活动的开放环境以及传统的有桌椅的环境但是可以站立学习。结果显示,第一种环境的学龄儿童平均加速度为 71 米/秒²[①]±0.4 米/秒²,传统但可以站立的环境中学龄儿童平均加速度为 71 米/秒²±0.7 米/秒²,而在允许活动的开放环境中的儿童平均加速度量可达到

---

① "米/秒²"是三轴加速度计采集的加速度信号单位。

115 米/秒^2±3 米/秒^2。此外在 Pagels 等（2014）的研究中，选择了四所瑞典中南部的学校，它们的操场特征、空间、地形以及植被等方面的户外环境不同，通过加速度计监测身体活动，发现中高强度身体活动在户外停留的相对时间因总体布局而不同。大型运动场显示出显著较高的身体活动量，并且男生要比女生更为活跃。但我国关于儿童青少年学校和教室环境的相关研究很少，这提示未来需增加对学校和教室环境干预的关注。

二、建成环境促进儿童青少年身体活动和减少久坐行为的干预策略

（一）增加户外运动场和交叉路口密度

户外运动场地的供给是有效推动儿童青少年坚持体育锻炼的基本保障之一。当前社会尤其是城市在进行城市空间的建造过程中，过于注重大型体育场馆的建设，而忽视了街道社区间的小型运动场地的建设。因此，需要改变以往多修建大型体育场、体育运动中心的建设模式，多规划小型户外运动场地建设，化"大"为"小"，增加运动场的密度，与此同时，相关的体育机构的锻炼设施可以开放给周边居民，这也有助于提高儿童青少年的中高强度身体活动水平，促进健康。

（二）做好居住小区和学校周边绿化，保障小区周边环境安全

研究显示，良好的周边环境能提高儿童青少年日常的户外活动。Carver 等（2010）指出社区的安全因素是影响家长是否限制儿童户外运动时间的重要因素。由于父母对公共安全的担心，父母会限制儿童青少年单独到户外活动，这也在一定程度上降低了儿童青少年的身体活动时间。因此，在小区周边运动场所的规划与建设过程中，需要考虑安全问题，避免安全风险，让家长支持儿童单独进行身体活动。

(三)提高社区体育锻炼设施的便利性

社区体育锻炼设施是否便利将在很大程度上影响该社区儿童青少年的体育锻炼积极性。社区要保障锻炼设施的便利性,为儿童青少年提供一个良好的健身环境。此外,通勤距离是影响在校学生上下学期间选择何种通勤方式的主要因素之一,也是影响儿童青少年身体活动的主要建成环境因素。因此,在大型城市公园或者是体育娱乐型广场周边应适当增加便捷的公共步行区域或者自行车骑行车道,以便能够有效地提高儿童青少年步行或者骑行到达学校的安全性以及便捷性。

(四)改变课堂环境,打造开放学习空间的创新性

对儿童青少年来说,学校是其生活学习时间最长的场所,学校环境因素对儿童青少年的身体活动和久坐行为影响极为重要。学校环境是儿童青少年在学校期间促进身体活动增加和减少久坐行为的一个潜在影响因素。学校的户外环境设计和户外游戏时间会影响儿童青少年在校的日常身体活动,而课堂环境又是影响儿童青少年的日常久坐时间的一大因素。此外,学校环境对不同年龄阶段的学龄儿童和不同性别的学龄儿童的影响也是有所不同的。因此,应针对不同年级开展一些户外运动,还需要在课堂的学习中让学龄儿童更加积极地参与到互动中,改善课堂教学环境,减少久坐时间,营造一个开放学习的环境。

三、结　语

通过对儿童青少年身体活动和久坐行为研究现状的梳理,众多学者已经初步得出了一定的研究结论:目前在全球范围内,儿童青少年身体活动普遍不足并且呈现出低龄化快速发展的趋势,我国儿童青少年的体质健康状况必然会面临严峻挑战。此外也有大量研究证实儿童青少年身体活动不足和长期久坐行为可能与增加健康风险之间存

在密切关联,尤其是在当下儿童青少年身体活动缺乏和久坐行为日趋增加的严峻形势下,然而目前国内有关儿童青少年久坐行为的研究较少,身体活动不足和久坐行为之间是否存在关联以及相关关系也尚未明确,特别是我国有关建成环境对身体活动和久坐行为的影响研究更少,这提示未来我们要增加对该研究领域的关注,为提高儿童青少年身体活动水平、减少久坐行为提供一个良好的健康环境,从而促进儿童青少年健康水平的提高。

第六节　老年人久坐行为干预[①]

老年人作为最不爱活动的群体,其久坐行为尤为常见,60 岁以上的老年人平均每日久坐时间为 8.5 小时,相当于清醒时间的 85%。流行病学上,久坐行为与许多不良健康结局相关,包括老年人肥胖、心血管疾病、糖尿病、血压升高、胰岛素抵抗以及增加跌倒风险等。因此,老年人久坐行为的干预对其健康的影响意义重大。考虑到老年人群体定期进行身体活动存在较大困难,减少久坐时间是一种有效的健康促进策略,我们需要久坐行为干预实验来进一步验证。因此,本研究通过对老年人久坐行为干预现状进行系统综述,梳理老年人久坐行为的测量工具、干预策略及干预效果,以期为我国开展老年人久坐行为干预提供科学的理论依据和参考价值。

一、老年人久坐行为测量工具

久坐行为的测量方法包括主观测量和客观测量。合适的测量工

---

① 本节主要内容已发表于《福建体育科技》,2024,43(01):41-46;作者:郑文静、赵晗华、高莹、郑旗。

具的选择,更易于久坐结果的呈现以及对干预效果的评定,问卷法是最为常用的主观测量方法。由于久坐行为在一天中以各种各样的零星的方式发生(例如看电视、参加会议、开车上班、阅读),涉及久坐行为主观测量的问题很复杂。研究人员通常采用整体性或替代性指标,以此记录大多数被认为是久坐的活动,包括交通时间、坐在椅子上的时间、室内时间和屏幕时间。本书整理了不同人群久坐行为的典型问卷,其中用于测量老年人久坐行为的主观测量工具有:老年人久坐时间测量问卷(measurement of older adult's sedentary time,MOST)、9项特定领域的行为测量、国际身体活动问卷(international physical activity questionnaire,IPAQ)、久坐行为—六项问卷、久坐行为问卷(sedentary behavior questionnaire,SBQ)、休闲时间久坐行为问卷、儿童和成人多媒体活动回忆(multimedia activity recall for children and adolescents,MARCA)。在使用主观测量的文献中,使用较多的是老年人久坐行为问卷,其次是国际身体活动问卷。老年人久坐行为问卷已经以加速度计为效标进行了久坐行为数据测量的验证,对老年人总久坐时间的测量有良好的可重复性和适度的效度,对久坐行为的变化很敏感,适合检测干预前后久坐行为的变化;国际身体活动问卷中的久坐项目同样被证明具有重测信度,且与客观测量的不活动相关。问卷法的优势是可以进行大规模的调查,简单易操作,节省时间、经费和人力,便于研究人员直观地了解老年人的久坐行为领域,且调查的结果能被量化,方便实施和分析。

在使用客观测量的文献中,使用较为广泛的测量工具以加速度计为主,如佩戴在大腿上的 ActivPAL,其次是佩戴于髋关节上的ActiGraph GT3x/GT9x/GT1M/MGT3X+,还有一些其他的测量仪器。ActiGraph 腰部佩戴加速度计估算久坐时间在群体水平上是好的,但是在个体水平上存在差异。随后,有研究学者用腿部佩戴

ActivPAL测量久坐行为的姿势识别,对坐姿时间的减少更精确、更敏感,已用于老年人,并被认为是目前最有效的老年人久坐行为的客观测量。总的来说,久坐行为的测量和评定手段在不断丰富和革新,综合性的久坐行为干预测量指标和方法更有益于干预效果的测量和评价。

此外,不同久坐行为测量工具各有优势和劣势。用加速度计ActivPAL客观测量久坐行为被认为是量化久坐行为各种特征最有效的客观测量方式,虽然主观测量可能低估了久坐行为,但它们可以用来提取关于老年人参与的久坐活动类型的重要数据,这是客观监测所无法获得的。有证据表明,一些久坐行为(例如看电视)可能比其他坐着的活动(如看电脑、阅读、社交等)对老年人的健康状况的有害性更高。而且,主观自我报告的信息可以揭示被试者久坐时所处的具体环境状况,该环境状况可能对包括认知状况、抑郁等身心健康产生重要影响。

二、老年人久坐行为干预策略

用于实施久坐的行为改变干预策略中,包括以下几种干预策略(见图5.6),即:信息(24,73%)、目标设定(20,61%)、指导(17,52%)、自我监控(13,39%)、行为反馈(12,36%)、行动规划(10,30%)、动机性面谈(9,27%)、利用提示(7,21%)、教练/辅导(6,18%)、同伴支持(5,15%),以及问题解决(5,15%)。最常见的是信息收集和目标设定。信息策略多以"小册子"的方式来呈现,小册子的内容涉及减少久坐行为的益处、久坐的危害、安全锻炼和健康生活、健康和久坐时间、减少久坐增加身体活动的建议等;目标设定策略即制定详细的计划以达到具体的目标,如每日步数增加3000步以上、每天减少久坐时间1小时、每周150分钟中高强度身体活动且每次累计超过10分钟等。

其次是指导策略、自我监控策略以及行为反馈策略。指导策略多通过专业人员指导相关课程来实现;自我监控策略主要通过锻炼日志、活动监测器及计步器跟踪以及记录表的形式监控日常久坐行为;行为反馈策略则是通过制作久坐时间的反馈表、久坐行为信息反馈表、视觉触觉反馈图表等实现每日久坐信息数据的反馈。在使用干预策略的文献中,大部分研究都采用多种干预策略,且行为改变策略从 1～7 数量不等。根据养老院实地调研的反馈结果显示,久坐行为干预策略容易被老年人接受的原因主要有:主观意识,即被试认识到久坐行为的危害以及减少久坐行为的益处,例如当我知道做这个活动对我的平衡有益处,我就会做,看电视时站起来会减少腰痛,同样会照做;简单、实用,易于执行,减少久坐更容易融入老年人的日常生活,老年人的可接受性强。

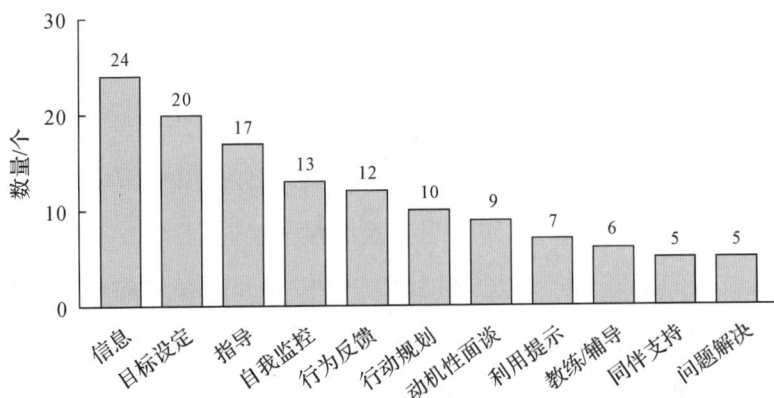

图 5.6 干预策略的研究数量

所纳入研究中,老年人久坐行为干预中最常见的干预策略是信息收集和目标设定。在干预效果中发现,多种策略的使用在改变老年人久坐行为方面更具显著效应,Copeland 等(2017)证实,将习惯、教育和低强度身体活动的变化联系起来的多维干预策略,相较单一的只增加身体活动水平以达到中等到剧烈强度的行为改变干预策略，更能产生有利的结果。在具体的干预措施中，基于步行项目或者设定步行目标的干预措施，虽然没有显著减少久坐时间，却表现出了总能量消耗和剧烈活动水平的增加，这可能对心血管疾病存在良好的健康效益。此外，Nagai 等（2018）开展的一项身体活动和久坐关系的研究表明，用等量的低强度身体活动替代 30 分钟的久坐可以降低老年人虚弱的风险，增加低强度身体活动似乎比增加中高强度身体活动对久坐行为的改变更为有效，故而可以将鼓励步行作为促进增加身体活动的有效手段，以抵消久坐不动的生活方式的不良影响。在未来的研究中，我们要联合各环境、各领域等多方面的信息，并通过比较不同干预措施的效果，以确定哪种干预策略可能在老年人中最为有效。

三、老年人久坐行为干预的有效性

老年人久坐行为干预的有效性表现为客观测量和自我报告久坐行为在时间上或组间统计学上的显著改善，主要包括三个方面。（1）总久坐时间的减少。Mutrie 等（2012）开展的一项身体活动（PA）咨询＋步行小组的干预显示，干预后客观测量久坐时间减少了 67.5 分/天（$p < 0.001$）；Lewis 等（2016）开展的一项"small step"的干预研究显示，干预后客观测量的总久坐时间每天减少了 51.5 分钟（$p = 0.006$），参与者自我报告每天坐着的时间减少了 96 分钟（$p < 0.001$）。（2）久坐习惯的改善。Matson 等（2019）开展的一项"I-STAND"的干预研究显示，其久坐行为习惯强度组间平均变化为-0.23 分（$p = 0.02$），显著减少了坐着的习惯强度和自动性。（3）持续性久坐间断次数的增加。Crombie 等（2022）开展的一项"站起来多动"的干预研究，即通过健康手册提供干预信息、制定个性化目标、行动计划的制定与完善来促进久坐行为改变，干预后久坐被打断的次数增加了 9 次/天（$p <$

0.05)；Gardiner 等（2011b）开展的一个"为了你的健康站起来"的项目,基于目标设定和行为自我监控的简短干预,久坐间断增加了 4 次/天（$p=0.003$）。

　　分析老年人久坐行为干预的有效性发现,干预后久坐总时间显著减少的部分研究存在以下问题:在随访时,干预的显著性成效难以维持;干预持续时间短,难以评估长期的效果。这说明,可持续的干预对于维持久坐老年人群参与改变其久坐生活方式尤为重要,在未来的研究中,要注重研究可持续的行为改变策略以及长期的健康结果,以确保老年人的久坐行为改变的维持和健康效益。在三篇基于习惯的行为改变干预文献中,仅有一篇显著减少了久坐的习惯强度和自动性。相关研究表明,习惯的形成提供了一种潜在的手段,在退出外部支持后,依然保持干预的有效性。一项基于习惯模型的体重控制干预实验表明,在 6 个月的随访中,养成习惯的人往往体重减轻更多。故而理想的久坐行为减少干预应该是自我维持的,是基于习惯的久坐行为干预,是有望在干预实验完成后,干预对象退出相应的支持后依然保持较好的行为改变,这为未来有效减少老年人久坐行为提供了有益的参考。

四、结果与启示

　　老年人的健康状况一直备受国家和政府的重视,通过有效干预策略来改善老年人久坐行为在近些年来受到了多国研究者的关注。老年人久坐行为干预中最常用的干预策略主要有信息、目标设定、指导、自我监控以及行为反馈,其中最常见的干预策略是信息策略和目标设定策略;在久坐行为测量工具中,加速度计 ActivPAL 是测量老年人久坐行为中使用较为广泛且有效的客观测量工具之一,老年人久坐行为问卷是测量老年人久坐行为中使用较多且被验证过的有效的主观测量问卷；老年人久坐行为干预的有效性主要体现在老年人久坐总时间的减少、持续性久坐时间中断次数的增加以及久坐习惯的改善等方面。

干预策略的选取以及具体的干预措施的制定要因人制宜、因地制宜，其内容的选择要简单、舒适，满足当下老年人的现实需求，并尽可能地减轻老年人的身体负担，以期在国内将有效的干预策略进行全面的推广和应用，确保其可行性和有效性。在干预实施完成后，要加大随访力度并延长随访期限，以确保干预效果的良好维持；坚持打破不间断的久坐行为并积极探索老年人能够自我维持的可持续性的行为改变干预策略，为我国健康老龄化提供参考和科学依据。

第六章　久坐行为的评估方法研究

第一节　基于短期和长期记忆建立
久坐问卷有效性研究[①]

　　久坐行为与多种不良的健康风险有关,包括全因死亡率、心血管疾病的发病率或死亡率、癌症发病率或死亡率以及成人 2 型糖尿病等。平均而言,成年人有一半以上醒着的时间是坐着的,而且久坐时间会在多个领域累积,包括工作环境中。职业久坐行为是办公室职员每天久坐的主要原因。由于客观测量受到一定的限制,因此有必要建立和提供职业久坐行为的自我报告主观测量方法,并验证该主观报告方法的准确性和可靠性。

　　问卷调查是评估久坐时间最常见的自我报告方法。但大多数问卷在久坐时间和标准测量(相关系数范围 0.16~0.44)之间表现出很弱或低的相关性。与评估过去一周或更长时间的问卷相比,短期记忆

---

　　①　本节主要内容已发表于 *Journal of Sport and Health Science*. 2020,9(4):345-351;作者: Gao Ying、Neil J.,Cronin,Nina Nevala,Taija Finni。

被认为可以有效地减少对习惯性行为预估的自我报告误差。因此,需要评估和比较不同时间范围内自我报告评估的差异,如习惯性久坐行为的长期记忆和每天的短期记忆。事实上,短期记忆可以为了解职业性久坐行为的规律提供新的视角,这可能有助于针对工作环境中的久坐行为的个体内和个体间差异采取相应的有效干预措施。

人体工效学相关的研究已经量化了工作姿势(如坐姿、站姿等),认为用于研究这些工作姿势对健康影响的工具必须有一定的准确性。同样,有研究学者开发了职业身体活动问卷,以确定在特定职业类别中花费的时间,根据 7 天职业性的身体活动记录,坐或站的斯皮尔曼相关性[Spearman's rho (ρ)]为 0.37。近年来,在办公室环境中引入了坐-站工作台,因此需要进一步验证职业性坐姿和站姿,特别是对自我管理的职业性久坐时间进行评估。因此,相关学者设计并评估了两种简单的工具,包括职业久坐和身体活动问卷(occupational sedentary and physical activity questionnaire,OSPAQ),该问卷量化了工作中不同活动所花费的时间百分比。结果显示,测量职业坐姿和站姿时间的相关性中等[Spearman's rho (ρ)分别为 0.65 和 0.49],表明该方法可以使用测量坐姿和站姿这两个离散指标。此外,与测量不同姿势的相关标准相比,这些问题能对坐站转换过程中随时间而发生的变化做出一定的反馈。但研究主要在澳大利亚进行,可能结果不具有普遍性。而在不同的文化背景下,概念和语境可能会有所不同,这可能会影响自我报告的久坐时间。因此,研究和比较不同国家自我报告的职业性久坐评估方法非常重要。

目前大多数研究使用臀部或腰部佩戴的加速度计作为测量身体活动的标准方法,其中久坐时间通常被归类为每分钟加速度计计数小于 100。然而,这可能会导致对低强度非久坐行为,例如站立时间的错误分类。这些设备因不能探测出身体姿势而无法区分坐姿和站姿时间。因此,自我报告和加速度计测量值之间的绝对差异可能被低估或高估。最近,研究已经开发了久坐姿势的直接测量方法。特别是,佩戴在大腿上的加速度计可以识别不同的身体姿势。然而,目前只有少数的研究将自我报告的职业性久坐时间与大腿佩戴的加速度计进行验证比较。

本研究评估了两种测量职业久坐时间的简易测量工具的有效性。通过比较芬兰和中国办公室职员佩戴在大腿上的加速度计的结果,对职业性久坐时间的长期和短期记忆的自我报告有效性进行了评估。

一、研究方法

(一)受试者样本、招募和过程

本研究共有 131 人回答了网络问卷,其中 70 人同意参加初步访谈(参与回复率 53.4%),并签署了知情同意书,所有人都完成了包括客观测量在内的研究部分。受试者纳入标准有:办公室职员;年龄＞18 岁;身体活动能力正常;未怀孕。最终将 70 个样本分为 2 个队列组:芬兰组(FIN,$N=34$)和中国组(CHI,$N=36$)。在 FIN 组中,受试者大多数是高校职工(82%是芬兰人),包括研究人员、教师、行政人员、助理、教授和技术人员;在 CHI 组中,受试者(100%是中国人)来自不同的办公室环境,包括办公室职员、行政人员、银行工作人员和信息技术人员。本研究获得大学伦理委员会的批准。

实验流程如图 6.1 所示,所有受试者都参加了初步访谈,随后,需要连续 5 个工作日(默认典型工作周中的 5 个工作日)将三轴加速度计(X6-1a:Gulf Coast Data Concepts Inc. ,Waveland, MS,USA)佩戴在大腿前中部(mid-anterior thigh),并用弹性绷带(Pharmacare Sport,Oriola Oy, Espoo,Finland)进行固定,生病或不上班时除外。

受试者得到了关于如何固定加速度计的口头和书面指导。除此之外，他们还需要将上下班时间、戴上和摘下加速度计的确切时间以及其他事件记录在日志上，并附上原因（如午睡）。研究人员进一步询问了他们工作的类型，并要求使用坐-站工作台的人记下使用的时间。所有材料都被翻译成芬兰语、英语或汉语，问卷在有效性研究之前进行了预实验检验。

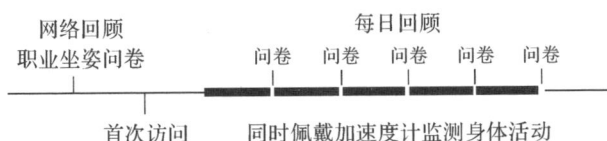

图 6.1   实验流程

注：评估长期职业性坐姿时间的网络问卷在初次访谈前进行，职业性坐姿时间的每日回忆在每个工作日结束时进行评估，加速度计数据在每个工作日获取。

(二)人口统计学特征

问卷调查以电子邮件方式发放给受试者，问卷内容包括年龄、身高、体重、性别、受教育程度、总体健康状况和身体活动水平，并计算身体质量指数。

(三)自我报告的主观职业久坐时间

使用电子问卷评估职业性坐姿时间的长期记忆："在过去的三个月，你平均在一天的工作中有多少时间是坐着的？（请用占工作时间的百分比表示 0%～100%）[How much of your entire workday, on average, did you sit during the last 3 months? (0%～100% of worktime)]"。职业性坐姿时间的短期记忆是在每个工作日结束之后进行评估的，涉及一个单项问题："平均来说你今天一天的工作时间中有多少时间是坐着的？（请使用占工作时间的百分比表示 0%～100%）[How much of your entire workday, on average, did you sit today?（0％～100％ of worktime）］"。工作时间的长短是从每个人的每日活动日志中获取的。

（四）加速度计测量的客观职业久坐时间

在评估短期记忆的同一天记录佩戴在大腿上的加速度计数据，这种实验方式被用来将个人的活动分为坐着或活动（站立或行走），并据此计算出所记录工作时间的百分比。加速度计初始设置增益±6 克、采样频率 20 赫兹、分辨率 16 位（灵敏性：0.000183015G），加速度计内部时间与计算机时间同步。所有的数据分析使用 OpenSALTO（https：//github.com/mhavu/OpenSALTO）的自制脚本执行。矢状面倾斜度用 1 赫兹阈值进行低通滤波。基于大腿相对于重力的倾斜角度来区分坐姿和直立姿势（站立或行走）。如前所述，从久坐到直立或相反姿势的转换设置了水平 45°的阈值。该分析设置检测姿势持续最短时间是 5 秒。无论是在实验室还是在自由生活环境中，与直接观察进行比较，该方法在对成年人的身体姿势进行分类以测量久坐时间上具有很高的有效性（平均差值 0.19％，一致性范围是－0.68％～1.06％），并且本研究使用的设备已进行预实验，其准确性已得到证实。所有的结果都导出到带有日期和时间等信息的 Excel 2010（Microsoft，Redmond，WA，USA）模板，其中根据个人活动日志报告排除未穿戴时间。如果受试者佩戴加速度计时间超过 3 个工作日，则认为是有效数据，这被认为足以确定成年人的身体活动习惯。将加速度计数据与每日短期记忆结果进行比较，对每个受试者进行 3～5 次比较；同时将长期记忆问卷与测量日内的平均加速度计数据进行比较。

（五）数据统计分析

使用 IBM SPSS for Windows Version 22.0（IBM Corp.，

Armonk,NY,USA)进行统计分析。概率水平 $p<0.05$（双侧检验）具有统计学意义。除非另有说明，数值以平均值±标准差（meas±SD）或％（n）表示。对于连续变量，采用独立样本 t 检验（数据呈现正态分布）或 Mann-Whitney U 检验（数据呈现非正态分布）；对于分类变量，采用卡方检验或费希尔精确检验（Fisher's exact test）；对于日常变异性，计算短期记忆和基于大腿加速度计测量的职业性久坐时间的变异系数（CV），使用符号秩检验（wilcoxon signed-rank test）比较长期记忆结果与平均每日短期记忆职业性久坐时间之间的绝对差异。为了验证统计分析的有效性，采用斯皮尔曼相关系数[spearman rho(ρ)]检验整个研究样本以及两个队列组自我报告（短期记忆和长期记忆）和加速度计测量的职业性坐姿时间，采用费希尔变换（fisher transformation）检验相关性的 95％ 置信区间。Spearman rho (ρ) 表示的相关强度分为弱（<0.30）、低（$0.30\sim0.49$）、中度（$0.50\sim0.69$）、强（$0.70\sim0.89$）和很强（$\geqslant0.90$）。使用 Bland-Altman 法检验总样本以及两个队列组自我报告和加速度计测量的职业性久坐时间之间的一致性。Bland-Altman 分析图中显示了平均差和 95％ 的一致性限值（$\pm1.96SD$）。

二、结　果

受试者特征及职业性久坐时间如表 6.1 所示，受试者中 58.6％ 为女性，年龄为 22～67 岁，BMI 为 17.1～30.1 千克/米^2。所有受试者教育水平在大学以上，因此教育水平进一步分为大学水平和更高教育水平，其中包括本科和研究生学历。与 FIN 组相比，CHI 组更年轻（$p<0.001$）、更矮（$p=0.043$），体重较低（$p<0.001$）、BMI 较低（$p=0.001$）、受教育程度较低（$p<0.001$）、自评健康水平较差（$p<0.001$）、符合身体活动指南的人数较少（$p<0.001$）。

表 6.1　受试者基本信息和职业久坐时间

	受试者	总计($n=70$)	FIN($n=34$)	CHI($n=36$)	p
	年龄/岁	33.1 ± 10.7	39.6 ± 11.5	26.9 ± 4.6	<0.001
	身高/厘米	168.3 ± 8.5	170.5 ± 8.6	166.3 ± 7.9	0.043
	体重/千克	63.3 ± 12.5	68.2 ± 10.8	58.6 ± 12.4	<0.001
	BMI/(千克/米²)	22.2 ± 3.0	23.4 ± 2.5	21.0 ± 3.0	0.001
	女性占比/%	$58.6(41)$	$58.8(20)$	$58.3(21)$	0.967
教育水平	本科占比/%	$38.6(27)$	$5.9(2)$	$69.4(25)$	
	研究生占比/%	$61.4(43)$	$94.1(32)$	$30.6(11)$	
自我评估健康水平	非常好、比较好/%	$62.9(44)$	$88.2(30)$	$38.9(14)$	
	一般、比较差、非常差/%	$37.1(26)$	$11.8(4)$	$61.1(22)$	
	坐-站工作台使用率/%	$18.6(13)$	$38.2(13)$	$0.0(0)$	
	身体活动水平*/%	$21.4(15)$	$41.2(14)$	$2.8(1)$	<0.001
职业久坐时间	长期回忆/%	79.0 ± 13.5	76.2 ± 14.7	81.8 ± 11.8	0.120
	短期回忆/%	79.3 ± 14.3	77.3 ± 16.4	81.2 ± 12.0	0.309
	加速度计测量#/%	76.6 ± 12.4	73.2 ± 12.8	80.1 ± 11.1	0.017
	记录时间#/分	455.4 ± 61.0	447.3 ± 54.7	463.5 ± 66.6	0.280

注:数据表示为平均值±标准差或百分比%;*达到最新的身体活动指南标准;#丢失2个中国组数据。

68名受试者获得3个工作日及以上的加速度计有效数据(78%完成了5个工作日),有效数据为322天的数据(FIN:162天;CHI:160天)。在总样本中,每个工作日工作时间平均为455.4分钟±61.0分钟,组间无差异。两组之间职业性坐姿长期记忆和平均每日短期记忆没有差异。但是,加速度计数据显示,FIN组的久坐时间差异约7%($p=0.017$),此外,CHI组约39%的受试者在至少1个工作日由于工作休息(例如工作期间的午睡)摘下设备,平均每人每天101.5分钟±48.4分钟(范围17~204分钟)。CHI组没有人使用坐-站工作台,而 FIN 组约 39％的人使用。

在总样本中,短期记忆的日常可变性为 9.4％±11.4％,加速度计测量的职业性坐姿时间的日常可变性为 10.4％±8.4％。每日短期记忆和加速度计测量的职业性坐姿时间之间的特定差异,如图 6.2 所示。与 CHI 组相比,FIN 组在短期记忆(12.8％±14.1％ vs. 6.3％±6.8％,$p＝0.012$)和基于加速度计测量的久坐时间(13.3％±10.0％ vs. 7.6％±5.2％,$p＝0.012$)方面表现出较高的日常可变性,长期记忆与平均每日短期记忆职业性坐姿时间无绝对差异($p＝0.815$)。

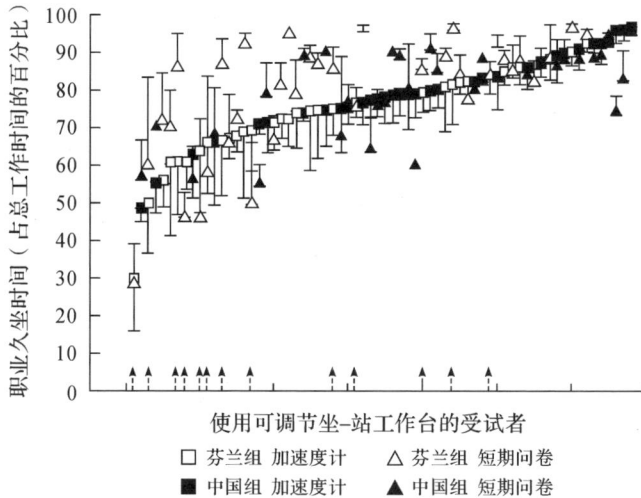

图 6.2　每个受试者的平均每日短期记忆(三角形)和
加速度计测量的职业性坐姿时间(正方形)之间的差异

注:数据根据客观测量的坐姿时间进行整理,坐得最多的受试者在右边,坐得最少的在左边。标准差表示职业性坐姿时间的日常变化(3~5 个工作日)。

长期记忆和加速度计测量的职业性坐姿时间在总样本中相关($\rho＝0.532$,95％置信区间:$0.336 \sim 0.684$,$p＜0.001$),在 FIN 组($\rho＝0.450$,95％置信区间:$0.132 \sim 0.684$,$p＝0.008$)和 CHI 组($\rho＝0.515$,95％置信区间:$0.214 \sim 0.727$,$p＝0.001$)也相关。同样,

每个工作日的短期记忆和加速度计测量的坐姿时间在总研究样本中相关($\rho=0.533$,95%置信区间:0.449~0.607,$p<0.001$),在 FIN 组($\rho=0.600$,95%置信区间:0.491~0.691,$p<0.001$)和 CHI 组($\rho=0.459$,95%置信区间:0.326~0.574)也相关。

长期记忆和每日短期记忆的 Bland-Altman 图,以及各组加速度计测量的职业性坐姿时间,如图 6.3 所示。长期记忆和加速度平均测量结果之间的平均差异在总样本中是 2.4%(95% CI:0.5%~5.3%,$p=0.091$),FIN 组为 3.0%(95% CI:-1.6%~7.5%,$p=0.180$),CHI 组为 1.8%(95% CI:-2.1%~5.6%,$p=0.293$),一致性水平一般在-21.2%~25.9%范围内(±1.96SD)。同样,每个短期记忆与相应的每日加速度计测量值之间的平均差异对于总样本是 2.2%(95% CI:0.7%~3.6%,$p=0.005$),FIN 组是 4.0%(95% CI:1.8%~6.2%,$P<0.001$),CHI 组是 0.3%(95% CI:-1.7%~2.2%,$p=0.807$),一致性水平一般在-24.2%~28.5%范围内(±1.96SD)。

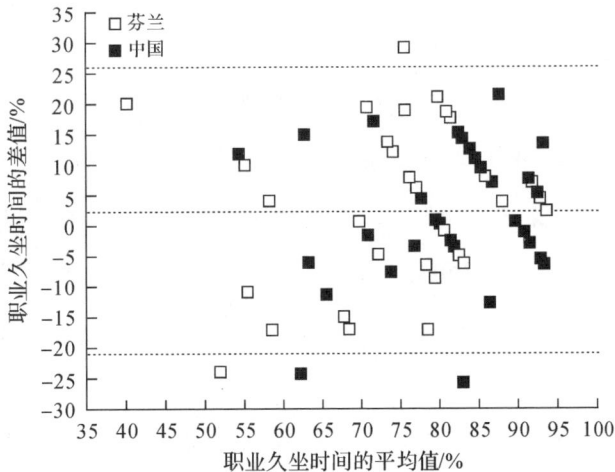

(a)长期记忆

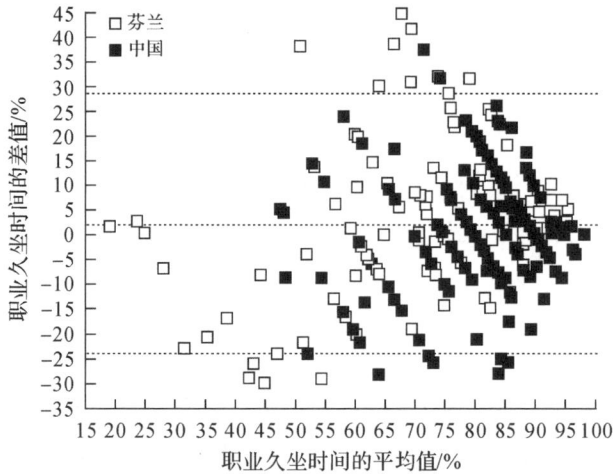

(b)每日短期记忆

图 6.3 Bland-Altman 图的职业坐姿时间绝对一致性(absolute agreement)的所有受试者数据

注：y 轴表示长期(a)和每日短期(b)记忆和加速度计测量的职业性坐姿时间的差异占工作时间的百分比。x 轴是它们的平均值(％)。实线代表平均值，虚线代表 95％一致性(±1.96SD)。CHI＝中国组；FIN＝芬兰组。

三、讨　论

本研究以芬兰和中国的办公室人员为样本，通过长期记忆和短期记忆评估了两种简便自我报告的职业性久坐时间测量方法的效度和绝对一致性。标准测量与大腿上的加速度计数据进行比较，这些数据被用来分离坐姿时间。研究结果表明，两种自我报告的测量方法都是可以接受的(与加速度测量法相比差异＜3％)，用于评估群体坐着的工作时间所占比例。无论受试者被问及的是短期还是长期职业性久坐时间，都能观察到与客观测量结果类似的中度相关性。

长期记忆和短期记忆得出的平均职业性久坐时间为 79％，表明短期记忆充分反映了习惯性职业久坐行为。此外，从职业性久坐时间的日常变化结果来看，5 个工作日的短期记忆和加速度计测量数据的总体 CV％范围小于 15％（6％～13％）。这与之前的一项验证性研究结果相近,该研究报告称,过去一天的回忆数据和加速度计测量的久坐时间之间的 CV％的差异为 16％～19％。在本研究中,与 CHI 组相比,FIN 组每天职业性久坐时间的变化更大。这可能是由几个潜在因素造成的,如社会文化决定因素的差异。工作文化可能会影响一个人的习惯性职业久坐行为,FIN 组中的受试者大多是大学职工,他们的工作时间可能比 CHI 组的受试者更灵活,因为 CHI 组的受试者受雇于工作时间固定的公司。FIN 组的一些受试者使用坐-站工作台,似乎他们的职业性久坐时间较少,这可能也是造成差异较大的原因。

一些研究报告评估了职业性久坐时间的办公室环境特定措施的有效性。虽然量化不同姿势所花费的时间可能有助于阐明职业性久坐时间与健康结果之间的关系,但很少有有效性的研究将主观测量与能够区分坐姿或站姿等姿势的客观测量方法进行比较。我们的研究将坐姿和站姿分开,以量化工作时的坐姿时间。总的来说,长期记忆问卷和短期记忆单项问卷均具有相似的有效性,在总样本中斯皮尔曼(ρ)的范围为 0.336～0.684。虽然在我们的研究中发现的相关性是低到中度的,但它似乎至少与国际身体活动问卷或全球身体活动问卷在普通人群中测量的久坐时间的相关性一样强($\rho=0.07$～0.61)。我们的结果也与其他用加速度计测量法检验办公室久坐时间有效性的研究结果相当($\rho=0.27$～0.65)。此外,我们还在每个工作日结束时对职业性久坐时间进行了简短的单项提问。短期记忆被认为可以提高自我报告的准确性。虽然发现在整个样本中短期记忆和长期记忆的结果相似,但在 CHI 组中,短期记忆和加速度计测量的职业性久坐时间的差异较小(平均差异 0.3％;相当于不足 2 分钟,而在 FIN 中为 4.0％)。这可能是由于职业性久坐时间的个体差异较大,而 FIN 组的个体差异大于 CHI 组。

长期记忆和短期记忆的职业性久坐时间估计值都接近加速度计

测量的工作中的久坐时间比例（平均差异分别为 2.4％和 2.2％，等于 11 分钟）。这种程度的准确性水平与大多数职业性验证研究的结果相当，这些研究报告的平均差异从 2 分/天到 27 分/天不等，表明我们的方法适用于需要在群体水平上估算职业性久坐时间的大样本人群。然而，一致性的范围很广，高估或低估的范围通常在－24％～28％（±1.96SD）之间，相当于超过 100 分钟。因此，这个测量方法在要求个体水平高度准确的研究中可能不适用，如小规模的干预研究。这种情况下，自我报告测量法可能更适合作为客观测量法的补充信息。总的来说，我们关于职业性久坐时间的简易单项问题可能足以在大样本的工作场所人群研究中根据久坐时间对办公室职员进行评估。

在本研究中，我们量化了久坐时间占工作时间的比例。因为这些研究受到问卷项目空间的限制，这可能是基于大样本人群研究中的一个有用的工具。此外，当需要采用标准化方法来测量久坐行为时），使用连续变量可以直接比较不同研究中工作久坐时间所占的比例。但是，需要进一步验证用于报告久坐和活动时间的绝对和相对变量的单位，以便进行合理的比较。此外，关于久坐行为的个体内和个体间差异性的研究也很有限。在目前的研究中，我们确定了主观和客观久坐时间之间的差异，以及个人职业性久坐时间的每日变化，这些结果可以帮助我们更好地了解办公室职员是如何累计每天的总工作久坐时间的。此外，本研究的一个重要贡献是比较了办公室环境的坐姿和站姿（坐姿和活动时间）的自我报告和加速度计测量，这些简单的自我报告方法可以用于大样本人群研究中，最终可能有助于在姿势分配和职业人群健康结果之间建立联系。

然而，目前的研究也有一定的局限性。虽然本研究使用了包括来自芬兰和中国受试者的两个队列组，但研究样本较小，可能不能代表更大的人群。受试者都是办公室职员，因此这些调查结果可能不能代表其他职业。建议进一步验证自我报告方法在不同职业和不同坐姿下的效用。目前的研究使用了两种简短的工具来评估职业性久坐时间,但这两种工具都容易出现随机和系统的报告错误。虽然一次包含几个问题的问卷可能产生影响,但本研究中使用的两种自我报告方法是在不同的时间点进行的,这可以最大限度地减少这种潜在的偏差。此外,很少有研究检查自我报告方法检测行为随时间变化的能力。在本研究中,我们没有评估职业性久坐变化的反应性,但在之前的研究中,我们发现每天使用坐-站工作台,6个月后自我报告的职业性久坐时间减少了约14％。这与本研究中自我报告和客观测量之间2.2％～2.4％的平均差异相比,差异较大,表明我们的自我报告测量方法足够敏感,可以在人群水平上检测久坐时间的纵向变化。然而,还需要进一步的研究来验证这一假设。

四、结　论

基于长期记忆或短期记忆用于评估职业性久坐时间的简短问卷可能适用于不同的人群的健康调查、前瞻性队列研究和其他依赖于问卷项目的研究。

第二节　久坐行为和身体活动阈值和时域分析研究①

儿童在童年时期积极参与身体活动更有利于形成终身运动的生活习惯和生活方式。众所周知,身体活动对许多生理、心理/社会和认

---

① 本节主要内容已发表于 *PeerJ*, 2018;6;e5437;作者:Gao Ying、Martti Melin、Karoliina Mäkäräinen、Timo Rantalainen、Arto J. Pesola、Arto Laukkanen、Arja Sääkslahti、Taija Finni。

知健康问题有益，并可以减少一些患慢性疾病的风险因素，如超重和肥胖。根据世界卫生组织的建议（2010），鼓励儿童每天进行至少60分钟的中高强度身体活动。然而，现在的儿童平均每天有8～9小时处于久坐状态，学龄儿童的久坐行为随着年龄的增长每年增加大约30分钟。大量证据表明，在学龄儿童和青少年（5～17岁）中，久坐行为与各种不良健康风险的积累、体质下降、低自尊和学业成绩下降有关。因此，对儿童的久坐行为和身体活动进行准确测量评估至关重要，不仅能更好地理解身体活动、久坐行为与健康的关联，还可以为未来制订干预方案和身体活动指南提供可靠信息。

　　加速度计被广泛应用于客观监测身体活动和久坐时间。通常，加速度计通过身体运动来检测加速度，并将其转换为计数（count）或平均振幅偏差（mean amplitude deviation，MAD）等可量化的指标，这些都已被验证可以估算身体活动的代谢负荷。根据不同时间间隔的活动计数，身体活动通常可分类为久坐、低强度身体活动、中等强度身体活动和高强度身体活动。不同强度划分的阈值是基于代谢当量（等于3.5毫升·千克$^{-1}$·分$^{-1}$），源自间接测热法测量（中等强度≥3METs，高强度≥6METs）或对任务或活动行为的观察具有特定METs值（例如，坐为久坐，步行为中等强度，跑步为高强度）。然而，在儿童中使用标准MET作为身体活动强度分类的临界点受到质疑。尽管在儿童研究中已经报道并使用了几种不同的切点，但建立的切点可能会根据样本大小、年龄、设备类型、数据处理、参考方法和所选任务的不同而变化。除了切点之外，久坐、低强度身体活动、中等强度身体活动和高强度身体活动的时间窗口（分析窗口持续时间）和带通滤波器（高和低）也可能影响儿童的身体活动结果及其解释。因此，在使用加速度计评估身体活动和久坐时间时，考虑方法学上的差异是必要的。

　　值得注意的是，在儿童时期，不仅心肺（代谢）系统作为运动表现、健康以及粗大运动技能发展的主要因素,神经肌肉系统也发挥着重要作用。由于加速度计的性质和所选择的分析方法,测量加速度并不一定能反映身体活动的神经肌肉功能。仅基于计数评估身体活动时可能会将安静站立等静态性活动错误地分类为久坐行为,但安静站立比久坐有更多的肌肉活动和能量消耗。当人们进行身体活动时,能量消耗的增加是由于骨骼肌被激活了。当骨骼肌被激活时,肌肉的代谢率迅速增加(且是显著增加,是休息时代谢率的 30～50 倍),并且总体能量消耗增加。另一方面,肌肉活动缺乏(以及随之而来的代谢刺激的缺乏)可能是上述与久坐行为相关的不良健康结果的驱动因素,尽管可能的潜在机制是复杂且尚不完全清楚的。但肌肉活动的测量可以提供能量消耗增加的主要生理学指标信息。

所以我们可以通过表面肌电(electromyography,EMG)量化日常生活的肌肉活动水平为整个身体活动谱提供补充和附加信息。特别的是,我们使用新型织物式表面肌电来记录日常生活中主要运动肌肉群的活跃和不活跃。我们曾在成人研究中提出,使用个人标准化校准后,EMG 可以有效地预测一系列身体活动强度的能量消耗。此外,EMG 提供了我们对神经肌肉控制深入了解的信息,这在研究儿童运动技能能力的发展时至关重要。EMG 的优势不仅在于可以反映肌肉对身体活动的代谢负荷,还在于检测儿童的瞬时和零星活动以及低强度身体活动的肌肉激活并具有一定的敏感性。EMG 作为肌肉活动的一种测量手段,既反映了肌肉的代谢活动,也表征了神经肌肉功能。通过肌电图对肌肉活动的详细测量,可以加深我们对儿童身体活动和久坐行为模式的认识。

因此,这项探索性研究的目的是比较加速度计和 EMG 对 13 种典型身体活动任务以及儿童日常生活中身体活动和久坐时间的评估。由于加速度计记录影响与 EMG 反映肌肉活动的性质不同,我们假设这些不同评估方法所表征的身体活动和肌肉活动对儿童典型身体活动行为中的几个任务进行了不同的分类，因此在日常生活中也是如此。此外，为了解使用加速度计时身体活动强度水平分类的阈值和时间窗口的选择，我们将使用加速度计获得的结果与使用 EMG 获得的结果进行了比较。

一、对象与方法

这项探索性研究包括两项独立的研究，这两项研究都评估了儿童日常生活中典型的不同身体活动任务（实验一和实验二）。结合这些研究，可以对儿童日常生活中 13 种典型的身体活动任务使用 EMG 与加速度计两种不同的方法表征他们的身体活动模式特征。实验二还进一步测量了儿童结构化运动的一天和非结构化运动的一天，以便在评估身体活动水平时进行方法学的比较。

（一）研究对象

实验一：来自芬兰中部一所小学的 18 名一年级学生自愿参加了实验。其中 11 人（6.7 岁±0.5 岁，63.6％为女孩、身高 127.0 厘米±3.5 厘米、体重 26.6 千克±2.5 千克、BMI 16.5 千克/米²±1.6 千克/米²）被纳入研究。排除的原因（$N=7$）是一个或多个 EMG 通道中包含过多伪影造成的数据不足。

实验二：从芬兰中部的一个体育俱乐部招募了 14 名志愿者（8.6±0.8 岁、35.7％为女孩、身高 130.96±8 厘米、体重 28.1±4.3 千克、BMI 16.3±1.3 千克/米²），并在两天内进行测试。在典型的身体活动任务中，14 个加速度和 12 个肌电数据有效；在日常生活中，使用加速度计成功记录了所有 14 名参与者的一天和 13 名参与者的两天；使用 EMG 成功地记录了 10 名参与者的一天和 7 名参与者的两天。

　　实验一和实验二均获得了伦理批准。在实验招募受试者期间,解释了所有程序、益处和风险,并告知儿童他们可以拒绝参加研究的任何部分,而不会产生任何后果。在进行任何测量之前,所有儿童均表达了口头同意,其法定监护人也签署了知情同意书。

（二）研究方法

1. 实验设计和方案

　　在上学日使用加速度计和 EMG 对 13 个典型任务进行同步测量。实验一,统一在下午评估了步行（walking）、上下楼梯（stair negotiation）、攀爬（climbing）、爬行（crawling）、荡秋千（swinging）、平衡（balancing）、蹦床跳跃（trampolin jumping）和贴标签游戏（game of tag）。实验二,统一在早餐后评估了步行（walking）、坐（在地板上）（sitting on the floor）、静态深蹲（static squat）、单腿跳跃（single leg hops）、跳高（jump for height）和立定跳远（standing long jump）。此外,实验二,进一步监测了在体育俱乐部进行的一天结构化运动和一天非结构化运动期间的身体活动和肌肉活动水平。在两天内记录来自五名参与者的行走、坐姿和静态下蹲期间的数据,并分析其可靠性。

　　在这两项研究中,首先向参与者介绍加速度计和表面肌电设备。然后,指导并帮助他们穿上织物式表面肌电（Myontec Ltd,Kuopio,Finland）,以及在右腰部穿戴一条固定有加速度计的弹性腰带（X6-1a,Gulf Coast Data Concepts Inc.,Waveland,MS,USA）。在整个实验中,两台设备都使用相同的计算机时钟进行同步。然后要求参与者根据标准的协议执行不同任务。根据任务类型,每个身体活动任务的平均持续时间范围为 1 秒～2 分钟（见表 6.2）。总测量时间约为 30 分钟,且任务之间有自由休息的时间,以防止疲劳累积,所有任务的时间都记录在记录表中。

表 6.2　实验一和实验二每个任务平均持续时间

实验一			实验二		
任务	平均值/秒	标准差/秒	任务	平均值/秒	标准差/秒
步行	00:17	00:04	步行	00:31	00:11
上下楼梯	00:27	00:06	静坐	00:31	00:15
攀爬	00:31	00:07	静态深蹲	00:21	00:11
爬行	00:07	00:01	单腿跳跃	00:04	00:01
荡秋千	01:13	00:05	跳高	00:01	00:00
平衡	00:15	00:13	立定跳远	00:02	00:01
蹦床跳跃	01:52	00:04			
贴标签游戏	00:51	00:08			

注:数据表示为平均值±标准差。在加速度计的分析中,所有任务都采用了 1 秒的非重叠周期。

结构化和非结构化运动:在实验二中,完成身体活动任务后,将继续佩戴设备并记录一天的自由生活。这个长达一天的记录将会选择在学校某个上学日重复记录,并尽可能地选择相似的日子(例如,其中一天或两天都不包括体育课,在学校上学日的持续时间相同),除了有一天在体育俱乐部进行结构化运动。运动训练(足球或地板球)在下午/晚上持续 60~90 分钟。设备在晚上都需要取下。

2. 记录和分析

对身体活动任务的全部持续时间(见表 6.2)进行加速度计和 EMG 分析。在加速度计的分析中,采用 1 秒的时间窗口。在单腿跳跃、跳高和立定跳远任务中,起跳和落地都被纳入分析。

日常身体活动记录:对于日常一天的身体活动记录,在有锻炼和没有锻炼的两天里选取同一时间段的大约 9 小时进行分析。如果出现一天的记录时间比另一天短的情况,则略微缩短评估时间,需要同时成功记录加速度计和 EMG 数据才能纳入分析。

加速度计测量:使用弹性带将三轴加速度计(±6g,16 位 A/D 转换,采样频率 40 赫兹)固定在腰椎 L4—L5 水平的前腰部。计算三轴加速度计信号的合成矢量 $\sqrt{(x^2+y^2+z^2)}$,进行带通滤波(band pass filtered)(0.25～11 赫兹)以及 0.05g 参数非工作区(dead-band)的数字化应用。使用 MATLAB 软件(MathWorks,MA,USA)对加速度计信号进行积分和滤波处理并将其转换为对应的 ActiGraph GT3X 值。转换系数是同时使用 X6-1a 和 ActiGraph GT3X 设备记录获得的。数据总结出在加速度计 15 秒的时间窗口(epoch)内,加速度计计数(counts)少于 12 计数归为久坐行为,12～508 计数为低强度身体活动,509～719 计数为中等强度身体活动,多于 719 为高强度身体活动(Evenson 方法,多轴加速度计的阈值)。为了解释时间窗口的长度效应,使用 Evenson 方法在合适的时间窗口对 1 秒、7.5 秒、30 秒或 60 秒内的数据求和(例如,久坐阈值:1 秒 0.8 计数;7.5 秒 6 计数;15 秒 12 计数;30 秒 24 计数;60 秒 48 计数)。此外,数据分析采用了相关学者的方法(见表 6.3)使用 15 秒的时间窗口和切点阈值(cut-off thresholds),这个方法常用于儿童身体活动的研究。但是,这些方法也依赖于不同的参考标准(例如最大摄氧量或观察法)和样本(如不同的年龄和人群)。为了能与 EMG 进行比较,加速度计计数以步行为标准(例如行走时的计数值被认为是 100%)。

表 6.3 选定验证研究中不同身体活动强度(15 秒)的分界点

切点类型	久坐行为	低强度身体活动	中高强度身体活动
Evenson	12	508	719
Pate 和 Pfeiffer	38	420	842
Puyau[a]	200	800	2050
Van Cauwenberghe	373	585	881
Sirard	399	891	1255

注:[a] 使用 60 秒 epoch 长度得出的原始截止点除以 4,可与其他研究中获得的 15 秒计数(counts)值进行比较。

织物式表面肌电用于测量股四头肌和腘绳肌的肌肉活动。肌电是由具有弹性的针织物制成的，内有嵌入式织物电极（textile EMG electrodes），以便测量皮肤表面的肌电信号。电极以双电极结构放置在左右股四头肌（传导面积 18 平方厘米）和腘绳肌（传导面积 12 平方厘米）的肌腹上。参考电极（传导面积 22 平方厘米）纵向位于髂胫束上方。使用导电膏（Redux Electrolyte Crème，Parker，Inc，Fairfield，NJ，USA）以减少皮肤表面的电极阻抗。该设备使用模拟带通滤波器（50～200 赫兹），以 1000 赫兹采样，然后将数据预处理成不重叠的 40 毫秒均方根值，存储在一个安装在腰部的小型组件中。该肌电设备已经在成人中进行了有效性、重复性和可行性的验证，并对记录设备进行了详细的描述。在本研究中，对 5 名参与者进行了日常重复性评估，结果良好。在实验一和实验二中，将肌电信号逐通路标准化为正常行走期间的肌电信号值，然后从分析窗口对来自右腿和左腿的归一化肌电信号值进行平均以产生股四头肌和腘绳肌的肌电信号值，并进一步平均以产生大腿肌电信号值。基于获得的肌电信号值将不同的身体活动进行分类：平均肌电振幅$<3\mu V$ 为肌肉活动不活跃；平均肌电振幅位于 $3\mu V$ 和正常行走时的平均肌电值为低强度肌肉活动；平均肌电振幅位于 2 倍的行走过程中平均肌电为中等强度肌肉活动；平均肌电振幅高于 2 倍的行走过程中平均肌电为高强度肌肉活动。

3. 数据分析

使用 IBM SPSS 20.0（SPSS Inc，Chicago，IL，USA）统计软件进行数据分析。除非另有说明，否则数值以平均值±标准差的形式表示。本研究使用正态性检验，主要使用重复性测量方差分析（analysis of variance，ANOVA）。检验全天（结构化运动 vs. 非结构化运动）和设备（加速度计 vs. 肌电）的显著性及其交互作用；分析结构化和非结构化运动全天的强度(久坐、低强度、中等强度、高强度)和设备(加速度计 vs 肌电)是否存在显著性及其交互作用;检验 EMG 和不同加速度计分析方法的比较情况,并且检验分析方法和强度的主效应及其交互作用;检验 1 秒、7.5 秒、15 秒、30 秒、60 秒的不同时间窗口和 EMG 的各时段长度与强度之间的交互作用和显著性。当违背了球形假设条件时,使用 Huyhn-Feldt 方法校正。如果有必要比较差异,使用 Bonferroni 法进行事后多重比较。在儿童日常生活中,使用 Bland-Altman 方法评估加速度计和 EMG 的一致性,并计算每个身体活动强度的 Pearson 相关系数,以检查是否存在异方差。概率 $p < 0.05$(双侧检验)表明差异具有统计学意义。

二、结　果

(一)身体活动任务中的加速度计计数与平均肌电振幅分析结果

加速度计计数和平均肌电振幅,两者都是相对于正常步行呈现的,其中加速度计对应 1218 计数(标准差为 362 计数,范围是 678～2033计数)。当标准化为行走时,不同任务加速度计计数和平均肌电振幅占比如图 6.4 所示。就荡秋千、蹦床跳跃、爬行、静态深蹲、立定跳远、单腿跳跃和跳高而言,标准化的加速度计计数和平均肌电振幅占比在 -590%～1010% 之间,二者之间存在显著差异(超过170%)。加速度计计数的平均值从坐着的 18 到蹦床跳跃的 13566,标准化的平均肌电振幅占比范围从坐着的 16% 到跳高的 607%。

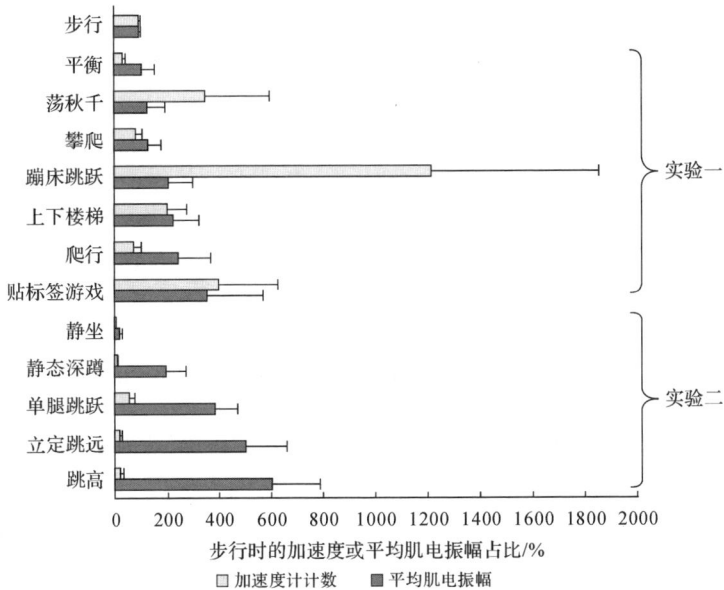

图 6.4　儿童不同任务过程中加速度计计数和平均肌电振幅的比较

注：加速度计计数和平均肌电振幅都被标准化为在单独选择的正常、优选步行过程中获得的值。图中的所有加速度计数据都是用 1 秒周期进行分析。实验一和实验二的数据都包括步行（$N=25$），实验一的数据包括贴标签游戏和平衡（$N=11$），实验二的数据包括坐着和跳高（$N=14$，2 天的平均样本量）。在实验二中，两名参与者的肌电数据缺失。

（二）典型任务中的身体活动水平

使用加速度计和平均肌电振幅评估每个任务时身体活动强度时间的分布如图 6.5 所示，平均肌电振幅得出的肌肉不活跃时间（范围从 0.0%～0.5%）与加速度计评估的久坐时间（0.2%～6.3%）相似。在几个身体活动任务中，加速度计和平均肌电振幅评估所得的低强度身体活动、中等强度身体活动和高强度身体活动的持续时间差异显著。步行、上下楼梯、爬行、荡秋千、蹦床跳跃和贴标签游戏中，加速度计都显示超过 60% 的时间是高强度身体活动。然而，平均肌电振幅显示，没有一项活动达到如此高比例（超过 60% 的时间）的高强度活动。

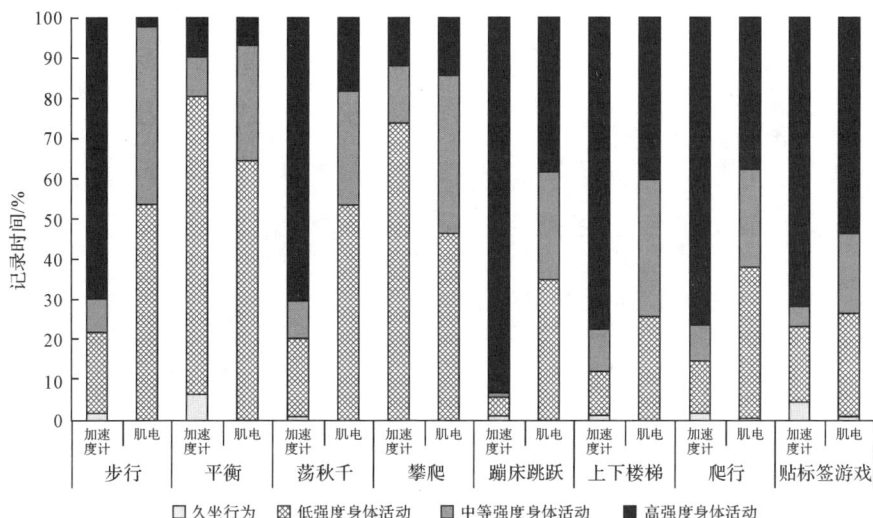

图 6.5　各项任务加速度计和平均肌电振幅比较

注:不同任务中久坐、低强度、中等强度和高强度水平的时间比例。实验一的平均值,$N=11$。

(三)日常生活中的身体活动水平

结构化和非结构化运动的比较如图 6.6 所示。重复测量方差分析检验显示对日期、设备和交互作用无显著影响。当两天分开检验时,结构化运动和非结构化运动对方法(分别为 $p=0.001$ 和 $p=0.032$)、强度(两天都是 $p<0.001$)和方法与强度交互作用(分别是 $p=0.007$ 和 $p=0.013$)有显著影响。

事后多重比较分析结果显示,低强度身体活动($p=0.001$ 和 $p=0.002$)和中等强度身体活动($p=0.031$ 和 $p=0.029$)的时间在结构化和非结构化运动的天数里有显著性差异(见表 6.4)。平均来说,加速度计显示 9.4%($p<0.001$)大量低强度身体活动以及 5.8%($p<0.001$)少量中等强度身体活动(见图 6.6)。在久坐或高强度身体活动中的平均时间在加速度计和 EMG 之间没有差异。Bland-

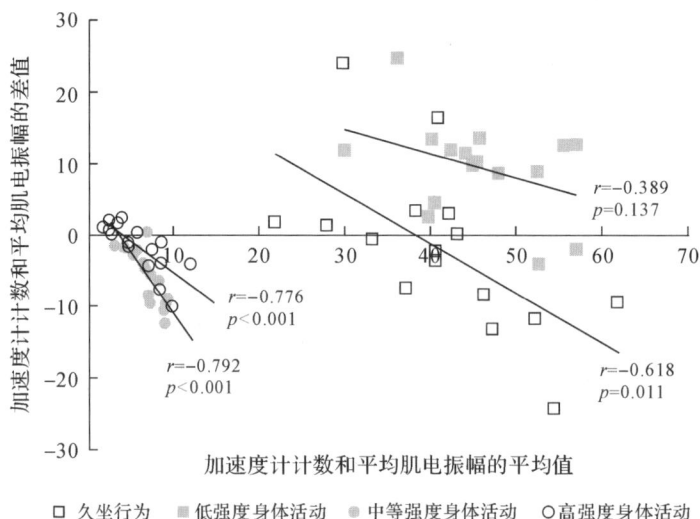

图 6.6　Bland-Altman 图显示久坐、低强度身体活动、中等强度身体活动和
高强度身体活动时间加速度计和 EMG 的差异

注：正值反映加速度计更多的时间，负值表明 EMG 在身体活动水平下更多的时间。
显著的线性相关性说明每个水平都存在异方差。

Altman 图进一步揭示了除了低强度身体活动之外所有类别的异方差
性，随着特定类别的身体活动花费的时间变多，这两种方法之间的差
异也变得更加显著（见图 6.6）。

表 6.4　结构化和非结构化运动下 ACC 和 EMG 方法评估的久坐时间和身体活动水平

		锻炼日	非锻炼日
加速度计 （$N=13$）	记录时间/分	526.1±34.5	521.9±38.9
	久坐/%	38.7±7.1	42.2±9.4
	低强度身体活动/%	50.7±6.7*	48.3±7.8*
	中等强度身体活动/%	4.7±1.0*	4.5±1.9*
	高强度身体活动/%	5.9±4.5	5.0±2.4
织物式 表面肌电 （$N=7$）	记录时间/分	514.0±48.7	513.5±47.1
	不活跃时间/%	45.5±12.9	41.4±16.8

续表

		锻炼日	非锻炼日
肌电织物式表面肌电（$N=7$）	低强度肌肉活动/%	39.8 ± 8.8	40.9 ± 10.9
	中等强度肌肉活动/%	9.3 ± 3.1	10.0 ± 4.6
	高强度肌肉活动/%	$5.5\pm3.4.$	7.7 ± 7.3

注：在给定身体活动强度下，加速度和表面肌电有显著差异，$p<0.05$。

（四）加速度计和 EMG 不同时域的比较

由于结构化和非结构化运动天数的日常身体活动水平相似，因此用天数的平均值来比较加速度计和 EMG 评估的久坐、低强度身体活动、中等强度身体活动、高强度身体活动时间的不同切点。EMG 和不同加速度计（15 秒时间窗口）结果的比较如图 6.7 所示，重复测量方差分析显示了方法（$p<0.001$）和强度（$p<0.001$）交互作用显著（$p<0.001$）。与 EMG 相比，在其他方法中，Evenson 和 Pate 方法的切点在久坐时间方面差异最小（分别是少于 1% 和 10%），Puyau、Butte、Van Cauwenberghe 的切点均更大程度地高估了久坐时间（$p<0.001$）。此外，Evenson 切点和 Pate 切点提供的低强度和高强度身体活动时间与肌电类似，其他方法显示的低强度身体活动时间均小于 EMG。Pate 切点显示的中等强度身体活动时间与 EMG 相似，而其他方法与 EMG 有显著差异（$p\leqslant0.008$）。Puyau 切点（$p=0.010$）和 Sirard 切点（$p=0.016$）提供的高强度身体活动显著少于 EMG，其他方法没有显示出显著差异。

在使用 Evenson 切点和 EMG 时间窗口长度分析时，发现时间窗口（$p<0.001$）和强度（$p<0.001$）交互作用显著。随着时间窗口长度从 1 秒增加到 30 秒，久坐时间逐渐减少（56% 到 36%，$p<0.001$），低强度身体活动逐渐增加（34% 到 54%，$p<0.001$）（见图 6.8），在 1～30

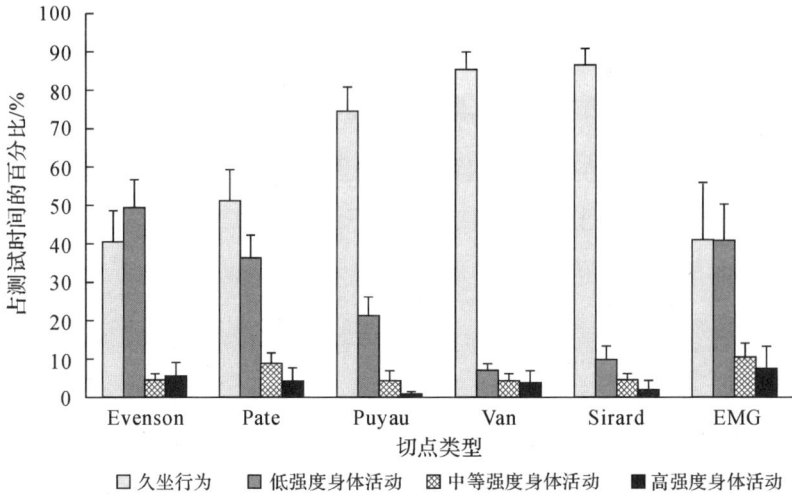

图 6.7　不同的切分点比较儿童全天日常身体活动强度

注：EMG 对比。$N=14$（加速度计），$N=10$（EMG）。

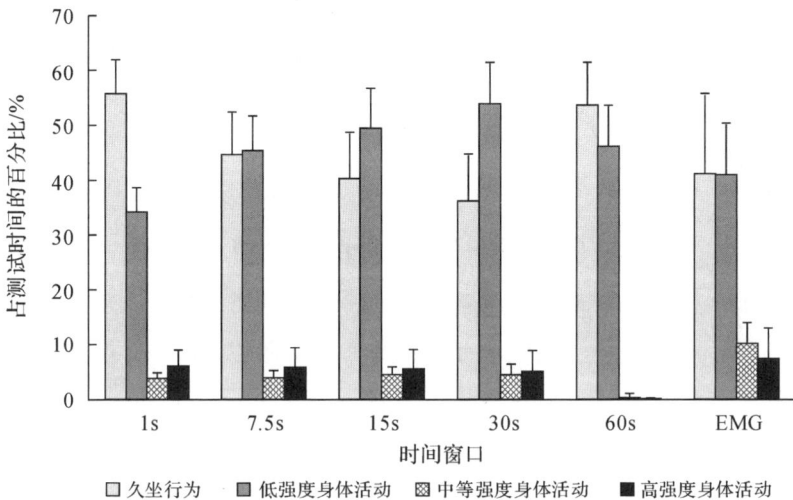

图 6.8　儿童日常身体活动强度的不同时间窗口分析与 EMG 评估结果的比较

注：Evenson 方法的比较。$N=14$（加速度计），$N=10$（EMG）。

秒时间窗口内，中高强度身体活动时间保持在记录时间的 10％左右。当时间窗口为 60 秒时，久坐和低强度身体活动占主导地位。总的来说,7.5 秒和 15 秒的时间窗口与 EMG 方法差异最小（每个强度水平均少于 10%，$p=0.004$；只有中等强度有显著差异，$p=0.008$）。

三、讨　论

首先,根据假设,加速度计和 EMG 对儿童典型身体活动任务的强度和持续时间提供了不同的结果和解释。在进行爬行、静态深蹲、单腿跳跃、立定跳远和跳高任务时,肌肉活动比加速度计计数分析更有意义;但在荡秋千和蹦床跳跃时,需更强调加速度计计数值。在步行、荡秋千、蹦床跳跃、上下楼梯和爬行任务中,加速度计计数显示儿童超过 60% 的时间处于高强度身体活动中,而平均肌电振幅则将较高比例的时间分配给低中强度身体活动。其次,在日常全天的身体活动中,与 EMG 相比,加速度计显示的低强度身体活动所占比例更大,中等强度身体活动所占比例较小。在不同的切点中,Evenson 提出的 7.5 秒和 15 秒时间窗口的切点与 EMG 的肌肉活动水平呈现结果最为接近。

尽管加速度计和 EMG 测量的是不同类型的指标,但是它们的评估是相互关联的。本研究中,我们评估了 13 个不同的典型日常身体活动任务,同时测量加速度计数和 EMG 平均肌电振幅。当加速度计和 EMG 的测量值都标准化为步行时,与其他任务相比,加速度计和 EMG 在坐着、攀爬、上下楼梯和贴标签游戏时差异最小（范围在 14%～47%）（见图 6.4）。具体来说,爬行、静态深蹲、立定跳远、单腿跳跃和跳跃任务中,EMG 显示相对强度比加速度计高 170% 以上,而在荡秋千和蹦床跳跃中,正好相反。这是合理的,因为在蹦床跳跃和荡秋千时,身体悬空从而导致更高的加速度计数,而在 EMG 中仅观察到主要下肢大肌群的肌肉活动的短暂激活。而在平衡和静态深蹲过程中,身体是准静止的,主要的运动肌群正在工作以保持姿势位置,这将导致较低的加速度计数，同时可以观察到肌肉活动。典型的身体活动任务中强度水平的分布进一步突出了方法上的差异（见图6.5）。

在偶发性活动（sporadic activities）的情况下，EMG会更真实地反映能量需求，而持续时间内加速度计数累计总和会低估整体活动水平。例如，在跳跃任务的起跳和落地阶段都需要较高的平均肌电振幅，从而产生较大的平均肌肉活动。相反，在立定跳远、单腿跳跃和跳高任务中，加速度计数相对较低，因为加速度计高峰值仅在着地时出现。因此，建议将计数和g值进行分析比较，获得进一步的认识，其中，原始加速度数据提供了更直接的身体冲击负荷信息。

我们认为参加更多的有组织的身体活动是提高儿童整体身体活动水平的一种有效策略。然而，在本研究中，我们没有发现结构化运动和非结构化运动之间的EMG平均肌电振幅或ACC计数在身体活动水平上有显著差异（见表6.4）。这表明一次60~90分钟的有组织锻炼可能不会改变一整天的身体活动水平，尽管它为增加有组织的结构化运动提供了环境支持。儿童可以通过锻炼时段之外的放松来增加他们的身体活动，而前往锻炼场所的交通（尤其是在冬季进行一些评估时）可能会增加久坐时间，但在没有锻炼的日子里不会发生类似情况。

在9个小时的记录中，加速度计和EMG测得在不同身体活动强度下所花费的时间略有不同。在结构化和非结构化运动的测试日中，尽管加速度计估算的久坐时间和EMG估算的肌肉不活跃时间之间没有显著差异，但加速度计产生的低强度身体活动时间比EMG多9％，中等强度活动时间少5％。此外，Bland-Altman图显示了久坐、中等强度身体活动、高强度身体活动时间的异方差性，因此，加速度计和EMG之间的差异随着在给定类别的活动上花费时间的增加而更加显著（见图6.6）。因此，方法的选择会影响结果的解释。在本研究的样本中,EMG 数据显示儿童日常身体活动达到了身体活动指南的推荐标准,有超过 60 分钟的中高强度身体活动,而加速度计的数据并没有达到这一点。值得注意的是,记录时间只有 9 小时,如果记录时间调整为 12 小时,加速度计的数据也显示儿童达到了身体活动的推荐标准。

在这种情况下,重要的是讨论所选择的 EMG 平均振幅阈值是基于个体定义的,然而加速度计计数阈值对所有个体都是相同的。首先,EMG 需要标准化以便比较个体之间的平均肌电振幅。在本研究中,将正常步行时状态作为平均肌电振幅的标准,此外,中高强度身体活动水平的阈值与每个儿童单独选择的步行速度相关,虽然步行技术或速度的差异可能影响 EMG 平均振幅阈值,但是这些差异与加速度计计数阈值无关。在加速度计计数和 EMG 平均振幅的比较中,两个信号都被标准化为步行,以便直接比较各种任务(见图 6.4)。在步行时,加速度计计数平均值为 1218,这比低—中等强度阈值更接近中—高强度身体活动阈值,因此与 EMG 阈值更接近。另一方面,久坐时间的阈值是绝对平均肌电振幅,而在坐着时平均肌电振幅是步行时的 16%。相应的,坐着时 EMG 计数平均值为 18,属于低强度身体活动。这可能是因为在当前的研究中,孩子们是坐在地板上而不是椅子上。此外,由于这是首次在儿童中使用织物式表面肌电进行研究,需要更多的验证工作来验证准确的、EMG 得出的儿童肌肉活动水平及其阈值。在成年人中,肌肉活动不活跃阈值的验证是基于区分坐、站进行的。在本研究中,我们旨在区分肌肉活动活跃与不活跃,并设置阈值($3\mu V$)高于信号基线,这使得在坐着时也能记录最小的肌肉活动,然而肌肉活动不活跃的定义和操作应用到儿童上需要进一步验证。

首先,可以质疑的是在第一次操作中对反映身体活动不同方面的方法的比较是否合理。然而,身体活动定义为由肌肉活动引起的身体运动支持使用 EMG 来测量身体活动。身体活动期间的代谢和神经肌肉激活都与特定的益处相关。在许多研究中，身体活动使用加速度计评估，但是分析的结果大多与神经肌肉激活相关，例如运动技能能力。因此，了解加速度计评估的身体活动与神经肌肉激活如何相关是非常重要的，并且当前的研究提供了将加速度计计数与 EMG 直接测量的肌肉活动进行比较的数据。

本研究还比较了不同的计数切点和时间窗口长度。正如预期的一样，切点和时间窗口长度的选择对久坐、低强度身体活动、中等强度身体活动和高强度身体活动的时间有显著影响。例如，当加速度计计数从 12 计数增加到 400 计数时，久坐的时间逐渐增加。然而，值得注意的是，发表文章中的切点是在他们自己的校准研究中建立的，建议遵循原始研究中使用的相同的参考标准，以便对特定数据集得出准确的结果。本研究旨在比较加速度计计数和 EMG 平均振幅得出的身体活动强度分布的差异，我们发现，对于 EMG 的评估，Evenson 切点在其他切点中差异最小。由于 Evenson 方法的切点经常用于儿童研究，它可以作为一种替代方法，用于对儿童肌肉活动活跃和不活跃时间肌电信号的评估。

使用 Evenson 切点探索 1～60 秒的时间窗口长度，我们发现随着窗口长度从 1 秒增加到 30 秒，久坐时间逐渐减少，低强度身体活动时间逐渐增加。时间窗口长度在 1 秒和 30 秒之间时，中、高强度身体活动所占比例相似，但时间窗口长度在 60 秒时，记录时间大部分为久坐和低强度身体活动。这些观察结果可以反映儿童日常生活中典型的零星活动和间歇性活动模式，可能被较长的时间窗口稀释了。之前的研究比较了不同的时间窗口长度，发现在儿童中使用较短的时间窗口长度（例如 15 秒）比 60 秒会得出更少的久坐时间和更多的中高强度身体活动时间。因此，建议用较短的时间窗口来捕捉年轻人频繁、持续时间较短的间断久坐的行为(short bouts of activity)。研究发现大多数儿童的身体活动的发生都是短暂的(occur in a short bouts)。此外,与 EMG 表示的肌肉活动水平相比,7.5 秒和 15 秒的时间窗口长度在身体活动水平的分类中差异最小,每个强度水平的差异在 10% 以内。鉴于时间窗口长度会影响结果,使用相同的时间窗口长度来比较不同的研究非常重要。因此,基于目前的研究结果,未来的研究建议使用 7.5 秒或 15 秒的窗口长度并结合肌肉活动评估儿童身体活动水平。然而需要注意的是,所分析的身体活动任务有不同的持续时间,这样的选择是为了在每个任务中可以包括足够数量的重复(例如,步态周期、爬行周期、荡秋千周期、蹦床跳跃周期),以便在不同的身体活动强度下提供任务的准确表征。当然,步态的周期时间比荡秋千的周期时间短,从而影响了所选择的持续时间。另一方面,有些任务对儿童来说更难维持,如平衡任务或单腿跳跃,在这些任务中,持续运动模式的时间窗口更短。因此,我们接受分析任务时的可变持续时间(见表 6.2)。

在解释本研究的结果时,应该考虑一些局限性。首先,本研究由两个独立的研究组成,样本量小,可能不具有代表性。例如,年龄、运动协调能力、身体质量、瘦体质量、脂肪质量、身高或腿长可能会影响加速度计检测到的身体活动和肌电测得的肌肉活动。其次,由于阈值的敏感性,肌电阈值的选择对肌电检测结果有一定的影响。当确定肌电阈值时,我们依赖于我们对成人研究的经验。但在儿童中,EMG 阈值需要适当的验证研究,并进行方法学比较,我们目前正在进行相关研究。关于加速度计和 EMG 信号处理相关的方法学问题,应该注意的是尝试以类似的方式处理原始信号,以便进行更全面的方法比较和结果表征。此外,虽然我们比较了数据集中已发布的加速度计计数切点,但我们的设备和分析过程与原始验证/校准研究中使用的数据收

集程序和处理标准不同。综上所述，未来的研究应采用多种方法评估
儿童的身体活动，不仅要了解其身体活动行为，而且要了解儿童发展
过程中神经肌肉负荷的意义。

四、结　论

通过比较基于加速度计和 EMG 对身体活动强度和久坐时间的
评估，这项探索性研究为学龄儿童各种身体活动任务和日常生活中的
神经肌肉和能量代谢负荷提供了新的视角。尤其在涉及准静态运动
（平衡、爬行和静态深蹲）、散发性活动（立定跳远、单腿跳跃和跳高）或
悬空相关的运动（蹦床跳跃和荡秋千）的身体活动任务时，对神经肌肉
活动的评估要求似乎很难用加速度计计数分析来表示。对比不同切点
和时间窗口长度的研究表明，选择 Evenson 切点并采用≤15 秒的时间
窗口与平均肌电振幅的强度分类结果最接近。在日常生活中，加速度
计显示出了比 EMG 更多的低强度身体活动时间和更少的中等强度身
体活动时间。由于表面肌电和加速度计本质上是测量儿童身体活动的
不同方面，它们的结合可以从神经肌肉（运动能力和协调能力的发展）和
代谢负荷（整体运动和能量消耗）的角度提供对身体活动的理解。

第三节　建立学龄儿童久坐切点阈值效度研究[①]

在全球范围内久坐不动的生活方式已经达到了流行病的程度。
在使用加速度测量法评估久坐行为的研究中一致表明，儿童和青少年

---

①　本节主要内容已发表于 *Frontiers in Physiology*，2019（10）：997；作者：Gao Ying、Eero A.，
Haapala、Anssi Vanhala、Arja Sääkslahti、Merja Rantakokko、Arto Laukkanen、Arto J. Pesola、
Timo Rantalainen、Taija Finni。

大部分的清醒时间都在久坐。然而,久坐行为的流行程度以及久坐行为与健康结果之间的关联程度会随着选定的加速度计定量久坐行为阈值的不同而改变结果的久坐时间。因此,在研究久坐行为与不同健康结果的关联时,以及在建立儿童久坐行为和身体活动监测系统时,对久坐行为的准确评估和定义是必要的。

通常认为,1MET 等于安静坐着或躺着时的摄氧量。人们发现,1.5METs 可以相对准确地区分成年人的坐着和站着。此外,前人的一些研究表明,在对久坐行为的评估中,仅考虑能量消耗是不准确的,将姿势纳入考虑会提高久坐行为识别的准确性。

由于在自由生活条件下测量摄氧量是不可行的,加速度计测量法已经成为评估久坐行为最常见的方法。平均振幅偏差通常用来比较不同类型加速度计收集的数据,因为它的结果表示为通用的 g 值而不是任意计数。据我们所知,少有研究探索平均振幅偏差在久坐和身体活动分类中的有效性,也没有一项研究利用摄氧量交叉验证儿童的平均振幅偏差值。此外,加速度计只能捕捉加速度运动,并不能直接提供能量消耗、肌肉活动活跃与不活跃等生理学指标参数。已经充分证实的是,从坐或躺转换为站立大约会增加 50% 的能量消耗,因为肌肉活动必须克服重力的支撑。站立是一种静态活动,因此在加速度计上不会被记录下来,而能量消耗的增加也不会反映在加速度计上。低能量消耗和缺乏肌肉活动是高久坐行为与健康危害关系之间的潜在生理学影响机制。

与加速度计测量法相比,使用表面肌电图测量肌肉活动可以提供更多关于久坐行为和身体活动的直接生理学信息。我们之前的研究发现,织物式表面肌电图在评估低强度身体活动时有更高的准确性,且能比加速度计更好地捕捉儿童短期零星活动的发生。此外,通过前期基于成年人的数据的研究成果,我们确定了有关久坐活动状态下的肌肉活动阈值，但尚未针对儿童建立并验证该相关阈值。

由于缺乏对能量消耗、加速度测量和肌肉活动同步评估的综合研究，我们对儿童久坐行为的理解仍十分有限。因此，本研究的主要目的是通过能量消耗、加速度测量法和 EMG 来确定儿童久坐活动的最佳阈值。因此，我们研究了以 METs、加速度计衍生计算的平均振幅偏差和下肢肌群的肌肉活动的能量消耗，据此区分儿童的久坐和非久坐活动并验证了此方法的准确性和有效性。我们假设：平均振幅偏差可以区分儿童坐姿和站姿以及久坐和非久坐活动；但与加速度计相比，能量消耗和肌肉活动将可以更敏感地区分不同的久坐活动类型以及久坐和非久坐活动模式。

一、研究对象和方法

(一)研究对象

这项研究是儿童身体活动谱（Children's Physical Activity Spectrum, CHIPASE)研究的一部分。在当地学校招募了 45 名儿童，并和招募儿童及其家庭进行访谈，其中 10 名儿童因日程安排困难而退出。最终，35 名 7~11 岁的健康儿童自愿参加并纳入研究。本研究获得大学伦理委员会的批准。所有参与研究的儿童及其父母/监护人都签订了知情同意书。

(二)检验效能计算

根据相关研究的结果，假设 30 个样本量可提供至少 80% 的检验效能（$\alpha = 5\%$）以区分坐姿（1.33METs ± 0.24METs）和站姿（1.59METs±0.37METs)在能量消耗上的差异。

（三）实验设计方案

1.准备阶段

在实验开始前,研究人员引导受试者及其家长熟悉实验室环境和测量设备(familiarization session),详细介绍研究方案。受试者在此期间签署知情同意书。

（1）第一次测量

受试者在禁食 10～12 小时后于早上到达实验室。使用测距仪(standometer)测量身高,精确至 0.1 厘米;使用生物电阻抗装置(InBody 770,Biospace Ltd.,Seoul,Korea)测量体重、骨骼肌质量、脂肪量、非脂肪量和体脂百分比,使用体质指数标准差(body mass index standard deviation score,BMI-SDS)作为参考值计算评分。评估之后,受试者穿上织物式表面肌电(Myontec Ltd.,Kuopio,Finland),并在右臀部穿戴一条附有加速度计(X6-1a,Gulf Coast Data Concepts Inc.,Waveland,USA)的弹性腰带。之后,儿童受试者在安静、温度稳定的房间中,以仰卧位测量 30 分钟内的静息能量消耗(resting energy expenditure,REE),受试者可以通过电子设备观看儿童节目。期间受试者佩戴儿童面罩(Hans Rudolph,Inc.,Kansas,USA)收集呼吸气体,并使用便携式气体分析仪(Oxycon Mobile,CareFusion Corp,USA)记录数据。在静息能量消耗评估后,为受试者提供早餐。采用道格拉斯气袋法(douglas bag)作为金标准法验证了 Oxycon Mobile 在呼吸气体交换分析中具有极高的可信度和准确度。

（2）第二次测量

第二次测试时间没有限制,受试者在适合自己日程安排的时间到达实验室即可。儿童受试者需随机进行以下活动:安静地坐着(sitting quietly)、坐着玩手机游戏(sitting and playing mobile games)、安静地站着(standing quietly)、站着玩手机游戏(standing and playing mobile games)、在跑步机上以 4 千米/时(walking on a treadmill at 4km/h)和 6 千米/时(walking on a treadmill at 6km/h)的速度行走、在室内跑道上自由行走(self-paced walking)(平均 5.0 千米/时±0.8 千米/时)，活动中同时记录 VO_2、平均振幅偏差和 EMG。

2. 摄氧量、加速度计和肌电的测量

所有活动的具体测试时间都被记录在测试记录表中。基于记录表，使用自定义编写的 Matlab 脚本(MathWorks，MA，USA)对全部测量数据进行同步，并人工进行校对和确认，必要时重新进行手动同步。同步后，以计算 2 分钟平均值作为观察指标数据，将 VO_2、平均振幅偏差和 EMG 的原始数据平均为每个活动的不重叠的 1 秒时间窗口(epoch)。

(1)间接测热法

呼吸气体分析仪在使用前根据制造商的指南进行了校准。按照建议，小尺寸面罩的非工作区被调整为 78 毫升，以适应口罩的尺寸。在不重叠的 1 秒时间窗口内逐次收集二氧化碳产生量(VCO_2，毫升/千克/分)和呼吸交换比(respiratory exchange ratio，RER)。当观察到 VO_2 和 VCO_2 达到稳定状态时，选取在第 3 分钟和第 4 分钟采集的数据。然后对 2 分钟内的最大摄氧量进行平均并用于分析。不同活动中的最大摄氧量转化为 MET 值，这些数值是基于个体静息能量消耗测定的 METs 计算的(活动时测得的最大摄氧量/静息能量消耗中的 VO_2)。静息能量消耗的测定是在达到稳定状态时仰卧 30 分钟的第 15 分钟和第 25 分钟之间的平均值。除特定情况外，依据可视化选择稳定状态进行进一步分析。

(2)三轴加速度计

三轴加速度计以实际 g 为单位提供原始加速度数据，范围最高可达 6g，并采用 16 位 A/D 转换和 40 赫兹采样频率。三轴加速度计信

号的合成矢量由 $\sqrt{(x^2+y^2+z^2)}$ 计算得出,其中 x、y 和 z 的数值代表水平面、矢状面、冠状面三个不同方向的原始加速信号的测量样本。连续数据点的数量为 40 个,对应的时间长度为 1 秒。X6-1a 加速度计已被证实在儿童研究中与 ActiGraph GT3X 加速度计同样有效。平均振幅偏差的通用分析是根据非重叠 1 秒时间窗口中的合成加速度来计算的。平均振幅偏差描述为数据点到平均值的平均距离 $\left(\dfrac{1}{n}\sum_{i=1}^{n}|r_i-\bar{r}|\right)$,其中 n 是周期中的样本数,r_i 是周期内第 i 个合成样本,$\bar{r}$ 是周期的合成均值。因此,在每个活动的 2 分钟的时间窗口和仰卧 10 分钟的时间窗口内计算平均振幅偏差均值(g)。

(3)织物式表面肌电

嵌入弹性织物式表面肌电电极用于评估股四头肌和腘绳肌的肌肉活动。有四种不同尺寸的肌电(120 厘米、130 厘米、140 厘米和 150 厘米),肌电裤大腿内侧有拉链,下摆有粘性松紧带,确保适合每个受试者穿戴。在 120 厘米、130 厘米、140 厘米尺寸的肌电中,织物电极在左右侧股四头肌的肌腹上的导电面积为 9 厘米×2 厘米(长×宽),腘绳肌相应的导电面积大小为 6 厘米×2 厘米。在 150 厘米尺寸的肌电裤中,股四头肌的导电面积为 11 厘米×2 厘米,腘绳肌导电面积为 6.5 厘米×2 厘米,纵向位于髂胫束上方。在电极表面使用水或电极凝胶以最小化皮肤表面的电极阻抗。

EMG 信号存储在一个安装在腰部的小型组件中并以 1000 赫兹采样,之后将数据预处理为不重叠的 40 毫秒均方根值。该技术在成人中的有效性、可重复性和可行性已得到验证,且在儿童日常身体活动中具有良好的信度。将数据下载到制造商提供 Muscle Monitor 配套软件(Myontec Ltd.,Kuopio,Finland)中,并检查可能的伪像和非生理信号。如果伪像在特定活动中的持续时间超过了分析的持续时间,那么将其从特定通道中手动删除。基线偏移（baseline shifts）是基于移动的 5 分钟时间窗口进行校正的。5 分钟时间窗口被认为是在信号分析中不扭曲生理信号的情况下校正微小基线波动的最佳时间窗口，根据气体采集的稳定状态，同时对特定时间窗内不同活动的肌电信号进行识别。将个体肌电活动逐个通道标准化为自由步行期间的测定的平均肌电振幅（％EMG$_{自由步行}$）。对左、右侧股四头肌和左、右侧腘绳肌标准化的肌电数据进行平均，然后计算标准化数据下的平均肌电振幅均值，将其作为不同活动的肌肉活动强度。

（4）数据统计

使用 IBM SPSS 20.0（SPSS Inc，Chicago，IL，USA）统计软件进行数据分析。除非另有说明，否则数据以平均值±标准差（SD）或 95％置信区间（CI）平均值表示。通过 Shapiro-Wilk 进行正态性检验；采用独立样本 t 检验比较性别差异。将 METs、平均振幅偏差和 EMG 标准化为自由步行期间相应的测量值，以便进行不同方法的比较。

使用双向重复测量方差分析来比较特定活动中 METs、平均振幅偏差和 EMG 测量值之间的差异，例如躺着与静站、静坐与静站以及静坐或静站与静坐玩手机或静站玩手机。当方差分析显示显著的主效应时，使用 Bonferroni 事后检验来比较两者间的差异。$p \leqslant 0.05$（双侧检验）被认为差异具有统计学意义。

受试者操作特征曲线（receiver operating characteristics，ROC）用于研究 METs、平均振幅偏差和 EMG 的最佳阈值（the optimal cut-offs），以区分久坐活动和非久坐活动。久坐活动是根据非直立姿势状态下能量消耗（$\leqslant 1.5$ METs）确定的。我们还进行了受试者操作特征曲线分析，从非久坐活动中排除了与步行相关的活动，从站立相关活动中区分仰卧或坐着。曲线下面积及 95％置信区间被视为预测变量效用的衡量标准，代表了正确识别久坐活动（敏感性）和正确识别非久坐活动(特异性)之间的权衡。有研究明确了敏感性和特异性最大化阈值(即敏感性平方和特异性平方之和的平方根的最大值)。曲线下面积值为 1 表示有能力从非久坐活动中完美地识别出久坐活动,而曲线下面积值为 0.5 则表示预测能力并不比偶然性强。

Spearman's rho(r)是针对所有任务和活动,在 METs 和平均振幅偏差、METs 和 EMG 之间单独测定的。平均相关系数出个体相关系数取平均值,相关性强度分为弱(<0.30)、低($0.30\sim0.49$)、中度($0.50\sim0.69$)、强($0.70\sim0.89$)或非常强(>0.90)。

我们初步筛查了每项活动的数据缺失值。在一个案例中,我们观察到一个异常的静息能量消耗值,然后根据年龄、性别、身高、体重和无脂体重等其他数据预测出该值。在 280 项活动(35 人×8 项活动)中,共获得 242 项活动的有效数据。在 84 项预先确定的久坐活动和 158 项非久坐活动中获得了同时记录测量的 METs、平均振幅偏差和 EMG 的完整数据集。

二、结　果

如表 6.5 所示,男孩的体重($p=0.009$)、骨骼肌质量($p=0.009$)和去脂体重($p=0.012$)均大于女孩,在其他指标上男女之间无显著差异。

表 6.5　受试者基本特征

基本特征	总计($N=35$)	女生($N=21$)	男生($N=14$)
年龄/岁	9.6±1.4	9.6±1.5	9.7±1.4
身高/厘米	137.6±9.2	135.7±9.3	140.4±8.7
体重/千克	32.6±6.9	30.2±6.0	36.2±6.8[†]
骨骼肌/千克	14.0±2.9	13.0±2.5	15.5±2.8[†]
体脂肪/千克	5.7±3.6	4.9±3.0	6.8±4.2
去脂体重/千克	26.9±4.8	25.2±4.2	29.4±4.6[†]

续表

基本特征	总计($N=35$)	女生($N=21$)	男生($N=14$)
BMI标准偏差得分*	-0.2 ± 1.2	-0.5 ± 1.1	0.3 ± 1.2
体脂率/%	16.6 ± 8.1	15.7 ± 7.3	18.0 ± 9.3
静息呼吸交换率	0.883 ± 0.124	0.884 ± 0.145	0.882 ± 0.089
静息摄氧量/（毫升·千克$^{-1}$·分$^{-1}$）	5.0 ± 0.8	4.9 ± 0.6	5.1 ± 1.1

注：* BMI标准偏差得分是根据芬兰特定的年龄和性别增长图表计算的；# 根据年龄、性别、身高、体重和非脂肪质量预测一例静息能量消耗值（REE）异常；⁺ 性别差异显著，$p<0.05$。

（一）不同久坐和非久坐活动的 METs、平均振幅偏差和 EMG

儿童静息能量消耗平均值为 5.0 毫升·千克$^{-1}$·分$^{-1}$±0.8 毫升·千克$^{-1}$·分$^{-1}$。每项活动的 METs、平均振幅偏差（g）和 EMG（%）如表 6.6 所示。

表 6.6　不同久坐和非久坐活动中，直接测量的任务 METs、平均振幅偏差和平均肌电激活水平

活动	METs	平均振幅偏差/g	EMG/%
仰卧（静息能量消耗；$N=35/34/34$）	1.0 ± 0.0	0.0020 ± 0.0011	4.3 ± 3.6
静坐（$N=34/32/32$）	1.2 ± 0.2	0.0021 ± 0.0012	4.3 ± 2.8
坐姿玩手机游戏（$N=34/33/32$）	1.3 ± 0.2	0.0024 ± 0.0009	7.4 ± 5.1
静站（$N=33/33/32$）	1.3 ± 0.2	0.0046 ± 0.0033	14.1 ± 10.1
站姿玩手机游戏（$N=34/33/32$）	1.5 ± 0.3	0.0041 ± 0.0022	18.3 ± 15.3
跑台4千米/时行走（$N=33/33/32$）	3.2 ± 0.7	0.1932 ± 0.0363	75.2 ± 43.9
跑台6千米/时行走（$N=34/33/32$）	4.9 ± 1.0	0.4146 ± 0.0718	133.9 ± 58.1
自由速度行走*（$N=31/30/30$）	4.1 ± 1.0	0.3353 ± 0.0705	100.0 ± 0.0

注：* 在室内跑道上自由步行速度，个人平均速度为 5.0 千米/时±0.8 千米/时。

当我们比较仰卧、坐姿和站姿相关的活动时,所有活动的 METs、平均振幅偏差和 EMG 主效应差异显著(所有 $p<0.001$)(见图 6.9)。仰卧、安静地坐着时的 METs、平均振幅偏差和 EMG 均低于安静地站着时($p<0.05$)。安静地坐着的 METs 和 EMG 均低于坐着玩手机($p<0.001$);安静地站着的 METs 和 EMG 均低于站着玩手机($p\leqslant0.05$)。安静地坐着和坐着玩手机以及安静地站着和站着玩手机之间的平均振幅偏差没有统计学的显著差异($p>0.05$)。

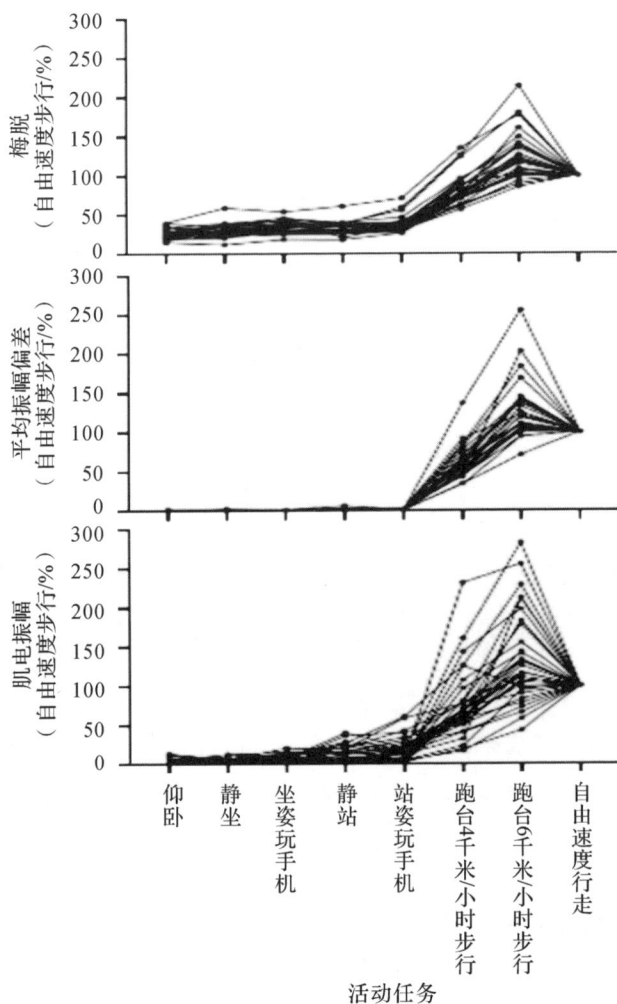

图 6.9　不同活动期间标准化个体的 METs、平均振幅偏差和 EMG

（二）不同测量条件下久坐的最佳阈值

METs、平均振幅偏差和 EMG 区分久坐的曲线下面积及其 95％ 置信区间如图 6.10 所示。区分久坐和非久坐的最佳阈值是 METs 为 1.3（敏感性＝81.6％，特异性＝88.1％）、平均振幅偏差为 0.0033g（敏感性＝80.4％，特异性＝90.5％）和 EMG 为 11.9％（敏感性＝79.1％，特异性＝91.7％）。

排除步行相关活动后对应的曲线下面积及其 95％ CI 如图 6.10 所示。区分躺下、坐着和站立的最佳阈值是 METs 为 1.2（敏感性＝77.5％，特异性＝71.4％）、平均振幅偏差为 0.0025g（敏感性＝76.1％，特异性＝71.4％）和 EMG 为 9.5％（敏感性＝56.3％，特异性＝88.1％）。

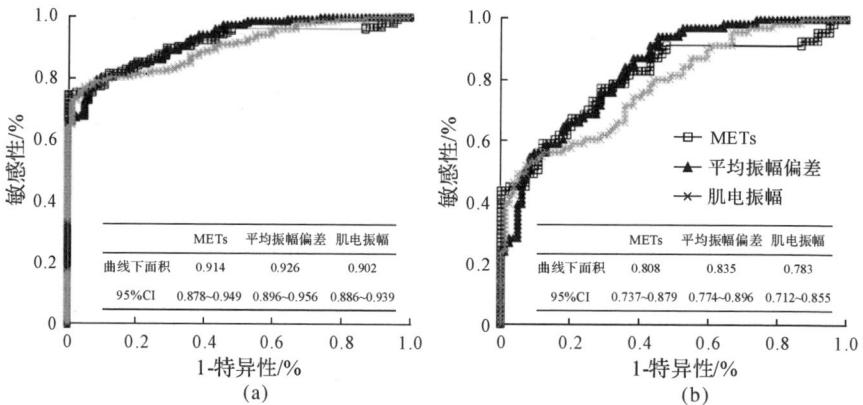

图 6.10　METs、平均振幅偏差和 EMG 区分久坐和非久坐活动的能力

注：95％可信区间的曲线下面积由受试者操作特征曲线确定。活动包括仰卧、安静地坐着、坐着玩手机游戏、安静地站着、站着玩手机游戏、以 4 千米/时和 6 千米/时的速度在跑步机上行走和自由行走（a）。活动包括仰卧、安静地坐着、坐着玩手机游戏、安静地站着、站着玩手机游戏（b）。

（三）METs 和平均振幅偏差、EMG 的个体相关性

在个体水平中，METs 与平均振幅偏差之间和 METs 与 EMG 之间存在显著的正相关（分别为 $r=0.982, r=0.950$）（见图 6.11）；在所有

参与者中,平均振幅偏差或 EMG 随 METs 的增加而增加($p<0.05$)。

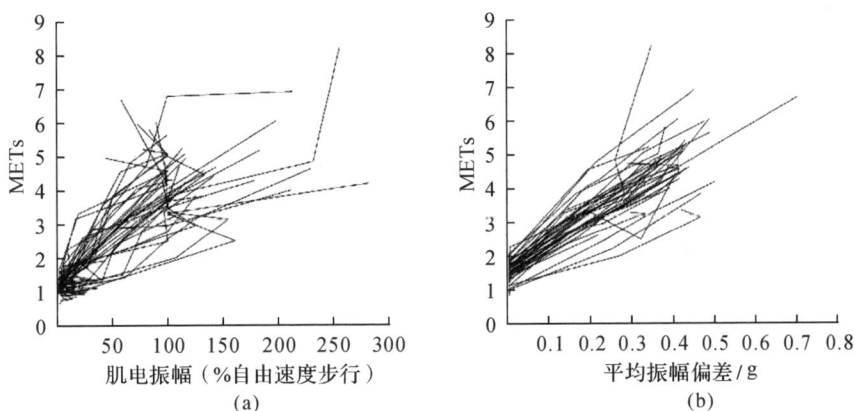

图 6.11　各项活动对照 METs 绘制的个体平均振幅偏差(a)和 EMG(b)

注:活动包括仰卧、安静地坐着、坐着玩手机游戏、安静地站着、站着玩手机游戏、在 4 千米/时和 6 千米/时的跑步机上行走和自由行走。

三、讨　论

我们发现,基于能量消耗、加速度平均振幅偏差和肌肉活动建立的久坐行为最佳阈值能够以较好的敏感性和特异性区分久坐和非久坐活动。然而,其区分站立与久坐活动的能力较差,假阳性和假阴性分类的概率增加,但分类性能仍在可接受范围内。并且,区分站立与久坐活动的阈值与区分久坐和非久坐活动的阈值相似。

我们还发现基于加速度平均振幅偏差的分析在区分久坐和非久坐方面具有可接受的敏感性和特异性,这与之前的研究一致。但是,不同研究之间的身体活动和久坐行为的结果并不能直接比较,因为不同的设备可能使用不同的指标和分析算法。我们的研究首次为 11 岁以下儿童提供了基于平均振幅偏差的久坐行为阈值的研究。平均振幅偏差是基于原始加速度计数据计算的,可以克服与计数相关的诸多问题并允许不同型号品牌的加速度计数据直接比较。但是，据我们所知，只有两项研究探索了使用平均振幅偏差区分青少年和成年人的久坐活动和非久坐活动的阈值，他们都将站立相关的活动纳入了久坐活动。这限制了我们对儿童久坐活动阈值的理解，站立应被视为与儿童久坐活动不同的行为活动，因为站立比其他久坐活动表现出更高的能量消耗和肌肉活动。先前的研究报告称，0.0167g 是区分久坐活动和非久坐活动的最佳阈值，该值大于本研究观察到的 0.0033g。但是，当我们只考虑非久坐活动而不考虑步行相关活动时，阈值略降至 0.0025g。虽然我们的研究结果表明，儿童久坐活动的阈值低于青少年和成年人，但尚不清楚这在多大程度上反映了儿童和成人之间的实际差异，例如，成年人骨盆较宽，导致任何由骨盆旋转引起的相关加速度更高，或者这是否是由测量方式之间的差异引起的。

儿童的久坐行为非常复杂，而且个体之间存在巨大差异。他们常常会进行短暂的不同种类的久坐活动，这些活动的强度和能量消耗程度各不相同，并且与非久坐活动交替出现。因此，利用运动感知技术评估久坐行为具有一定的挑战性。我们发现，站立时的 METs、平均振幅偏差和肌电值比坐着或仰卧时要高。此外，METs、平均振幅偏差和 EMG 能够以良好的敏感性和特异性区分久坐和非久坐活动，但在久坐活动中区分坐、站、躺的能力较弱。这些结果表明，可以用不同的方法区分久坐和非久坐活动，包括具有相对较高准确性的动作，但对于在久坐活动中区分坐、站、躺就不那么精确了。此外，我们发现平均振幅偏差值随着步行速度的增加而增加，而对于与坐、站、躺相关的活动，平均振幅偏差值始终保持在较低水平。更重要的是，我们发现儿童在坐、站、躺相关的活动中，METs 和肌电值的差异比平均振幅偏差更大。这一观察结果表明，一个基于加速度运动的固定阈值不能完全捕捉儿童的久坐行为。因此，研究探索基于姿势、能量消耗和加速度测量的久坐行为的个性化阈值能否提高区分久坐和非久坐活动的准确性是有意义的。为此,我们还将平均振幅偏差值表示为自由速度行走的百分比(见图 6.9),并进一步研究这种方法是否能根据个体身体功能的差异性更好地反映个体的能量需求。

　　由于平均振幅偏差、EMG 与 METs 之间存在很强的正相关关系,我们的研究结果表明平均振幅偏差和 EMG 可以用作模仿自由生活条件下不同强度活动的能量消耗的替代指标。当我们评估安静地坐着或站着 vs 玩手机游戏时,EMG(而不是平均振幅偏差)能够区分静坐或静站与坐着玩手机游戏或站着玩手机游戏。另一方面,EMG 和平均振幅偏差在区分久坐和非久坐行为方面具有相似的敏感性和特异性,自由步行时 EMG 的阈值和平均振幅偏差分别为 11.9% 和 0.0033g。需要注意的是,平均振幅偏差是绝对测量值,而 EMG 阈值则与个人能力相关(自由步行时的百分比标准化),这表明 EMG 可以为补充加速度测量提供个性化的阈值方法。此外,在本研究中,是通过臀部佩戴加速度计获得平均振幅偏差值的,而在大腿佩戴设备,尤其是利用设备方向指示垂直/水平时,与臀部佩戴设备相比,可能可以更好地区分坐姿和站姿。

　　据推测,肌肉活动是抵消久坐行为,尤其是预防久坐行为产生有害影响的关键生理因素。人体处于站姿时,需要动员更多的下肢肌肉来抵抗重力作用和维持身体姿势,应被视为非久坐行为,并与久坐行为区分开来。例如,用站立代替久坐对心血管代谢的一些益处可能是由于:站立期间肌肉激活程度更高;超重人群的肌肉激活程度高于正常体重人群(超重人群从这些试验中获得了更大的益处);坐着和站立时肌肉激活的个体差异。有趣的是,从研究中可以看出,使用现代可穿戴设备和分析方法来区分自由生活条件下的坐姿和站姿并非易事,但能够区分两者是深入了解久坐和非久坐行为后果的关键要求。因此,区分久坐和非久坐行为可以为未来针对久坐行为的干预措施提供深入的信息。更重要的是,久坐行为和非久坐行为的组合千差万别,但却可以积累类似的总能量消耗,而特定组合对健康结果的影响迄今为止还不甚了解。

本研究的优势包括同步分析比较三种不同客观测量方法来评估久坐行为阈值,以及评估它们区分久坐活动和非久坐活动(有或没有站立相关的活动)的能力。但是,我们没有评估腕戴式加速度计在评估久坐阈值方面的实用性,因此,本研究中提供的阈值不适用于仅手腕佩戴加速度计的研究。我们还直接测量了静息能量消耗值,这让我们能够使用儿童个体特定的 METs 值。由于之前的研究没有收集个体静息能量消耗的数据,所以他们的分析是基于成人的 METs 值。但是,我们的研究样本相对较少,并且仅包括年龄为 7～11 岁的儿童,这可能会妨碍我们的结果在超重或肥胖儿童青少年中的推广。此外,由于我们的样本集中在 7～11 岁的儿童,我们不能排除久坐阈值在不同年龄组之间变化的可能性。已有研究发现,年龄较小的儿童比年龄较大的儿童拥有更高的静息能量消耗值。此外,我们使用了标准化体重的 METs 值,这可能会影响我们的结果,因为体重包括脂肪质量,并且脂肪质量对能量消耗的影响小于肌肉质量。

四、结 论

我们发现,测量的 METs、开源加速度计数据分析和肌肉活动特征可用于区分坐姿和站姿,以及久坐行为和身体活动,并具有适当的敏感性和特异性。如果使用经过验证的阈值,我们就能了解久坐行为的模式特征,并将其与儿童时期的一些健康和生长发育结果联系起来。

第四节　日常久坐行为和身体活动的可视化分析研究[①]

　　在老年人中,推荐进行中高强度身体活动以改善健康状况。然而,老年人大部分清醒时间都是以坐姿或躺姿度过的,即久坐行为。鉴于这种高暴露于久坐行为的情况可能独立于身体活动,与死亡和疾病风险的增加有关。因此,改善健康状况的有效干预手段可能应该同时针对减少久坐时间和增加身体活动。为了设计有效的干预策略以减少老年人的久坐时间和增加身体活动的可能性,我们需要可视化地提供他们的久坐行为模式和身体活动模式的典型特征。

　　有些老年人认为他们的身体活动水平没有达到心理预期标准,我们将这种情况定义为未满足的身体活动需求(unmet physical activity need)。换句话说,未满足的身体活动需求是一种个人感觉,认为自己身体活动水平不足,区别于日常生活中身体活动不足的概念或为老年人推荐的身体活动指南。我们的前期研究显示,未满足的身体活动需求在存在健康问题的人群中更常见,如骨骼肌肉疾病、行动受限、抑郁症状和白天疲劳,但也可能在健康状况良好的人群中出现。目前研究尚未对出现这种心理现象的原因进行广泛探讨,但研究表明,身体活动水平下降、不适应的步行调整(如步行频率减少或放弃长距离步行)、较低的社会经济地位和行动受限会增加感知未满足身体活动需求的风险。自我报告的未满足身体活动需求与实际使用加速度计测量的活动强度之间的关联尚不清楚。在评估老年人的日常活动时,他

　　① 本节主要内容已发表于 *International Journal of Environmental Research and Public Health*,2020;17(18);6887;作者:Gao Ying、Timo Rantalainen、Taija Finni、Erja Portegijs、Johanna Eronen、Taina Rantanen、Merja Rantakokko。

们对未满足身体活动需求的感知应被视为一个重要的因素,可能为针对增加活动和减少久坐时间的干预提供可能性。

目前的研究大多集中在加速度计对个体在特定时间内身体活动和久坐时间的总体测量结果上,很少有研究报告个体在周末与工作日不同时间的身体活动和久坐时间的变异性,以及一天内活动模式和久坐行为如何累积。通过不同时间段生活场景的转变可以预见,久坐时间日间变异性的存在受类型(如工作日、周末、假期)和伴随因素(如购物、爱好等)驱动。一些研究发现,老年人在日常活动中会增加或减少总体活动量,这可能与随着时间段改变的社会生活习惯有关。这些显著的决定因素可能与为老年人提供更多的活动和减少久坐时间的机会有关。然而,这一领域的探索仍然相对匮乏。

因此,本研究旨在考察工作日和周末老年人日常身体活动和久坐时间的差异,以及是否感知到未满足身体活动需求的不同个体之间的活动差异。

一、方　法

(一)研究对象

本研究使用了 LISPE 项目子研究的基线数据。该项目和子项目的详细情况在之前的研究中已有说明。简单地说,LISPE 是一项前瞻性队列研究,侧重于社区居民生活空间流动性的个人和环境因素。纳入标准有:年龄 75～90 岁;独立生活在自己的家里;居住在芬兰(N=848)。所有参与者都接受了电话采访和居家面对面的访谈。在 3 月 26 日至 6 月 15 日期间,参与者佩戴加速计并完成 7 天活动日记表(N=174)完成身体活动的监测。最终纳入研究的样本中,67% 的参与者完全没有行动能力的限制,31% 有轻微的行动困难,只有 2% 有严重的行动困难,他们慢性疾病的中值为 4(IQR＝4)。LISPE 项目获得大学伦理委员会批准。所有参与者都被告知了相关程序,并在测试前签署了知情同意书。

(二)受试者测量

参与者人口统计学特征是通过面对面访谈收集的。受试者被要求在清醒状态下,连续 7 天在腰部右侧佩戴加速度计(Hookie,Tri-axial,AM20 Activity Meter,Hookie Technologies Ltd.,Espoo,Finland),涉水活动取下(例如洗澡、桑拿或游泳)。此外,还提供了关于加速度计使用的详细书面说明。在整个测量周期内,鼓励参与者保持日常生活的常规活动。同时填写活动日记表,记录下在这 7 天内戴上和摘下加速度计的日期和时间。

(三)加速度计数据处理

加速度计测量矢状、冠状和垂直的三个 x、y 和 z 轴上的加速度,动态范围为 ±16g,采样频率为 100 赫兹,13 位。每个样本的总加速度被计算并用于后续的所有分析。使用 Matlab 脚本(R2015b,Mathworks,Inc)对非重叠的 5 秒时间窗口内的平均振幅偏差进行计算,然后以 1 分钟为单位进行平均,每天产生 1440 个值(＝24 时×60 分/时×1 分/窗口×1 值/窗口)。预处理的 1 分钟数据被分为从午夜到午夜的 24 小时段,进一步处理也是按 24 小时段进行。未穿戴时间被定义为至少 1 小时的任何连续时期,所有一分钟的平均振幅偏差都小于 0.024g。在非穿戴时间下,这种加速度计算法能够提供与自我报告一致的结果。在本研究中将排除任何穿戴时间少于10 小时的天数和与常规生活规律异常的天数(例如,生病在家或外出旅行)。

从每一个 1 分钟的平均振幅偏差周期值的 24 小时时间段评估久

坐时间和身体活动。排除所有非磨损时间后,1 分钟值分为久坐(<0.0167g)、低强度身体活动(0.0167～0.091g)、中等强度身体活动(0.091～0.414g)和高强度身体活动(≥0.091g)。强度阈值是基于低强度身体活动的最佳分类,中等强度身体活动和高强度身体活动的平均振幅偏差分别对应 3METs、6METs。中高强度身体活动是由中等强度身体活动和高强度身体活动花费的时间来总结的,记录每天久坐、低强度和中高强度状态下的平均分钟数,并根据每天记录的时间计算出相应活动强度的比例。此外,根据所有记录的每分钟数据,评估久坐、低强度身体活动和中高强度身体活动的累积时段,其中只考虑持续超过 10 分钟的时段。最后,计算了工作日(周一至周五的均值)和周末(周六和周日的均值)的平均振幅偏差值。

(四)身体活动需求未满足

身体活动需求未满足是自我报告感觉,认为自己的身体活动水平不足。身体活动需求未满足通过以下问题进行评估:"如果有人建议你这样做,你觉得你有机会提高你的体育活动水平吗?"和"你想提高你的体育活动水平吗?"。回答选项有"是"和"不是"。认为没有机会增加身体活动,但愿意这样做的参与者被定义为身体活动需求未满足。

受试者特征结果表示为均值和标准差以及 95% 置信区间。结果中报告了每天记录的总时间,每天活动次数,每天平均每分钟的身体活动和久坐时间,每天花费在久坐、低强度身体活动、中等强度身体活动和高强度身体活动的时间比例,并进一步对工作日(周一到周五)和周末(周六和周日)进行了平均,使用 T 检验或非参数 T 检验来检验工作日和周末久坐时间的差异以及是否感知到身体活动需求未被满足的个体之间的差异性。对于日常可变性,统计加速度计测量的久坐时间、低强度身体活动和中高强度身体活动的标准差。使用 IBM

SPSS for Windows Version 24.0(IBM Corp.,Armonk,NY,USA)进行统计分析,设定显著性水平为 $p<0.05$(双侧检验)。

二、结　果

本研究纳入了 174 名居住在社区的老年人(64%为女性),年龄在 75～90 岁。其中 7.6% 的参与者($N=13$)认为身体活动需求未满足。对于加速度计的测量,所有参与者至少有 10 小时记录时间的有效天数共 1103 天,其中包括 792 个工作日和 311 个周末。表 6.7 报告了参与者的特征、身体活动和久坐时间(以分钟为单位)。

表 6.7　受试者基本特征、身体活动和久坐时间

基本特征、身体活动及久坐时间		平均值±标准差
年龄/岁		79.9±4.3
女性占比及数量%(N)		63.8(111)
未达到身体活动需求* 占比及数量,%(N)		7.6(13)
加速度计获得的数据	记录天数	6.3±1.1
	移除天数	0.6±1.1
	每天记录时间/时	13.5±1.3
	久坐时间/(分/天)	607.8±82.9
	低强度身体活动时间/(分/天)	163±61.9
	中高强度身体活动时间/(分/天)	37.9±29.4
	久坐次数(>10 分/天)	16.6±2.9
	低强度和中高强度身体活动次数(>10 分/天)	0.8±0.9

注:* 丢失数据 $N=2$。

所有参与者的记录时间平均为 13.5 时/天±1.3 时/天,包括 75.3%±8.7%久坐时间(95% CI:73.9%～76.6%)、20.1%±7.2% 低强度身体活动时间(95% CI:19.0%～21.2%)和 4.7%±3.5%中

高强度身体活动时间（95% CI：4.1%～5.2%）。其中持续>10 分/天的久坐次数有 16.6 次±2.9 次，低强度和中高强度身体活动次数有 0.8 次±0.9 次（见表 6.7）。平均个体日常可变性久坐时间 5.4%±2.6%，低强度 4.7%±2.4%，中高强度 2.4%±1.7%（见图 6.12）。

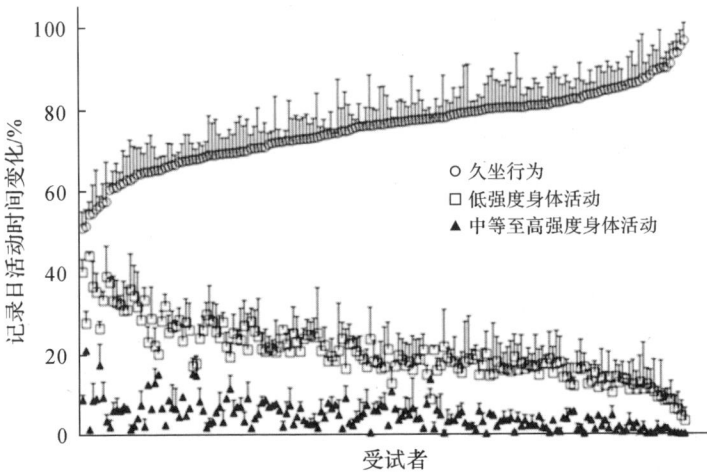

图 6.12　受试者久坐、低强度身体活动和中高强度身体活动时间

注：数据是根据测量到的久坐时间来组织的。标准差表示测量周内每项强度活动日常变化。x 轴根据每个参与者标记。

在工作日，参与者的久坐时间比周末少 1.6%（$p<0.001$），低强度身体活动时间比周天多 1.5%（$p<0.001$），这在身体活动需求未满足的人群中最为显著。与没有感受到身体活动需求未满足的参与者相比，感受到身体活动需求未满足的参与者其中高强度身体活动时间减少 2.1%（$p=0.005$），这在工作日（$p=0.008$）和周末（$p=0.019$）都很明显（见表 6.8）。

表 6.8　工作日和周末身体活动需求未满足和满足受试者的加速度计数据结果

统计项	每天		工作日		周末	
	未满足 （N=13）	满足 （N=159）	未满足 （N=13）	满足 （N=159）	未满足 （N=13）	满足 （N=159）
记录时间/（时/天）	13.3±0.8	13.5±1.3	13.3±1.0	**13.6±1.4**#	13.5±1.0	**13.2±1.5**#
久坐时间/%	76.7±8.9	75.1±8.8	76.2±8.7	**74.7±9.0**#	77.9±9.7	**75.9±9.5**#
低强度身体活动/%	20.6±7.8	20.0±7.2	21.0±7.6	**20.5±7.4**#	19.5±8.8	**19.2±8.1**#
中高强度身体活动/%	**2.7±3.4***	**4.8±3.5***	**2.8±3.4***	**4.9±3.6***	**2.6±3.6***	**4.6±4.1***
久坐次数（>10 分/天）	16.9±2.2	16.6±2.9	16.7±2.4	16.7±3.1	17.2±2.7	16.5±3.6
低或中高强度身体活动次数（>10 分/天）	0.6±1.1	0.9±0.9	0.6±1.1	0.8±0.9	0.8±1.4	0.9±1.1

注：* 粗体数值表示身体活动需求是否被满足受试者之间存在显著差异（$p<0.05$）；# 粗体数值表示工作日与周末之间存在显著差异（$p<0.05$）。

全部受试者在工作日和周末 24 小时活动中每分钟平均振幅偏差的中位数结果如图 6.13 所示。此外，研究将他们的 24 小时活动中每分钟平均振幅偏差的平均值作为补充数据（见图 6.14）。

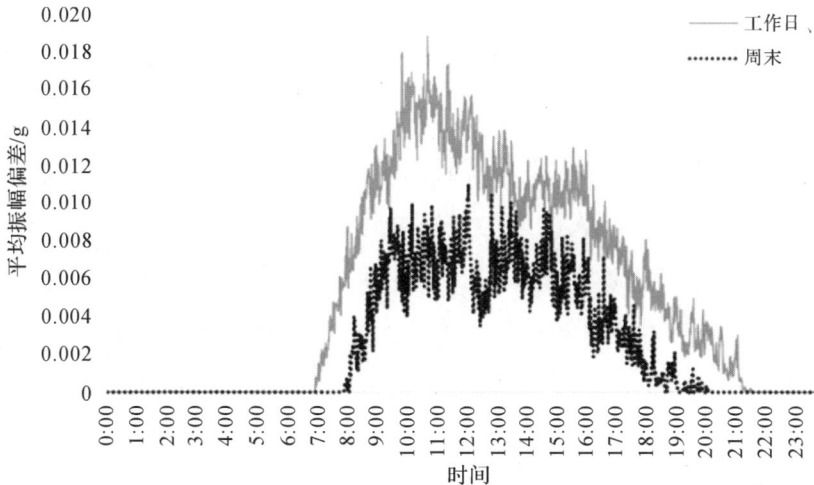

图 6.13　加速度计测量的工作日和周末 24 小时活动的平均振幅偏差（结果显示中位数）

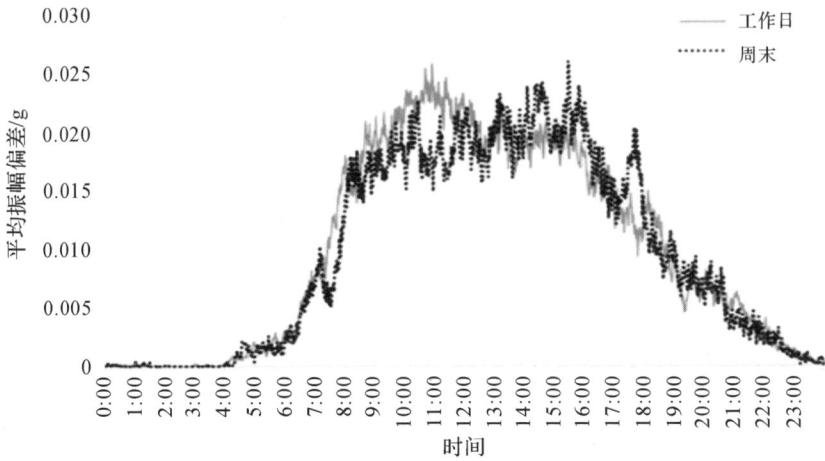

图 6.14　加速度计测量的工作日和周末 24 小时活动的平均振幅偏差（结果显示平均值）

三、讨　论

之前很少有研究对比工作日和周末的日常身体活动模式和久坐时间的差异，以及将身体活动需求是否被满足作为老年人参与更多身体活动的意愿指标。相比周末，老年人在工作日参与的低强度身体活动较多，而久坐时间较少。此外，那些认为身体活动需求未满足的参与者在中高强度身体活动上花费的时间很少，尤其是在工作日。

在本研究中，老年人平均每日久坐时间超过 10 小时，高于代表性样本报告的芬兰老年人的平均久坐时间。在另一项 2011 年基于芬兰成年人健康的子样本研究中，70～85 岁老年人平均每日久坐时间约为 9 小时，测量方法与本研究使用的加速度计和平均振幅偏差方法一致。有学者选择 70～85 岁老年人作为代表样本，而本研究在 75～90 岁范围内进行取样。这种差异部分地解释了可能是年龄的增长导致了更多的久坐行为和更少的身体活动。

我们的研究表明，在设计针对老年人的有效干预策略时，需要独立考虑工作日和周末。同样，其他研究表示，虽然加速度计测量的总的久坐时间在工作日和周末之间没有差异,但老年人可能倾向于在一周内出现行为补偿机制。例如,一些活跃的老年人,通常在工作日较少久坐,但在周末经常久坐。相反,那些工作日久坐时间较长的老年人在周末时往往较少久坐。当关注重点在一天中的特定时间时,我们观察到了工作日和周末之间身体活动时间的差异。在工作日,活动最多出现在10:00—12:00,对应芬兰社会典型的午餐时间。在周末,最活跃的时段出现在15:00—16:00,这可能与社会日常活动有关,例如购物或户外散步。这些发现强调了在设计干预措施时,需要考虑到老年人日常生活模式的差异,特别是活动时间的动态变化。

似乎有许多因素可能导致社区生活流动的老年人的身体活动需求未被满足。例如,自我感知走路有困难的人比那些报告没有困难的人更愿意增加他们的身体活动。而且,社区中较差的环境特征与参与身体活动存在负相关关系,尤其是在未满足身体活动需求且行动不便的人群中。我们之前曾提出,身体活动需求未满足可能是环境需求与个体能力下降的结果。本研究中,我们发现那些达到运动需求的老年人,中高强度身体活动的量几乎是那些有需求未被满足者的两倍(相当于16分/天的中高强度身体活动)。因此,那些认为身体活动需求未被满足的人实际上可能已经减少了活动,因此在日常活动中有较少的中高强度身体活动,尽管他们希望更多地参与中高强度身体活动。这些差异进一步表现为:与感知到身体活动需求未满足的人相比,那些达到身体活动需求的人,在工作日和周末久坐时间较少,低强度和中高强度身体活动较多。先前我们提出,身体活动与生活空间流动性之间存在线性正相关关系。因此,我们建议为那些感受到身体活动需求未被满足的老年人提供更多的身体活动可能性和环境支持,以帮助他们维持更高的生活空间流动性。

在本研究中使用的是来自 LISPE 项目子研究的原始加速度测量

数据,先前的研究报告了基于出厂设置输出或自我报告问卷的身体活动结果。但是,在本研究中,我们使用了最近提出的平均振幅偏差方法对原始加速度数据进行了相应的评估,它具有足够的敏感性和特异性,可以将其与常见的加速度计进行比较,并验证基于平均振幅偏差方法的久坐、低强度身体活动、中等强度身体活动和高强度身体活动的耗氧量的阈值。

本研究为老年人在工作日和周末特定时间点的详细身体活动差异提供了新信息。而且,这项研究的创新之处在于将身体活动需求未满足作为一项指标来考虑,以提供感知到的身体活动不足是否与测量的身体活动和久坐时间相关的证据。然而,需要注意的是,在目前的研究中,只有 13 名参与者认为身体活动需求未满足。LISPE 项目是一项基于人群的队列研究,通常情况下,那些有严重行动困难或健康状况不佳的人不太愿意参加研究。行动不便老年人样本在 LISPE 子研究中相对较少,因此此项研究样本总体上可能具有更高的身体活动水平并且更活跃,因为他们愿意在本研究中佩戴加速度计,故此研究结果不能推广到所有的老年人。此外,值得注意的是,在 LISPE 项目中,与未参与加速度计佩戴的子研究相比,LISPE 项目中认为身体活动需求未被满足的人群参与度较低。尽管未满足身体活动需求的参与者的数量较少,但与达到身体活动需求的被试的久坐时间与身体活动时间相比还是具有差异,这似乎表明未满足的身体活动需求与实际的身体行为有较强关联,可能有助于识别那些可能从干预措施中受益的人群。最后,虽然该方案要求穿戴 7 天,以确保工作日和周末都包括在分析中,但我们并没有从所有参与者中获得完整的 7 天样本,这是自由生活加速度测量中的一个典型问题,因此,我们应用了至少 3 天的成功记录作为纳入标准。

四、结　论

与周末相比,老年人在工作日(周一到周五)的低强度身体活动较多,久坐时间较少,这可能与他们参与到身体活动的机会有关。此外,那些感觉自己身体活动水平不足的老年人在参加中高强度身体活动上的时间更少,特别是在工作日期间。这表明,日常活动组织安排和社会环境对于老年人的身体活动水平具有显著影响,以及需要为那些身体活动需求未被满足的老年人提供促进运动的干预措施以提高老年人的健康水平。

第七章 久坐行为的干预效果研究

第一节 基于坐-站能量转换的急性生理学应答研究[①]

长期久坐与 2 型糖尿病、心血管疾病和全因死亡率的风险增加密切相关。在大样本流行病学研究中,中高强度身体活动并不能完全抵消久坐行为所引起的健康风险。有研究表明,站立与降低全因死亡率和心血管疾病死亡率有关,因此我们推测用站立替代久坐行为可能是有益的。然而,站立是否可以作为久坐的健康替代方式及其健康原因尚不清楚。已有研究表明,站立代替久坐可以在短时间内降低餐后血糖反应,而不影响胰岛素反应。这可能是由于站立时肌肉活动增加,导致肌肉收缩介导的葡萄糖摄取增加。此外,身体活动期间脂肪氧化增加可能通过改善肌肉对脂质的摄取、运输和氧化等方式间接地改善葡萄糖耐量,这有助于清除肌肉细胞内抑制胰岛素敏感性的脂肪代谢

① 本节主要内容已发表于 *Medicine and Science in Sports and Exercise*,2017;49(9):1927-1934;作者:Gao Ying、Mika Silvennoinen、Arto J Pesola、Heikki Kainulainen、Neil J Cronin、Taija Finni。

物。因此,站立可能通过碳水化合物或脂肪氧化增加的相关机制改善葡萄糖耐量,但这些相互抑制的机制尚未与站立期间的肌肉活动和代谢标志物同时量化。需要同时检验这些潜在的机制来解释为什么在一些研究中站立没有引起代谢益处,从而阐明站立是否是久坐的健康替代方式。

因此,本研究的目的是探究坐姿和站姿对 2 小时伏案工作的急性生理反应应答,包括肌肉活动、能量消耗、脂肪和碳水化合物氧化、葡萄糖耐量和葡萄糖耐量负荷后的胰岛素应答。这项研究的主要假设是:与坐姿相比,在葡萄糖耐量负荷后保持站姿工作可以通过增加下肢肌肉活动来增加能量消耗,减少血浆葡萄糖水平而不影响胰岛素应答,以及在葡萄糖耐量负荷增加的情况下,脂肪氧化增加。

一、研究方法

(一)研究对象

纳入标准:健康女性,年龄 40～65 岁,存在较高的患 2 型糖尿病的风险,非孕妇,不吸烟,能够在桌前办公并保持 2 小时坐姿或站姿。

排除标准:自我报告患有长期、慢性骨骼肌疾病,临床诊断患糖尿病以及服用治疗心血管或代谢疾病的药物。

实验开始前由实验人员告知受试者详细的实验程序、潜在的风险和益处,并在实验开始前签署书面知情同意书。所有受试者均自愿参与,有权在任何时候退出实验,且无需说明原因。该研究经过了大学的伦理委员会的伦理批准。通过社会招募,最终共招募到 29 名成年女性。

样本量计算是基于预实验结果($N=6$)中血浆葡萄糖的曲线下总面积(total area under the curve, tAUC)和曲线下净增量面积

(incremental area under the curve,iAUC)的平均变化(分别为88毫摩尔·升$^{-1}$·分$^{-1}$±134毫摩尔·升$^{-1}$·分$^{-1}$和72毫摩尔·升$^{-1}$·分$^{-1}$±105毫摩尔·升$^{-1}$·分$^{-1}$)。假设样本量为18,则可提供至少80%的检验效能(5%显著性,双侧检验)来检测受试者坐姿和站姿之间的血浆葡萄糖差异。这也将有足够的检验效能(至少90%)来检测其他主要结果的差异:能量消耗(相对差异为11%±9%)和股四头肌和腘绳肌的肌肉活动(相对差异为78%±110%)。

(二)研究方法

本研究采用随机交叉实验设计(randomized crossover controlled study)。受试者分别在两天同一时间随机进行办公桌前连续2小时的坐姿或站姿工作。两次实验日之间洗脱期至少6天(最长为21天),以消除任何前次实验的潜在影响因素。在研究开始时,受试者被邀请到实验室熟悉实验流程,完成个人基本信息的问卷,熟悉实验室环境,包括基本的办公设备和一个电动的、高度可调的坐-站工作台(ISKU,Lahti,Finland)。实验期间,工作台的高度根据个人习惯性的坐或站进行个性化调整,办公椅的高度根据人体工程学建议进行单独调整。

在实验前2天,受试者于右髋部佩戴三轴加速度计(X6-1a;Gulf Coast Data Concepts Inc.,Waveland,MS)以监测清醒时的身体活动,并记录佩戴/摘除时间和睡眠时间。受试者被要求在实验前至少12小时避免任何剧烈运动,禁止摄入酒精及咖啡因。在实验前1天,受试者填写一份详细的饮食日记,包括进餐时间、食物和饮料的数量以及类型。并于第二个实验日前进行相同的饮食。所有受试者都得到了口头和书面指导。

实验日流程如图7.1所示,每个实验日,受试者在12小时禁食后,于早上8点开车或乘公交车来到实验室。基线评估包括个人基本信息和体成分检测。EMG 电极贴附在八块被测肌肉上。受试者同时佩戴一个心率监测器和一个气体收集面罩,所有设备准备就绪并同步开始记录。受试者在初始准备阶段先静坐 45 分钟,然后采集空腹静脉血液样本(时间点,0 分钟)。紧接着,受试者摄入含有 110 千卡能量的葡萄糖口服液(GlucosePro;COMED,Tampere,Finland)进行标准的口服葡萄糖耐量试验。随后调整工作台高度,受试者在接下来的 2 小时内进行工作,其间可以使用电脑工作或看书,且在两个实验日执行相同的任务。在站立状态下,受试者被允许晃动或弯腿,但是由于设备的佩戴位置,他们的运动受到一定程度的限制。在 30 分钟、60 分钟和 120 分钟时分别采集静脉血液样本。在实验结束后,受试者继续佩戴 EMG 设备,在跑步机(OJK-1;Telineyhtyma,Kotka,Finland)上以 5 千米/时的速度行走 1 分钟。

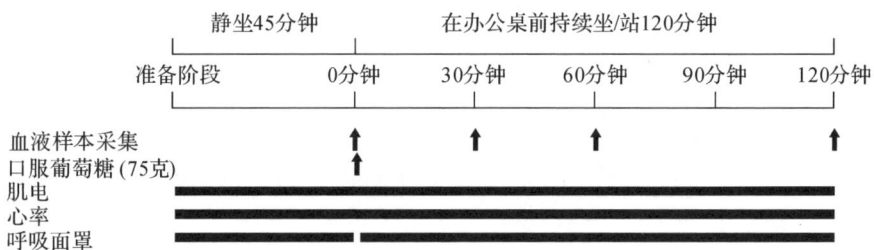

图 7.1　实验日流程

注:在 45 分钟静坐准备阶段后,采集受试者空腹血液样本,随后摄入葡萄糖 75 克(0 分钟)。在 30 分钟、60 分钟和 90 分钟分别进行血液样本采集。

1. 个人基本信息测量

基本信息问卷涉及社会人口统计学、工作和健康相关的项目。身体活动水平通过身体活动问卷调查(NASA/JSC 近一个月的身体活动情况;PA-R-1m)。受试者在禁食状态下使用体成分仪(InBody 720;Biospace Ltd.,Seoul,Korea)进行身体成分的测量。在实验日早晨,受试者在禁食条件下使用相同设备测量身高和身体成分，包括体重、骨骼肌质量、去脂体重、脂肪质量、身体脂肪百分比和计算身体质量指数。

2. 身体活动、睡眠时间和饮食记录

三轴加速度计用于客观监测清醒时的身体活动情况。每1分钟获得一组身体活动数据，加速度计计数（counts）小于100次/分视作久坐时间，101～1952次/分视作低强度身体活动，超过1952次/分视作中高强度身体活动（Freedson，Melanson，Sirard，1998）。佩戴时间和摘除时间由每日记录日志确定。根据自我报告，睡眠时间以分钟为单位。使用基于网络的饮食回忆问卷对每日饮食进行记录和分析，以确定能量摄入，包括脂肪、蛋白质和碳水化合物的含量和占比。

静脉血液样本的收集和分析使用标准的临床程序，分析指标包括血脂、甘油、血浆葡萄糖（Konelab 20 Xti；Thermo Fisher Scientifi Oy，Vantaa，Finland）、血清胰岛素和皮质醇（Immulite 2000 Xpi；Siemens Healthcare Diagnostics，Sudbury，United Kingdom）。分析变异系数甘油三酯为2.4%，甘油为1.7%，游离脂肪酸为2.8%，皮质醇为7.8%，葡萄糖为1.7%，胰岛素为4.2%。

总胆固醇，HDL-C和LDL-C，甘油三酯，甘油，游离脂肪酸，皮质醇，葡萄糖和胰岛素从空腹血（0分钟）开始分析。口服葡萄糖后，分别在不同时间节点（30分钟、60分钟和120分钟）采集血液样本，包括甘油三酯、甘油、游离脂肪酸、皮质醇、葡萄糖和胰岛素的分析。少数缺失的样本（$N=1$在30分钟；$N=1$在60分钟）通过同一样本的其他可用样本点使用二次多项式的最佳拟合方程进行插值。使用曲线下面积的梯形近似法计算葡萄糖、胰岛素、甘油三酯、甘油、游离脂肪酸和皮质醇在120分钟期间的曲线下总面积和曲线下净增量面积，其中曲线下总面积从0水平计算，曲线下净增量面积从空腹水平计算。

3. 间接测热法和心率

受试者通过装有通风传感器和气体采样管的面罩呼吸。通气量、摄氧量（VO_2）和二氧化碳产量（VCO_2）使用 Jaeger Oxycon Pro 和 LabManager 3.0 软件（Viasys Healthcare GmbH，Hoechberg，Germany）通过逐呼吸法收集。每次试验前校准设备，并针对大气压力、温度和湿度进行标准化。采集通气量（VE）、呼吸频率、摄氧量、二氧化碳含量、单位体重氧气消耗量、呼吸交换比和 METs 等数据，并以30秒的间隔进行平均用于数据分析。利用呼吸熵值、相应的热量当量值（不含蛋白质）和摄氧量，计算能量消耗和脂肪及碳水化合物的利用率。对于准备阶段，取连续15分钟最低值代表稳定状态，其中平均静息能耗为 0.9 千卡/分±0.1 千卡/分，脂肪和碳水化合物能量的比率分别为 60.0%±10.8% 和 40.0%±10.8%。在坐姿和站姿工作期间，摘除面罩的时间段不被纳入统计，最终计算平均值作为主要参数结果。

心率通过心率带（Polar Electro Oy，Kempele，Finland）记录。在实验期间，每5秒记录一次心率，并在2小时实验周期内取平均值。

4. EMG

EMG 用于记录实验过程中背部和下肢肌肉的肌肉活动振幅。使用标准电极放置程序，并对皮肤进行标准的预处理。双极电极（Ag/AgCl，Ambu White Sensor 4500M；Ambu Inc.，Columbia，MD）单侧附着在下列肌肉的右侧：胸椎竖脊肌（thoracic erector spinae，TES）、腰椎竖脊肌（lumbar erector spinae，LES）、腰椎多裂肌（lumbar multifidus，LM）、股二头肌（biceps femoris，BF）、股外侧肌（vastus lateralis，VL）、胫骨前肌（tibialis anterior，TA）、腓肠肌内侧肌（gastrocnemius medialis，GM）和比目鱼肌（soleus，SOL）。所有肌肉的电极间距离均为20毫米。EMG 振幅根据不同通道进行标准化处

理,并表示为在跑步机上以 5 千米/时行走期间的百分比。使用 ME6000 生物监测仪收集信号,使用 Megawin 软件(Mega Electronics Ltd.,Kuopio,Finland)计算原始肌电信号的均方根值。为了反映整体肌肉活动水平,对来自不同肌肉的标准化数据进行平均,以产生平均整体肌肉活动水平。通过胸椎竖脊肌,腰椎竖脊肌和腰椎多裂肌计算平均背部肌肉活动;通过股二头肌和股外侧肌计算平均大腿肌肉活动;通过胫骨前肌,腓肠肌内侧肌和比目鱼肌计算平均小腿肌肉活动。

5. 统计分析

统计分析采用 IBM SPSS Statistics 22.0(SPSS Inc.,Chicago,IL, USA)进行。除特殊说明外,结果均以平均值±标准差或频数(百分比)的形式报告。使用 Shapiro-Wilk 检验评估数据的正态性。采用配对样本 t 检验(适用于正态分布数据)或 Wilcoxon 符号秩检验(适用于非正态分布数据)评估基线变量的差异,包括体重、饮食和身体活动等参数,以及实验日之间空腹状态下的变量指标。为评估坐姿和站姿条件对受试者体内代谢标志物、能量消耗、肌肉活动和平均心率的影响,同样采用配对 t 检验或 Wilcoxon 符号秩检验。使用 Spearman 相关系数(r)评估肌肉活动与潜在参数(包括代谢反应和能量消耗)之间的相关强度。统计学显著性水平设定为 $p < 0.05$。

二、结　果

(一)样本特征

在符合纳入标准的 29 名受试者中,6 名因服用药物而被排除,5 名因日程原因退出。最后,18 名健康女性被纳入本研究。他们的年龄在 40～64 岁,其中 12 名为绝经女性,6 名为围绝经期女性。对于围绝经期女性,实验在非月经期进行。月经周期状态对结果的可能影响

通过独立样本 t 检验，在单独的分析中进行测试，并发现不影响结果（数据未显示）。2 名受试者在站立工作 1 小时后因为感到虚弱和不适而停止实验，最终 16 名受试者完成了全部实验条件。其中 2 名受试者存在部分数据缺失情况，其坐姿条件下数据完整，但站姿条件下数据缺失，我们分析了他们第一个小时的平均能量消耗、EMG 和心率数据。所有受试者的基本特征如表 7.1 所示。

表 7.1　受试者基本特征

特　征		平均值±标准差
年龄/岁		49.4±7.9
身高/厘米		164.6±7.2
体重/千米		63.2±7.8
BMI/（千克/米²）		23.4±2.8
骨骼肌质量/千克		25.0±2.7
去脂体重/千克		45.5±4.5
体脂/千克		17.7±6.5
体脂率/%		27.5±7.1
工作中坐姿时间/%		73.1±19.9
工作中站姿时间/%		14.3±13.1
工作中步行时间/%		12.7±11.1
闲暇时坐姿时间/时		3.4±1.2
大学以上学历		15(83.3)
自我评估健康水平 $n(\%)$	非常健康/比较健康	16(88.9)
	一般	2(11.1)
体能水平[a]，$n(\%)$	低（0~1）	3(16.7)
	中（2~3）	7(38.9)
	高（4~7）	8(44.4)
工作使用电脑时间，$n(\%)$	4 时/天以上	15(83.3)
	2~4 时/天	3(16.7)

续表

特　征		平均值±标准差
连续使用电脑时间， n(%)	<1 时	2(11.1)
	1～2 时	4(22.2)
	>2 时	5(27.8)
	在短期和长期之间交替	7(38.9)
间断久坐频率， n(%)	每天多次	11(61.1)
	每天平均 1 次或更少	6(33.3)
	从不	1(5.6)

　　注：a 非锻炼身体活动问卷(nonexercise physical activity questionnaire)，类别一(0～1)为低，类别二(2～3)为中，类别三(4～7)为高(Ross，1990)。

　　实验日之间的基线数据(身体成分、饮食和身体活动)和 0 分钟时实验的空腹状态下各指标参数值没有显著差异(见表 7.2)，在两个准备阶段的能量消耗和标准化 EMG 也没有显著差异。

表 7.2　两个实验日空腹状态的基线评估(0 分钟)

特征(N=18)		坐	站	p
体重/千克		63.4±7.7	63.4±7.8	0.966
身体活动/ (分/天)a	记录时间	884.4±81.4	879.2±91.7	0.605
	久坐	579.8±111.7	569.2±106.3	0.628
	低强度	269.1±75.6	272.6±108.4	0.877
	中高强度	36.6±27.8	38.2±25.0	0.764
	睡眠时间	480.5±50.4	467.3±48.5	0.338
食物摄入	EE(千卡/天)	1786.6±331.5	1802.6±411.5	0.827
	脂肪(克/天)	70.7±23.0	68.7±23.1	0.583
	蛋白质(克/天)	80.4±19.4	75.9±26.8	0.318
	碳水化合物(克/天)	190.3±54.7	202.5±50.7	0.435

续表

特征($N=18$)		坐	站	p
空腹状态下血液指标	总胆固醇/(毫摩尔/升)	4.98 ± 0.92	4.89 ± 0.87	0.363
	高密度脂蛋白胆固醇/(毫摩尔/升)	1.95 ± 0.45	1.94 ± 0.45	0.571
	低密度脂蛋白胆固醇/(毫摩尔/升)	2.85 ± 0.8	2.77 ± 0.7	0.279
	甘油三酯/(毫摩尔/升)	0.95 ± 0.25	0.90 ± 0.35	0.084
	甘油/(毫摩尔/升)	72.6 ± 43.1	65.8 ± 22.5	0.519
	游离脂肪酸/(微摩尔/升)	591.8 ± 306.4	535.1 ± 174.8	0.528
	皮质醇/(微摩尔/升)	368.4 ± 145.9	348.0 ± 143.6	0.616
	血糖/(毫摩尔/升)	5.4 ± 0.4	5.5 ± 0.4	0.428
	胰岛素/(微摩尔/升)	26.7 ± 16.0	25.7 ± 14.7	0.679
	心率/bpm	67.4 ± 10.6	65.7 ± 8.8	0.167

注：ª 丢失 2 个数据。

(二)肌肉活动

在 2 小时站姿期间,背部、大腿和小腿的总肌肉活动水平比坐姿时高 49.4%(站姿 26.4%±9.4%;坐姿 19.1%±5.9%,$p=0.006$)。这种差异是由于大腿肌肉的活动增加了 173.6%(站姿 17.2%±8.4%;坐姿 6.9%±2.1%,$p<0.001$),小腿肌肉的活动增加了 160.5%(站姿 15.9%±6.1%;坐姿 7.0%±2.5%,$p<0.001$),但背部肌肉的活动没有显著差异(站姿 39.0%±16.6%;坐姿 43.0%±18.4%,$p>0.05$)。详细结果如图 7.2 所示。

(三)能量消耗

2 小时站姿和坐姿工作的能量消耗和心率如表 7.3 所示。与坐姿相比,2 小时站姿工作期间,总能量消耗的平均值增加了 9.2%($p=0.002$),脂肪利用率从 39.4%增加到 48.3%($p=0.008$),而碳水化合物利用率从 60.6%减少到 51.7%($p=0.008$)。伴随着能量消耗,站姿工作

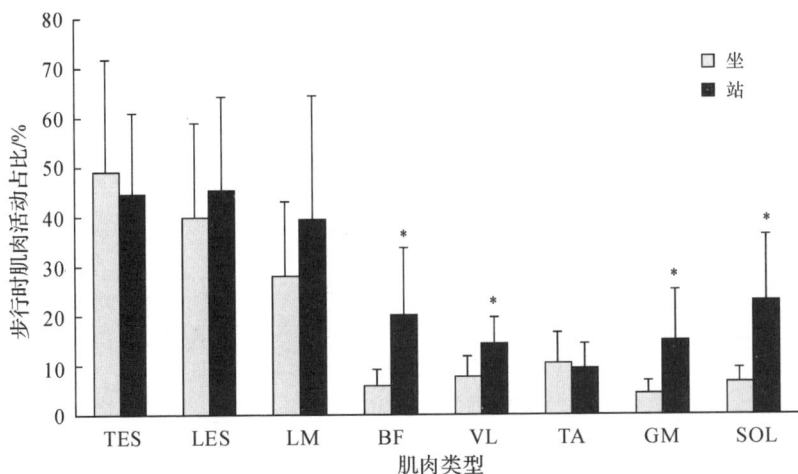

图 7.2　坐姿和站姿下不同肌群的肌肉活动

注：胸椎竖脊肌(TES)、腰椎竖脊肌(LES)、腰椎多裂肌(LM)、股二头肌(BF)、股外侧肌(VL)、胫骨前肌(TA)、腓肠肌内侧肌(GM)和比目鱼肌(SOL)的肌群活动。

导致心率比坐姿高 12.0%($p<0.001$)。能量消耗与平均大腿肌肉活动($r=0.392$, $p=0.022$)和小腿肌肉活动($r=0.378$, $p=0.028$)呈正相关。

表 7.3　两个实验日肌肉活动、能量消耗、心率和代谢标志物结果

变量($N=18$)		坐	站	p
步行时肌肉活动百分比占比/%	总计	19.1 ± 5.9	26.4 ± 9.4	0.006
	背部	39.0 ± 16.6	43.0 ± 18.4	0.446
	大腿(thigh)	6.9 ± 2.1	17.2 ± 8.4	0.000
	小腿(leg)	7.0 ± 2.5	15.9 ± 6.1	0.000、
能量消耗[a]	通气量/(升/分)	8.5 ± 1.3	9.5 ± 1.8	0.002
	呼吸频率/(升/分)	15.3 ± 2.2	16.3 ± 2.7	0.037
	摄氧量/(升/分)	226.4 ± 28.9	248.3 ± 35.4	0.001
	二氧化碳产量/(升/分)	199.2 ± 25.5	212.1 ± 33.3	0.031
	单位体重氧气消耗量	3.6 ± 0.5	4.0 ± 0.6	0.001

续表

变量（$N=18$）		坐	站	p
能量消耗[a]	呼吸交换率	0.879 ± 0.021	0.853 ± 0.026	0.005
	METs	1.0 ± 0.2	1.1 ± 0.2	0.001
	单位能耗 EE/（千卡/分）	1.1 ± 0.1	1.2 ± 0.2	0.002
	脂肪燃烧（%能量消耗）	39.4 ± 7.3	48.3 ± 9.1	0.008
	碳水化合物燃烧（%能量消耗）	60.6 ± 7.3	51.7 ± 9.1	0.008
	心率/bpm	75.0 ± 12.6	83.8 ± 14.8	0.000
代谢标志物[a]	血糖 tAUC/（毫摩尔·升$^{-2}$·分$^{-2}$）	897.7 ± 139.4	981.7 ± 182.5	0.026
	血糖 iAUC/（毫摩尔·升$^{-1}$·分$^{-1}$）	246.7 ± 125.0	321.7 ± 159.6	0.017
	胰岛素 tAUC[b]（毫摩尔·升$^{-1}$·分$^{-1}$）	28512.2 ± 11812.0	$30135.1\pm16,423.5$	0.411
	胰岛素 iAUC[b]	$25006.6\pm10,297.5$	$26912.1\pm15,310.9$	0.346
	甘油三酯 tAUC/（毫摩尔·升$^{-1}$·分$^{-1}$）	112.5 ± 32.8	112.4 ± 46.4	0.989
	甘油三酯 iAUC	0.9 ± 6.0	5.7 ± 12.4	0.103
	甘油 tAUC（毫摩尔·升$^{-1}$·分$^{-1}$）	5676.7 ± 2188.9	6263.2 ± 1688.4	0.164
	甘油 iAUC	-2274.6 ± 2313.0	-1765.6 ± 2214.0	0.959
	游离脂肪酸 tAUC（微摩尔·升$^{-1}$·分$^{-1}$）	29925.7 ± 11444.1	36019.5 ± 11183.4	0.127
	游离脂肪酸 iAUC	-37932.7 ± 28876.0	-27300.8 ± 21020.1	0.215
	皮质醇 tAUC[b]（纳摩尔·升$^{-1}$·分$^{-1}$）	38539.5 ± 11369.3	42799.3 ± 21261.4	0.427
	皮质醇 iAUC[b]	$-5524.5\pm11,621.0$	$-0.7\pm11,426.9$	0.194

注：[a] 丢失 2 个数据；[b] 丢失 3 个数据；粗体 p 值表示各组之间的显著差异。

(四)代谢标志物

图 7.3 和表 7.3 显示了坐姿和站姿条件下对葡萄糖负荷的代谢反应。站姿工作时测得的血糖曲线下总面积(9.8%,$p=0.026$)和曲线下净增量面积(42.3%,$p=0.017$)显著高于坐姿。在口服葡萄糖后,血浆葡萄糖的平均浓度持续上升直到 60 分钟,在站立期间达到 9.3 毫摩尔/升±2.6 毫摩尔/升,而对于坐姿工作,葡萄糖在 30 分钟时达到 8.6 毫摩尔/升±1.2 毫摩尔/升的峰值。对于曲线下总面积,

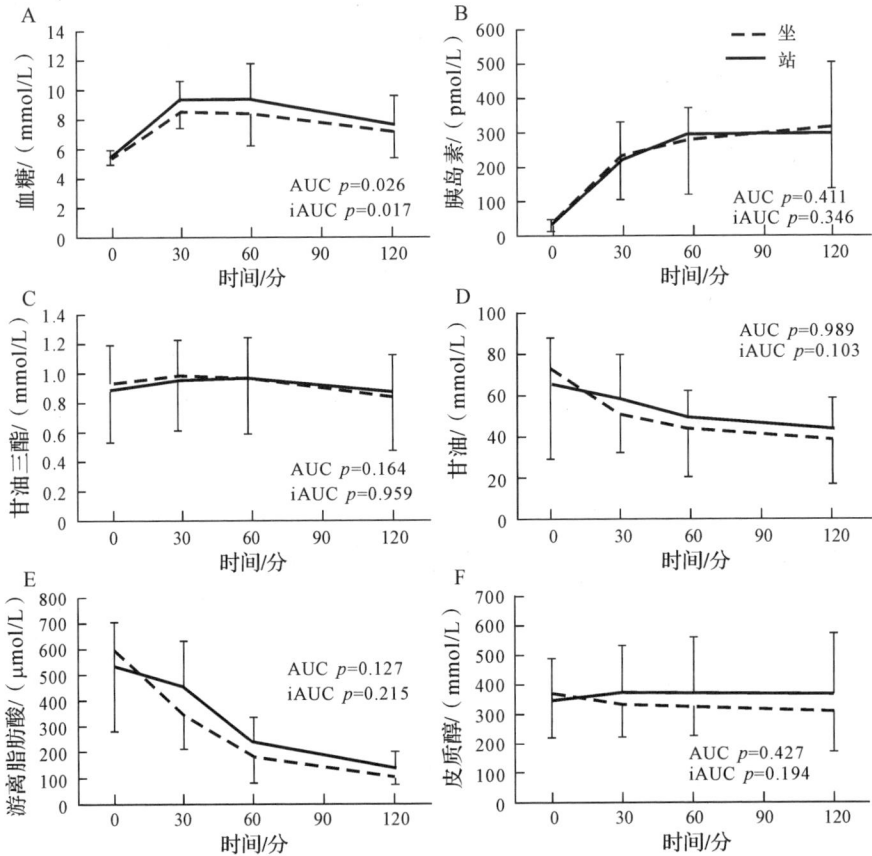

图 7.3　口服葡萄糖(75 克)后站姿和坐姿状态下的生理反应

注:血糖(A)、胰岛素(B)、甘油三酯(C)、甘油(D)、游离脂肪酸(E)和皮质醇(F)反应(平均值±标准差)。

曲线下净增量面积和 2 小时血清胰岛素、甘油三酯、甘油、游离脂肪酸及皮质醇的浓度水平的变化在不同条件下没有显著差异。任何代谢反应和 EMG 之间均没有显著相关性。

三、讨　论

本研究为中年女性在葡萄糖耐量负荷后 2 小时内采取坐姿和站姿对急性代谢反应、能量消耗和肌肉活动的影响提供了实验依据。与研究假设一致，与坐姿相比，站姿工作引起了更高的肌肉活动、更高的能量消耗和脂肪氧化水平。然而，与假设相悖的是在葡萄糖耐量负荷后，站姿工作时血糖浓度反而更高。这些结果表明，在葡萄糖耐量负荷后的 2 小时内，站姿和坐姿工作对能量底物利用比例存在差异，表现为站立期间脂肪氧化增加，而碳水化合物利用减少（见图 7.4）。这一发现揭示了坐-站姿势转化对葡萄糖耐量负荷后代谢反应的影响，为进一步探究身体姿势与代谢健康的关系提供了新的视角。

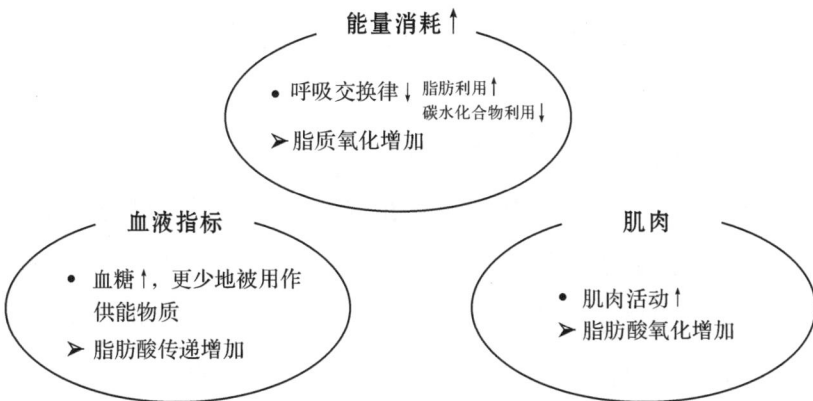

图 7.4　当由坐姿转换为站姿时的能源物质转化

既往研究使用间接测热法，测得连续静站比静坐多消耗 0.07 千卡/分的能量，这与本研究测得的 0.10 千卡/分差值接近，这表明尽管允许受试者摇摆和弯曲他们的下肢，但受到活动限制的影响，受试者主要是以静站为主。下肢肌肉活动与能量消耗呈正相关，表明了下肢肌肉活动是站立时能量消耗增加的主要因素。然而，肌肉活动和能量消耗都与代谢变化无关，这表明除了下肢肌肉活动或总能量消耗，存在其他因素可以解释站立代替坐姿带来的健康效益的原因。

从该研究中我们发现与坐姿相比，站姿时脂肪氧化增加，碳水化合物氧化减少。这表明脂肪酸作为能源物质的使用率增加，脂肪酸氧化为肌肉活动供能的能力增强，这支持了低强度身体活动（如站立）可能会改变脂肪和碳水化合物使用比例的假设。从长远来看，即使是在没有能量负平衡或短期胰岛素敏感性改善的情况下，脂肪氧化增加都可能有助于清除抑制胰岛素的脂肪代谢物和异位脂肪储存，同时对全身以及肌肉和肝脏胰岛素敏感性产生有益影响。虽然在这项研究中，在葡萄糖负荷后站姿和坐姿条件下 2 小时的胰岛素或甘油三酯水平变化没有差异，但我们的结果证实了先前研究的结果，即坐站交替 30～45 分钟后，餐后胰岛素和血脂没有显著变化。Romijn 等（1993）发现当人体从静息状态转换到活动时，脂肪分解是主要的能量输出方式，脂肪组织释放的游离脂肪酸是在低强度运动时肌肉使用的主要能源物质。站立时肌肉活动的增加也有可能通过增加血流量的方式增加游离脂肪酸向肌肉的输送。尽管在这两种情况下游离脂肪酸动员情况相似，但在站立时游离脂肪酸浓度的下降比坐姿时稍慢。然而，这种效应在本研究中并不显著。因此，我们推测站立能够缓解胰岛素造成的脂解抑制，因为站姿状态下甘油三酯和游离脂肪酸都比坐姿时降低得慢。脂肪的第二个主要来源是直接储存在肌肉中的甘油三酯释放的游离脂肪酸，这种释放在低中强度的运动中会增加。因此，我们得出结论，在本研究条件下，站立期间能量需求的增加是通过增加脂肪氧化（可能是由于游离脂肪酸的输送增加和/或肌内游离脂肪酸的氧化增加）和减少碳水化合物氧化来完成的。

　　本研究发现站立时的循环血浆葡萄糖水平升高，这表明站立时可能不需要葡萄糖作为额外的能源物质。这与先前的研究结果矛盾，他们发现站立时血糖波动减弱。然而，先前的研究使用标准化的站立间断或在现实办公环境中站立工作。与本研究中主要是静止站立相比，这两者都可能引起更高的能量消耗。此外，研究发现办公室工作时站姿相对于坐姿的 EE 增加了 0.83 千卡/分，远高于本研究中的结果（0.10 千卡/分）。这表明可能需要频繁的站立间断或走动来将 EE 升高到静止站立的水平以上，从而引起葡萄糖耐量的变化。此外，该研究中的高能量消耗是通过心率而不是使用间接测热法估计的，这也可以解释结果间的差异。其他因素也可能导致明显的血糖反应差异，包括年龄、性别、BMI、代谢状况和身体活动水平。例如，相较于本研究纳入的 BMI 较低的受试者，站立对代谢的改善效果在 BMI 较高的受试者中更明显，因为有研究发现，与正常体重的受试者相比，站立时超重受试者的肌肉活动更强。比较结果时要考虑的另一个重要因素是能量摄入的时间过程。在该研究中，能量是在站立期间摄入，因为我们的目的是研究站立和营养加载之间的相互作用，就像日常生活中能量的摄入和消耗是同时发生的。由于饮食和身体活动之间缺乏同步的相互作用，一些研究将能量摄入设置在了身体活动之后，使之无法与本研究结果直接比较。实验设计的差异可能是结果矛盾的原因，如久坐间断的强度和频率以及伏案工作坐姿持续时间。重要的是，与大多数以短时间活动间断的实验研究不同，该研究区分并研究了坐姿和站姿的独立效果。需要注意的是，尽管葡萄糖水平的增加似乎会引起不利影响，但干预后或长期来看，脂质氧化的增加有利于提升胰岛素敏感性，且最终效果可能是积极的，当然这需要在纵向追踪研究中得到证实。

　　该实验中,我们使用了一个受控的实验环境来消除潜在的混杂因素影响。为了尽可能地模拟正常的办公室环境,受试者首先要熟悉实验室布局,在实验过程中,我们要求他们执行日常任务,包括浏览互联网、写电子邮件、编辑文档、阅读等。此外,我们确保受试者在两个实验日做同样的工作,同时两次测试开始时的基线评估之间没有差异,这能够证明观察到的变化是由于姿势变化(坐姿/站姿)而不是外部因素引起的。然而,受试者之间在饮食模式以及脂肪、蛋白质和碳水化合物的摄入量方面的一些差异可能会影响结果。未来的研究应在实验日前标准化膳食,以最大限度地减少饮食对结果的潜在影响。此外,先前的研究在实验期间提供了非标准午餐或混合测试饮料,而不是葡萄糖饮料,这可能会引起不同的餐后血糖反应。先前的研究表明营养成分组成的差异会影响血糖浓度,与摄入含葡萄糖和蛋白质的饮料的组相比,摄入葡萄糖饮料的组餐后血糖浓度明显更高。

　　需要注意的是,2 小时坐姿或站姿伏案工作引起的急性反应不能延伸至长期影响。气体收集和肌电实验的实验设备限制了受试者的随意活动。在实验过程中,单侧肌肉活动可能导致一些关于姿势变化的信息丢失。此外,这项研究旨在包括单次 2 小时连续坐/站,目的是在标准化条件下诱导明显的生理变化。持续站立 2 小时可能并不适合所有受试者,其中两位受试者在站立的第一个小时后感觉虚弱和不适,因此无法收集这两名受试者在站立工作期间的全部数据。在未来的研究中应仔细考虑这一点,因为人体工效学建议连续站立时间应限制在 1 小时内,并在站立期间频繁调整姿势。此外,在提倡站立替代久坐之前,应考虑几个与健康和工作相关的因素,如下肢疲劳不适,全身疲劳,反应力和专注度下降,腿部肿胀和静脉血汇集以及腰痛。未来的研究还应确定现实环境中伏案工作时坐姿和站姿的积极和消极影响。

四、结　论

与葡萄糖耐量负荷后的久坐相比,保持站姿工作增加了肌肉活动、能量消耗和血浆葡萄糖浓度。通过站立工作可以促进能源底物转换,有利于脂肪氧化产生能量,这可能源于骨骼肌肉中的局部脂肪储存的氧化或通过血液将能量底物输送到身体其他部位。

第二节　工效学介入对减少久坐和增加站立的干预研究[①]

工作环境通常会限制办公室职员的身体活动,引起久坐行为的增加。在发达国家,大约2/3的成年人从事久坐不动的工作,其中,在工作日他们有超过一半的时间处于久坐状态,而闲暇时每天也有 2.9 小时的久坐时间。在芬兰,46％的女性和51％的男性在工作日久坐超过6 小时。一项荟萃分析的研究发现,久坐会从多个方面损害人体的健康,如增加心血管疾病的发病率、住院率和死亡率等,且久坐的危害独立于身体活动。因此,制定工作环境中久坐行为的干预方案,减少办公室职员的久坐时间,改善他们的健康是人体工效学研究领域的当务之急。

在办公室使用坐-站工作台被认为是一种可以减少职员久坐行为的有效策略。研究表明,使用坐-站工作台可使大部分的久坐时间由站姿时间替代,因而减少了办公室职员的自我报告和客观测量的久坐时间。长期保持坐姿被认为是导致骨骼肌不适和疼痛的风险因素。大量工效学领域的研究显示,使用坐-站工作台可以在维持工作效率

[①]　本节主要内容已发表于 *European Journal of Spont Science*,2016;16(6):747-744;作者:Gao Ying、Nina Nevala、Neil J. Cronin、Taija Finni。

的基础上，减少由久坐引起的骨骼肌不适。先前研究提出的一项基于社会生态模型理论认为：久坐行为受到多重因素的影响，当前的重点是研究如何在工作环境中改变环境属性，制定减少工作环境中久坐行为的干预措施。例如，即使在办公室引入坐-站工作台，但职员未养成使用的习惯则不足以减少他们的久坐时间。研究结果显示，每天使用坐-站工作台的职员不到 20%，较年长职员的使用频率则更低。也有调查研究了坐-站工作台的可用性，同时也测量了在真实工作环境中，使用坐-站工作台后久坐时间的变化。

对于办公环境而言，目前的关注点在于环境干预是否能有效的减少办公室职员的久坐时间，并在持续的一段时间内改善他们的健康。因此，本研究的主要目的是探索 6 个月坐-站工作台的使用对办公室职员的久坐时间、骨骼肌舒适度和工作能力的影响。同时，研究还考察了在真实工作环境中坐-站工作台的可用性。

一、研究方法

（一）研究对象

本研究共招募了 48 名受试者，受试者包括了科研人员、教师、行政人员、助理、教授和技术人员等在内的某大学办公室职员，且均受过高等教育。受试者分为干预组和对照组，样本量均为 20 人（考虑到样本量可能流失 20%，招募 24 人），则至少有 80% 的效度（5% 显著性，双侧检验）来检测两组每日 8 小时工作日（至少存在 10% 弹性延长，即每日 48 分钟）的差异。所有受试者都被邀请在 MrInterview 系统（SPSS Dimension Net，Version 5.5）上填写在线问卷（见下文），分别进行基线测量和结果测量。最终完成两次在线问卷填写的 45 人（干预组 24 人；对照组 21 人）被纳入分析，3 名对照组的受试者流失。

干预组受试者($N=24$)在 6 个月的干预期内使用坐-站工作台(ISKU,Finland)进行日常工作,在使用过程中允许受试者调整台面高度以及选择坐姿或站姿进行工作,同时对受试者进行了简单的坐-站工作台使用指导,除此之外没有给予其他提示。对照组($N=21$)在 6 个月的实验期内则使用传统坐位工作台进行日常工作。该研究通过了大学的伦理审查,所有的受试者在实验前均签署了知情同意书。

(二)问卷

问卷共包括 43 个问题,涉及人口统计学信息、在办公室工作中的电脑使用情况、久坐时间、身体活动水平、自我感知的骨骼肌舒适度和工作能力。

人口统计学信息则包含年龄、身高、体重、性别、受教育水平、身体活动水平、自测健康和办公室工作经验等。

在办公室中电脑的使用情况由三个项目进行评估:"您在职业生涯中使用电脑多久了?""您在一个工作日内使用几个小时电脑?"和"您通常连续使用电脑多长时间?"。

在办公室工作中的久坐时间可通过以下问题来评估:"在过去的三个月,在你一天的工作时间中,平均你坐着/站着的时间有多少?($0\%\sim100\%$)","过去 3 个月内,您在工作台上进行电脑工作的平均坐/站时间有多少?($0\%\sim100\%$)"(遗漏的回答被排除,$N=1$)和"在您每天的空闲时间里(不包括工作时间)平均每天坐着的时间有多长?($0\sim8$ 小时)"(排除缺失数据或超过 8 小时的回答,$N=4$)。问卷的结果被用来确定坐姿和站姿工作时间的百分比,坐姿和站姿的电脑工作时间的百分比,以及闲暇时的久坐时间。

研究同样收集了有关骨骼肌健康和工作能力相关的数据。在正常工作日结束时,对身体各部位(颈部和肩部、上肢、背部和下肢)的骨骼肌舒适度进行评分,评分范围从 1(非常舒适)到 5(非常不舒适)。

受试者还回答了"与您的最佳工作能力相比,如何评价您当前的工作能力"]这个问题,评分范围从 0(完全无法工作)到 10(工作能力最佳)遗漏的回答被排除,$N=2$)。

在干预组中,通过询问受试者在 6 个月干预后对坐-站工作台的可调节性和满意度评价来评估它的可用性。有关坐-站工作台使用的问题是:"您多久调整一次工作台的高度?"我们将自我报告使用坐-站工作台"一天几次[several times a day]"或"一天一次[once a day]"的受试者归类为日常使用的受试者。其他人被归类为不常使用的受试者。

（三）数据分析

实验结果以平均值±标准差表示。使用组间相关性来评估"久坐时间"测试的重测信度,结果表明重测信度良好(组内相关系数=0.804,95% CI:0.665～0.889),其中坐姿时间(包括总久坐时间和电脑前久坐时间)和站姿时间(总站立时间和电脑前站立时间)的 Cronbach's 系数分别为 0.712 和 0.741。经检验,一些变量虽然有非正态分布的特征,但是其偏斜度和峰度值均较低,因此允许使用带有重复测量的方差分析以检验干预效果。当方差分析结果具有显著性时,事后多重比较使用最小显著性差异法(least significant difference,LSD)进行两两比较。两组受试者的人口统计学差异使用独立样本 t 检验(正态数据)或 Mann-Whitney U(非正态数据)的方式进行检验,使用分类变量的卡方检验或 Fisher 精确测试的卡方测试进行测试。使用 Spearman 相关系数评估坐姿时间、站姿时间的变化,坐姿时间和自我感知骨骼肌舒适度的变化之间的相关性(r 值),r 值介于-1～1,正值代表正相关,负值代表负相关,r 值小于 0.30 为弱相关,r 值介于0.30～0.49 为低程度相关,r 值介于 0.50～0.69 为中等程度相关,r 值介于 0.70～0.89 之间为强相关,r 值大于 0.90 则为极强相关。使用 SPSS 16.0 统计软件(SPSS Inc,Chicago,IL)对结果进行分析。显

著性水平为 $p < 0.05$（双侧检验）。

二、结　果

干预组和对照组的人口统计学信息如表 7.4 所示。受试者的年龄范围为 26～67 岁，其中大多数受试者有高等教育的经历（95.6%）。干预组受试者年龄比对照组大（$p = 0.007$），且有更多的办公室工作经历（$p = 0.025$）。其他结果均不显著。

表 7.4　干预组和对照组的人口统计学信息[a]

统计项		干预组 N=24	对照组 N=21	总计 N=45
年龄/岁[b]		47.8±10.8	39.0±8.5	43.7±10.7
身高/厘米		168.7±10.2	168.0±7.9	168.4±9.1
体重/千克		70.6±12.6	65.7±11.9	68.3±12.4
BMI/（千克/米²）		24.8±3.9	23.3±3.8	24.1±3.9
女性占比及人数		70.8(17)	81.0(17)	75.6(34)
6 年以上办公室工作经历[b] 占比及人数		83.3(20)	47.6(10)	66.7(30)
自我评价的健康水平，%(n)	非常健康或比较健康	70.8(17)	76.2(16)	73.3(33)
	一般或较不健康或非常不健康	29.2(7)	23.8(5)	26.7(12)
	身体活动水平[c]	50.0(12)	57.1(12)	53.3(24)
工作中的电脑使用情况，%(n)	使用 6 年以上	95.8(23)	85.7(18)	91.1(41)
	每天使用 4 小时以上	95.8(23)	90.5(19)	93.3(42)
持续使用时间，%(n)	<1 时	20.8(5)	19.0(4)	20.0(9)
	1～2 时	37.5(9)	38.1(8)	37.8(17)
	>2 时	8.3(2)	14.3(3)	11.1(5)
	在短期和长期之间交替	33.3(8)	28.6(6)	31.1(14)

注：[a] 年龄、身高、体重和 BMI 表示为平均值±标准差。其他数值表示为百分比，括号中为人数（N）；[b] 组间的显著差异；[c] 身体活动水平是符合最新身体活动指南的受试者百分比。

(一)职业性久坐时间的变化

表 7.5 报告了干预组和对照组的职业性久坐时间的变化情况。在基线测量时,两组之间的久坐时间没有显著差异。通过带有重复测量的方差分析比较干预组和对照组时,发现工作时的久坐时间(6.7% ± 17.2% vs. 5.0% ± 14.6%, $p=0.019$)、站姿时间(6.5% ± 15.8% vs. 3.6% ± 11.6%, $p=0.021$)和电脑工作时的站姿时间(11.6% ± 16.6% vs. 0.5% ± 2.2%, $p=0.002$)具有显著差异,但是电脑工作时的久坐时间(−11.0% ± 19.2% vs. −0.7% ± 26.5%, $p=0.144$)和休闲久坐时间(−0.1 时 ± 1.0 时 vs. 0.1 时 ± 0.6 时, $p=0.591$)没有受到显著影响。组间比较显示,干预组工作时的久坐时间减少了 6.7%($p=0.048$),电脑工作时的站姿时间增加了 11.6%($p<0.001$),两者在 6 个月后与对照组存在显著差异(分别为 $p=0.007$ 和 $p<0.001$)。此外,在干预组中,整个工作日的站姿时间增加($p=0.003$),而久坐时间占电脑工作时间的比例减少($p=0.026$)。减少的久坐时间和增加的站姿时间呈显著相关($r=-0.719, p<0.001$)。

表 7.5　干预组和对照组的职业性久坐时间(平均值±标准差)[a]

统计项	干预组(N=24)		对照组(N=21)		组间 * 时间 p 值[b]
	6 个月	基线	6 个月	基线	
坐姿时间/%	75.5±15.9	68.9±16.2[*]	76.0±19.9	81.0±11.9[#]	**0.019**
站姿时间/%	14.2±9.0	20.7±14.9[*]	17.5±19.8	13.9±13.0	**0.021**
使用电脑坐姿时间/%	89.2±15.0	78.2±17.9[*]	86.7±19.2	86.0±20.1	0.144
使用电脑站姿时间/%	2.8±8.7	14.4±16.0[*]	0.5±2.2	0.0±0.0[#]	**0.002**
闲暇时坐姿时间/时	3.1±0.8	3.0±0.7	2.6±0.9	2.6±0.9	0.591

注:[a] 数值对应于坐姿和站姿工作时间的百分比,坐姿和站姿电脑工作时间的百分比以及以时为单位的平均闲暇时坐姿时间;[b] 组间 * 时间交互作用效应的方差分析。显著性水平以粗体显示;[#] 6 个月时组间有显著差异;[*] 基线和 6 个月时组内有显著差异。

(二)健康情况和工作能力的改变

重复测量的方差分析结果显示,在颈部和肩部骨骼肌舒适度方面,组别 * 久坐或站姿时间(−0.3±0.9 vs. 0.3±0.9,p=0.028)交互作用显著,组别 * 工作能力(0.3±0.6 vs. −0.4±1.0,p=0.022)交互作用显著。事后成对比较结果显示,经过 6 个月的干预后,干预组的颈部和肩部不适感明显低于对照组(2.7±0.9 vs. 3.3±0.9,p=0.024)。从基线到随访,对照组中没有观察到显著变化,而干预组的下肢不适感显著降低(3.2±0.8 至 2.7±0.8,p=0.020)。相关性分析结果表明,久坐时间的减少与背部舒适度的提高呈显著相关(r=0.344,p=0.024)。其他相关性不显著。

6 个月时,大多数干预组受试者将坐-站工作台的可调节性评价为非常好(54.2%)或好(29.2%)。此外,75.0%的受试者对坐-站工作台表示满意。工作台站姿功能的日常使用率为 41.7%,其中 12.5%的人"一天使用多次",29.2%的人"一天使用一次"。大部分受试者"每周一次"(16.7%)或"每月一次或更少"(37.5%)调整工作台高度,一名受试者报告从未调整过工作台高度。同时调查结果显示,日常使用的受试者都是女性,并且女性的数量在日常受试者人群中明显更高(p=0.019)。

当比较日常使用受试者和不经常使用的受试者时(见表 7.6),重复测量方差分析显示组别 * 时间交互作用在站姿工作时间(16.5%±16.0% vs. 1.2%±11.0%,p=0.005),电脑工作时的久坐时间(24.4%±21.7% vs. 2.4%±11.4%,p=0.004)和站姿时间(31.3%±10.3% vs. 0.3%±3.7%,p<0.001)上显著,但对工作时的久坐时间(−13.5%±15.6% vs. −1.8%±17.2%,p=0.102)和闲暇时的久坐时间(0.3 时±0.5 时 vs. −0.3 时±1.2 时,p=0.247)没有显著影响。对每日使用的受试

者组进行事后比较发现，其工作时的久坐时间减少了 13.5%（$p=0.017$），站姿时间增加了 16.5%（$p=0.001$），这与 6 个月干预后的对照组有显著差异（$p=0.002$）。同样，在日常使用的受试者组中，电脑工作时的坐-站时间比例上，久坐时间减少了 24.4%（$p<0.001$），站姿时间增加了 31.3%（$p<0.001$），这与不经常使用的受试者组有显著差异（分别为 $p=0.043$ 和 $p<0.001$）。

表 7.6　日常使用的受试者和不经常使用的受试者之间的职业性久坐时间[a]

统计项	日常使用的受试者（$N=10$）		不经常使用的受试者（$N=14$）		组间 * 时间 P 值[b]
	基线	6 个月	基线	6 个月	
坐姿时间/%	77.5±9.8	64.0±8.8*	74.1±19.4	72.4±20.0	0.102
站姿时间/%	14.5±10.1	31.0±10.2*	14.0±8.4	12.9±13.2#	**0.005**
使用电脑坐姿时间/%	93.3±13.2	68.9±13.9*	86.6±15.9	84.1±18.0#	**0.004**
使用电脑站姿时间/%	0.0±0.0	31.3±10.3*	4.4±10.7	4.7±9.0#	**0.000**
闲暇时坐姿时间/时	2.7±0.5	3.0±0.6	3.3±0.9	3.0±0.8	0.247

注：[a] 数值对应于坐姿和站姿工作时间的百分比，坐姿和站姿电脑工作时间的百分比以及以时为单位的平均闲暇时坐姿时间；[b] 组间 * 时间交互作用效应的重复测量方差分析。显著性水平以粗体显示；# 6 个月时组间有显著差异；* 基线和 6 个月时组内有显著差异。

当比较日常使用的受试者和不常使用的受试者时，在自我感知的骨骼肌舒适度或工作能力方面没有观察到显著的组间 * 时间交互作用。然而，从基线到随访，日常使用的受试者下肢不适感显著降低（3.3±0.9 vs. 2.6±0.5，$p=0.020$），自我感知的工作能力提高（8.0±1.5 vs. 8.6±1.1，$p=0.009$）。

三、讨　论

本研究比较了环境干预对办公室职员的职业性久坐时间、骨骼肌舒适度和工作能力的影响,以及坐-站工作台在办公室的可用性。结果表明,在办公室安装坐-站工作台会鼓励职员调整工作状态下的身体姿态,减少久坐时间,且大部分久坐时间由站姿时间替代。使用坐-站工作台工作改善了骨骼肌的舒适度,尤其是颈部和肩部的舒适度,并提高了职员的工作能力。我们发现久坐时间的减少和背部骨骼肌舒适度的增加呈显著正相关。此外,可能需要对受试者进行适当的提示来增加坐-站工作台的日常使用频率。

大量研究证据表明,久坐行为会导致心脏代谢异常,增加 2 型糖尿病患病风险和死亡率。本研究发现,与传统坐位工作台相比,坐-站工作台的使用有利于减少职业性久坐行为。在办公室引入坐-站工作台后,职员工作时的久坐时间比例显著降低了 6.7%。这与站姿时间密切相关,干预组的站姿工作时间和站姿电脑工作时间分别增加了 6.5% 和 11.6%。既往研究结果同样报道了坐-站工作台可以显著减少办公室职员 5%~26% 的久坐时间,且主要由站姿时间取代。

使用 6 个月的坐-站工作台后,受试者自我感知的上肢、背部和下肢骨骼肌舒适度保持在基线水平。肩部和颈部舒适度甚至有所提高,这与此前的一项研究结果一致,该研究同样发现了使用坐-站工作台可以改善上半身骨骼肌的舒适度。有趣的是,久坐时间的减少和背部舒适度的增加显著相关。和先前的研究结果类似,工作过程中进行坐站转换有利于骨骼肌舒适度的提升。在工作表现方面,使用坐-站工作台的职员自我感知的工作能力要高于使用传统坐位工作台的职员。这也与先前的研究一致,即以坐姿和站姿结合工作的职员自我报告表示工作效率显著提高。先前的研究还显示,站姿和坐姿工作时的工作表现没有区别。应当指出的是,并非所有干预研究都发现使用坐-站工作台对骨骼肌健康和工作能力有积极影响,这可能是因为本研究的干预时间更长。

　　83.3％的受试者将坐-站工作台的可调节性评为好，并且对坐-站工作台的满意度为 75.0％，且每日使用率高达 41％。与不常使用的受试者不同，坐-站工作台的日常受试者均为女性。这可能反映出女性使用坐-站工作台的动机更高，并且更愿意适应新的工作环境。该人群也可能受到预期的健康益处和外部提示的激励。研究结果表明，久坐行为减少，自我感知的下肢骨骼肌舒适度得以改善，并且日常使用的受试者的工作能力得到了提升，应鼓励每天增加坐-站转换的频率，因为另有研究发现接受指导的受试者与未接受指导的受试者相比使用率更高。一些研究集中在相关环境因素可控的工作环境中（组织、个人和环境），结果表明，与仅提供坐-站工作台相比，针对工作场所久坐行为的多种干预措施可以显著减少办公室职员的久坐时间。总的来说，这些发现表明，仅靠引入坐-站工作台是不够的，同时需要提供使用坐-站功能的指导和健康教育来增加使用率，从而减少久坐时间。

　　本研究包括一个干预组和一个对照组，随访时长为 6 个月。研究是在真实的办公环境中开展的，干预组受试者在实验过程中使用他们自己办公的坐-站工作台进行实验，并且在实验过程中没有任何额外的干预。本研究证明了使用坐-站工作台可以减少职业性久坐时间并改善办公室职员的健康状况。但是在本研究中，数据的收集主要依赖于问卷形式，受试者回忆造成的偏差可能会影响研究结果。该结果或许更能反映个人习惯的久坐行为模式而不是实际的办公环境下的久坐时间，同时结果可能受到工作环境的影响。未来可以借助加速度计等客观测量工具来精准测量久坐时间。同时，本研究的样本量较小，受到便利样本的干扰，研究结果可能无法推广到流行病学的层面。另外，干预组久坐时间的减少可能是受试者更换了工作环境，而不仅仅是因为使用了坐-站工作台。不过，新办公室的格局和旧办公室非常相似,办公室格局等因素也许不会对研究结果造成较大影响。

四、结　论

本研究揭示了使用坐-站工作台可以减少办公室职员的久坐行为,并且改善了他们自我感知的骨骼肌舒适度并提高了其工作能力。然而,仅仅在办公室引入坐-站工作台是不够的。增加职员坐-站工作台的使用频率和提高其使用价值可能还需要更多的口头鼓励,甚至是专人指导。

第三节　久坐对脊柱负荷压力以及骨骼肌肉舒适度研究①

据报道,随着人体工效学应用在办公场所的发展,使用坐-站工作台可以减少自我报告和客观测量的职业性久坐行为,这主要通过站立代替坐位的方式来实现。坐-站工作台的使用与骨骼肌健康有关,但目前相关证据主要基于主观不适感。

长期站立会增加脊柱负荷,在重力的作用下导致身高被压缩,使身高在一天内有不同幅度的波动,但通过休息使椎间组织液回流,软组织恢复形变,脊柱负荷压力缓解,身高在休息后得到恢复。然而,目前没有脊柱负荷压力的直接测量方式,脊柱收缩是脊柱负荷的一个指标,较大的压力负荷活动会增加脊柱收缩程度,因此以往研究主要通过脊柱收缩程度间接反映脊柱负荷。测距仪(stadiometry)是一种可靠、有效且客观的测试工具,已被证明能精确量化因脊柱收缩负荷引

---

① 本节主要内容已发表于 *European Journal of Sport Science*,2016;16(6):747-754;作者:Gao Ying、Nina Nevala、Neil J. Cronin、Taija Finni。

起的椎间高度缩短。先前研究通过比较工作环境中躯干运动和姿势变化对脊柱收缩的影响发现，与坐姿相比，站姿会导致更多的脊柱收缩或更少的负荷后脊柱恢复。尽管坐-站工作台通过减少职业性久坐时间可能有助于缓解骨骼肌不适感，但也可能由于增加站立时间导致脊柱负荷压力增大，因此需要探究坐-站工作台的使用对脊柱负荷压力的影响。

站立与脊柱收缩增加有关，且站姿引起的脊柱收缩程度比坐姿更明显，但由于缺乏办公室职员在典型工作日内使用坐-站工作台脊柱收缩的定量化数据，因此应谨慎鼓励被试者使用坐-站工作台，并应以客观测量的方式探究使用坐-站工作台对脊柱负荷的影响。一项系统综述表明，与使用传统坐位工作台相比，使用坐-站工作台可以带来更多的健康效益，但研究质量相对较低。为了探究使用坐-站工作台对办公室职员脊柱负荷的潜在影响，本横断面研究旨在真实的办公室工作环境中测量受试者在一个典型工作日内的脊柱收缩情况，以比较使用坐-站工作台和传统坐位工作台的办公室职员的脊柱收缩程度的差异。

一、研究方法

（一）研究对象

该研究通过在大学论坛上发布海报招募受试者，受试者在实验开始前签署书面知情同意书。所有受试者自愿参与，有权在任何时候退出研究，无需说明原因。本研究没有向受试者提供金钱奖励。本研究已通过大学的伦理委员会伦理批准。

在122名联系人中有34人同意参与实验。

纳入标准：全职办公室员工，健康且未怀孕。

排除标准:自我报告患有慢性、长期骨骼肌疾病或神经疾病(排除1名)。

从剩余的33名受试者中获得了24名受试者(年龄24～62岁,58.3%为女性)一个工作日内完整的数据。在最终样本中($N=24$),10名受试者使用坐-站工作台(Sit-Stand),14名受试者使用传统坐位工作台(Sit)。所有受试者至少在过去三个月内使用了这些工作台进行日常办公。Sit-Stand组使用自动可调节的坐-站工作台(ISKU,Finland),受试者在工作范围内可任意选择坐姿或站姿状态。

(二)研究方案

1. 方案

正式测试前,通过在线问卷调查收集人口统计学数据。随后受试者到达实验室进行人体学测量,测距仪(University of Jyväskylä,Finland)测量身高,测量腰臀比(waist to hip ratio,WHR)和体重(InBody 720,Biospace Ltd,Seoul,Korea),并使用身高(精确度为0.1厘米)和体重(精确度为0.1千克)计算BMI(千克/米²)。受试者被告知在测量日之前24小时内避免参加剧烈的身体活动。在测试日早晨,受试者到达实验室并进行基线评估。身高采用测距仪测量,在测量之前,受试者保持站立2分钟,以排除脚后跟软组织变化的误差。实验人员和受试者充分熟悉测量步骤,其中连续测量的标准偏差小于0.5毫米。在测量过程中,受试者将双臂交叉放在胸前,并允许以舒适的站立姿势进行正常的呼吸循环。每次重复测量超过30秒,测量期间受试者远离测距仪进行休息。在完成实验室测量后,受试者返回办公室执行正常的工作任务,并完成典型工作日内的身体活动日记。在工作日结束时,对不同身体部位感觉到的骨骼肌不适度进行评估。随后,受试者返回实验室进行后测,再次按上述方法使用测距仪测量身高。

2. 问卷和日记

问卷调查使用 Mrinterview(SPSS DimensionNet,Version 5.5)进行在线调查。该系统通过电子邮件将问卷链接发送给受试者,受试者通过互联网上的网络浏览器进行回复。受试者提供人口统计学信息,包括性别、年龄、学历、工作中的电脑使用情况、身体活动水平、工作台类型、职业性久坐时间和自我感知的工作能力。

工作环境的久坐时间通过以下问题来评估:"在过去的三个月,在你一天的工作时间中,你平均坐/站着的时间有多少?(0%～100%)""过去 3 个月内,您在工作台上进行电脑工作的平均坐/站时间有多少?(0%～100%)"以及"在您每天的空闲时间里(不包括工作时间)平均每天坐着的时间有多长?(0～8 小时)"受试者还回答了"与您的最佳状态相比,您如何评价您目前的工作能力?0(完全无法工作)到10(工作能力最好)"。受试者在日记中记录他们的日常生活,如午餐、离开办公室的时间、上卫生间等情况。

在工作日结束时,受试者对不同身体部位(颈部和肩部、上肢、背部和下肢)自我感知的骨骼肌不舒适度进行 5 分制评分,评分范围从 1(无不适)到 5(强烈不适)。

3. 脊柱收缩

测距仪测量是一种可靠且有效的脊柱收缩评估方法。这项研究中使用的测距仪被设计用于在站立姿势时测量身高,精确度为 0.01毫米(测量范围为 158～191 厘米),同时受试者倚靠在一个垂直倾斜15°的框架上。每名受试者的颈椎前凸曲线(C4)、胸椎后凸曲线(T8)和腰椎前凸曲线(L3)都在水平线上以满足测距仪的测量要求,从而精确控制每个脊柱轮廓的深度。身高取 20 赫兹采样率下进行的两次 30秒测量值的平均值。工作前和工作后身高损失被计算并用于反映工作日内的脊柱收缩程度。在本研究中,重复身高测量的平均标准差在工作前为 0.19 毫米±0.08 毫米,在工作后为 0.21 毫米±0.11 毫米。因此,我们测量的重复性是可接受的(标准差<0.5mm)。

4. 数据分析

平均值和标准差用于数据的描述性评估。对于组间差异,连续变量采用独立样本 t 检验(正态分布数据)或 Mann-Whitney U 检验(非正态分布数据)进行比较,对于分类变量则采用卡方检验或带有 Fisher 精确检验的卡方检验。使用 IBM SPSS 22.0(SPSS Inc., Chicago,IL,USA)进行统计分析,显著性水平为 $p < 0.05$(双侧检验)。

二、结 果

受试者的人口统计学数据和自我报告的职业性久坐时间如表 7.7 所示。组间年龄、身高、体重、BMI、腰臀比、性别分布、工作中使用电脑或身体活动水平均无显著差异。受试者的年龄范围为 24~62 岁,其中 95.8%受过大学教育。大多数受试者达到身体活动标准的最低建议。与 Sit 组相比,Sit-Stand 组受试者在工作日的坐姿时间(62.0%±13.0% vs. 83.6%±12.0%,$p=0.001$)和坐在电脑前的时间(68.5%±22.1% vs. 87.1%±17.7%,$p=0.028$)较少,而站姿时间(36.5%±21.9% vs. 18.2%±21.8%,$p=0.031$)和站在电脑前的时间(23.7%±18.0% vs. 3.0%±10.7%,$p<0.001$)较多。平均每天闲暇时坐姿时间为 3.5 时±1.2 时,组间无显著差异,感知工作能力组间也无显著差异(分别为 8.7±1.1、8.8±0.9)。

表 7.7 人口统计学数据和职业性久坐时间[a]

统计项	坐-站组 ($N=10$)	坐位组 ($N=14$)	总计 ($N=24$)	p
年龄/岁	41.0±11.5	35.3±9.5	37.7±10.5	0.150
身高/厘米	170.2±6.9	169.8±7.5	169.9±7.1	0.882

续表

	坐-站组 (N=10)	坐位组 (N=14)	总计 (N=24)	p
体重/千克	67.4±10.7	69.6±10.8	68.6±10.6	0.626
BMI/(千克/米²)	23.2±3.4	24.0±2.5	23.7±2.8	0.504
腰臀比(腰围/臀围)	0.81±0.067	0.86±0.061	0.84±0.067	0.081
女性占比,%(n)	60.0(6)	57.1(8)	58.3(14)	0.889
工作使用电脑,%(n)	90.0(9)	100.0(14)	95.8(23)	0.227
身体活动水平[b],%(n)	70.0(7)	78.6(11)	75.0(18)	0.665
职业性久坐时间[c] 坐姿时间/%	62.0±13.0	83.6±12.0	74.6±16.3	0.001
职业性久坐时间[c] 站姿时间/%	36.5±21.9	18.2±21.8	25.8±23.2	0.031
职业性久坐时间[c] 使用电脑坐姿时间/%	68.5±22.1	87.1±17.7	79.3±21.3	0.028
职业性久坐时间[c] 使用电脑站姿时间/%	23.7±18.0	3.0±10.7	11.6±17.3	0.000
职业性久坐时间[c] 闲暇时坐姿时间/时	3.5±1.2	3.6±1.2	3.5±1.2	0.833

注:[a] 数值表示为平均值±标准差或 N(%);[b] 身体活动水平是符合最新身体活动指南的受试者百分比(Haskell et al.,2007);[c] 数值对应于自我报告过去三个月里坐姿和站姿工作时间的百分比,坐姿和站姿电脑工作时间的百分比以及平均闲暇坐姿时间;* 粗体 p 值表示各组之间的显著差异。

两组均出现脊柱收缩,但收缩程度组间无显著差异(5.62±2.75 毫米 vs. 6.11±2.44 毫米,p=0.653)。在测量日结束时,Sit-Stand 组比 Sit 组感觉到更少的背部骨骼肌不适(1.4±0.7 vs. 2.4±1.1,p=0.020)。在颈肩、上肢和下肢部位的骨骼肌不舒适度无显著差异。

三、讨　论

这项横断面研究结果显示,与使用传统坐位工作台相比,使用坐-站工作台对脊柱收缩没有负面影响。

(一)脊柱收缩

脊柱收缩已被用于工作环境中的人体工效学评估,以反映对脊柱负荷的影响,这被认为对脊柱健康具有重要的预测价值。在这项研究中,我们使用主观报告的骨骼肌不适和客观测量的脊柱收缩作为潜在的影响指标。结果显示,Sit-Stand 组报告的背部不适较少,这与先前研究结果一致,即坐-站工作台能有效减少背部局部不舒适度。本研究发现在一个典型工作日后,平均脊柱收缩 5.91 毫米(身高的0.35%)。这与另一项研究结果相当,该研究报告称,在一次站立工作周期结束时,脊柱平均收缩 0.45%,并且这与受试者工作或休息的时间分配无关。一项针对低身体活动工作的研究报告显示,在长时间坐着或站着工作 6.5 小时后,胸椎分别收缩 4.75 毫米和 6.95 毫米,腰椎分别收缩 1.73 毫米和 4.16 毫米。值得注意的是,由于脊柱收缩幅度存在姿势特异性和个体间差异性,很难在不同群体和研究之间进行比较。然而,本研究发现两组之间的脊柱收缩没有统计学差异。尽管有研究显示,站姿比坐姿会导致更大的脊柱收缩,但在动态情况下,办公室职员可以在工作过程中改变身体姿势使其自身具有更高的姿势控制能力,这可能缓解脊柱收缩增加。此外,使用坐-站工作台可能涉及更多的身体活动,导致脊柱收缩减少或收缩恢复能力增强。重要的是,本研究两组受试者脊柱收缩范围(1.55~10.55 毫米)均低于 21 毫米收缩范围,这有助于防止职业性腰痛的发展。因此,本研究从人体工效学角度提供证据,即使用坐-站工作台不会对脊柱收缩产生负面影响。然而,工作期间过长的站立时间可能不利于健康。未来研究应探究长时间站立对脊柱健康的影响,并为坐-站工作台使用者提供每日站立时间的最佳建议。

(二)研究优势与局限性

除了监测坐姿时间外,本研究还通过客观的测量方法评估了真实工作环境中使用坐-站工作台或传统坐位工作台的办公室职员在一个完整工作日内的脊柱收缩情况。目前研究有几个局限性。这项横断面研究只收集了一个工作日的数据，获得的数据可能不具有代表性，并可能导致潜在的偏差。为了抵消这一限制，受试者被要求选择一个可以代表他们日常工作习惯的典型工作日进行测试。尽管一些研究已经探究了最佳坐-站比例对健康的影响，但本研究没有给出任何关于坐-站比例的指示，仅仅要求他们保持习惯性工作姿势。未来需要更大规模的随机对照干预实验和更长的随访评估时间来调查坐-站工作台对脊柱负荷压力以及骨骼肌舒适度的长期潜在影响。

四、结　论

这项横断面研究表明，与正常工作日使用传统坐位工作台的办公室职员相比，使用坐-站工作台的办公室职员的脊柱收缩程度与其相同，坐-站工作台对脊柱收缩没有负面影响。这些客观的横断面研究结果需要在随机对照试验中进一步验证，以提供关于坐-站工作台有益于健康的因果机制证据。

第四节　日常久坐行为下的肌肉活动水平[①]

办公室工作使人们长时间处于久坐状态中，较大程度地减少了肌肉活动。长期久坐与心脏代谢疾病和骨骼肌疾病风险增加有关，为了降低办公室工作人员的相关疾病风险，减少久坐行为已成为健康研究

---

① 本节主要内容已发表于 *Ergonomics*，2016，59(10)：1267-1274；作者：Gao Ying、Neil J. Cronin，Arto J. Pesola，Taija Finni。

中的一个新的研究热点,引起了研究人员的广泛关注。

坐-站工作台作为一种可自由调节高度的工作台,允许办公室职员在坐姿和站姿之间任意切换,以减少自我报告和客观测量的职业性久坐行为。虽然坐姿和站姿的能量消耗水平都很低,但站着比坐着需要更多的下肢肌肉活动。研究表明,即使是短暂的低强度肌肉活动也能改善心脏代谢风险因素。对于长期处于职业久坐状态的办公室职员来说,更长的肌肉活动不活跃时间与一些心脏代谢标志物呈负相关,包括高密度脂蛋白胆固醇浓度降低而甘油三酯浓度升高。这表明,坐-站工作台对代谢健康可能存在潜在的积极影响。因此,需要进一步的证据来比较使用坐位工作台和坐-站工作台办公室职员的肌肉活动不活跃和活跃模式。为了探究使用坐-站工作台对办公室职员肌肉活动的潜在影响,本横断面研究旨在真实的办公室工作环境中测量受试者在一个典型工作日内的股四头肌和腘绳肌的活动时间,以比较使用坐-站工作台和传统坐位工作台的办公室职员的下肢肌肉活动的差异。

一、研究方法

(一)研究对象

该研究通过在大学论坛上发布广告招募受试者,受试者在实验开始前签署书面知情同意书。所有受试者自愿参与,有权在任何时候退出研究,无需说明原因。本研究没有向受试者提供金钱奖励。本研究已经过大学的伦理委员会的伦理批准。

在 122 名联系人中有 34 人同意参与实验。

纳入标准:全职办公室员工,健康且未怀孕。

排除标准:自我报告患有慢性、长期骨骼肌疾病或神经疾病(排除1名)。

从剩余的 33 名受试者中获得了 24 名受试者（年龄 24～62 岁，58.3％为女性）一个工作日内完整的数据。在最终样本中（N＝24），10 名受试者使用坐-站工作台（Sit-Stand），14 名受试者使用传统坐位工作台（Sit）。所有受试者至少在过去三个月内使用了这些工作台进行日常办公。Sit-Stand 组使用自动可调节的坐-站工作台（ISKU，Finland），受试者在工作范围内可任意选择坐姿或站姿状态工作。

（二）研究方案

1. 方案

正式测试前，通过在线问卷调查收集人口统计学数据。随后受试者到达实验室进行人体学测量，测距仪测量身高，午餐前测量 WHR 和体重（InBody 720，Biospace Ltd，Seoul，Korea），并使用身高（精确度为 0.1 厘米）和体重（精确度为 0.1 千克）计算 BMI（千克/米^2）。受试者被告知在测量日之前 24 小时内避免参加剧烈的身体活动。在测量日早晨，受试者到达实验室并进行基线评估。随后，受试者被指导穿上织物式表面肌电（Myontec Ltd，Kuopio）以记录股四头肌和腘绳肌活动。受试者依次执行以下任务：躺、坐、站、臀部左倾、臀部右倾、自重深蹲和正常行走。实验室测量后，受试者穿戴织物式表面肌电裤返回办公室执行正常的工作任务，并记录典型工作日内的身体活动日记。在工作日结束时，完成一个典型工作日内的肌肉活动情况测量。

2. 问卷和日记

问卷调查使用 Mrinterview（SPSS DimensionNet，Version 5.5）进行电子调查。该系统通过电子邮件将问卷链接发送给受试者，受试者通过互联网上的网络浏览器进行回复。受试者提供人口统计学信息，包括性别、年龄、学历、工作中的电脑使用情况、身体活动水平、工作台类型、职业性久坐时间和自我感知的工作能力。

工作环境的久坐时间通过以下问题来评估："过去 3 个月内，您整个工作日平均坐/站的时间有多少？（0％～100％）""过去 3 个月内，您在工作台上进行电脑工作的平均坐/站时间有多少？（0％～100％）"以及"在您每天的空闲时间里（不包括工作时间）平均每天坐着的时间有多长？（0～8 小时）"。受试者还回答了"与您的最佳状态相比，您如何评价您目前的工作能力？0（完全无法工作）到 10（工作能力最好）"。受试者在日记中记录他们的日常生活，如午餐、离开办公室的时间、上卫生间等情况。

3. 表面肌电数据

肌肉活动采用嵌入弹性织物式表面肌电（Myontec Ltd, Kuopio）中的肌电电极来评估，信号被储存在安装于肌电腰部的模块内。电极以双极配置放置在左右股四头肌和腘绳肌的肌腹上。以往研究对这款肌电进行了有效性、可重复性和可行性测试，并对记录模块进行了详细说明。肌电信号的可重复性和一致性，无论是每天还是一天之内，已在我们的前期实验室测试中验证并报告。

从股四头肌和腘绳肌 4 个肌电通道获得的肌电信号根据在次最大强度步行期间测量的肌电信号值被逐一标准化。平均肌电数据是在沿一条 30 米长的道路上以自由速度（4.1 千米/时±0.4 千米/时）行走的 10 个连续周期测量的。为了反映总的肌肉活动不活跃和活跃时间，对标准化数据进行平均以产生平均肌电信号。根据我们之前的研究，肌肉活动不活跃阈值被设置为安静站立 10 秒期间测量的平均肌电信号振幅的 90％。实验测试的各项活动平均肌电信号振幅和不同身体活动水平的阈值如图 7.5 所示。

每个通道偶发的肌电伪像信号被手动删除。如果肌电信号通道伪像超过 30 分钟，则从分析中移除。最终，2.5％的记录时间被检查并确定为伪像，并从 24 个受试者的 78 个通道中移除。使用移动的 5 分钟窗口对可能基线漂移的信号进行校正。标准化的、平均的、除伪

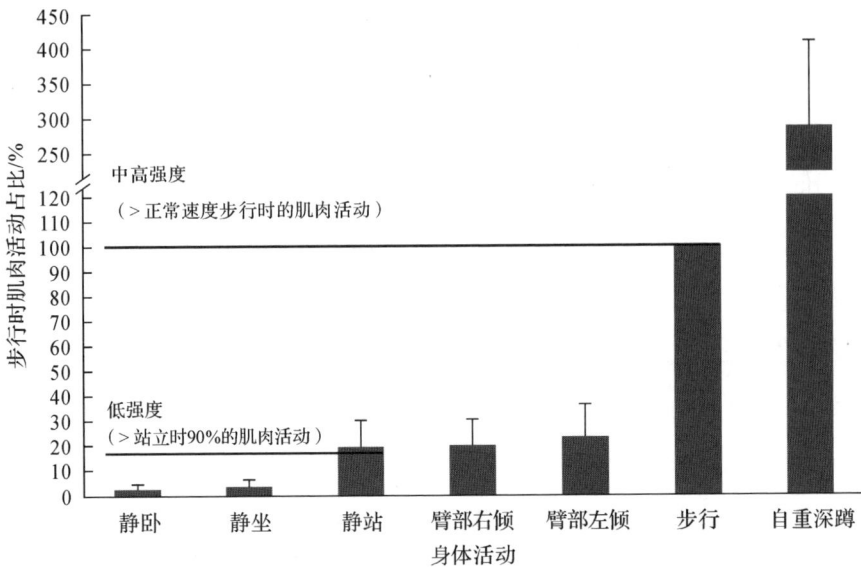

图 7.5 平均肌电信号振幅(％EMG$_{步行}$)和不同身体活动阈值[a]

注：[a] 身体活动不足被定义为振幅小于 90％EMG$_{静站}$，中高强度身体活动被定义为振幅大于自由速度步行(4.1 千米/时±0.1 千米/时)。每名受试者各自确定其阈值。标准化后的平均肌肉活动分别为：静卧 2.2±1.5％ EMG$_{步行}$，静坐 3.6±2.6％EMG$_{步行}$，静站 19.5±10.7％ EMG$_{步行}$ 和自重深蹲 287.1±123.2％ EMG$_{步行}$。

像的肌电图数据使用定制的 Matlab 脚本进一步处理。如前所述，基于阈值，分析了总肌肉活动不活跃持续时间(分钟)、总肌肉活动持续时间(分钟)、低强度和中高等强度肌肉活动持续时间(分钟)、五个最长连续不活跃周期的持续时间(分钟)和整个工作日活动的次数。

4. 数据分析

平均值和标准差用于数据的描述性评估。对于组间差异，连续变量采用独立样本 t 检验(正态分布数据)或 Mann-Whitney U 检验(非正态分布数据)进行比较，对于分类变量则采用卡方检验或带有 Fisher 精确检验的卡方检验。使用 IBM SPSS 22.0(SPSS Inc.，Chicago，IL，USA)进行统计分析，显著性水平为 $p < 0.05$(双侧检验)。

二、结 果

表 7.8 显示了受试者的人口统计学数据和自我报告的职业性久坐时间。组间年龄、身高、体重、BMI、腰臀比、性别分布、工作中使用电脑或身体活动水平均无显著差异。受试者的年龄范围为 24～62岁，其中95.8%受过大学教育。大多数受试者符合身体活动标准的最低建议。与 Sit 组相比，Sit-Stand 组受试者在工作日的坐姿时间（62.0%±13.0% vs. 83.6%±12.0%，$p=0.001$）和坐在电脑前的时间（68.5%±22.1% vs. 87.1%±17.7%，$p=0.028$）较少，而站姿时间（36.5%±21.9% vs. 18.2%±21.8%，$p=0.031$）和站在电脑前的时间（23.5%±17.7%）较多。闲暇时的坐姿时间为 3.5 时±1.2 时，两组之间没有差异。感知工作能力组间也无显著差异（分别为8.7±1.1 和 8.8±0.9）。

表 7.8 人口统计学和职业性久坐时间[a]

统计项		坐-站组 (N=10)	坐姿组 (N=14)	总计 (N=24)	p
年龄/岁		41.0±11.5	35.3±9.5	37.7±10.5	0.150
身高/厘米		170.2±6.9	169.8±7.5	169.9±7.1	0.882
体重/千克		67.4±10.7	69.6±10.8	68.6±10.6	0.626
BMI/(千克/米²)		23.2±3.4	24.0±2.5	23.7±2.8	0.504
腰臀比(腰围/臀围)		0.81±0.067	0.86±0.061	0.84±0.067	0.081
女性占比,%(n)		60.0(6)	57.1(8)	58.3(14)	0.889
工作使用电脑,%(n)		90.0(9)	100.0(14)	95.8(23)	0.227
身体活动水平[b],%(n)		70.0(7)	78.6(11)	75.0(18)	0.665
职业性久坐时间[c]	坐姿时间/%	62.0±13.0	83.6±12.0	74.6±16.3	0.001
	站姿时间/%	36.5±21.9	18.2±21.8	25.8±23.2	0.031
	使用电脑坐姿时间/%	68.5±22.1	87.1±17.7	79.3±21.3	0.028

续表

统计项		坐-站组 （N=10）	坐姿组 （N=14）	总计 （N=24）	p
职业性久 坐时间^c	使用电脑站姿时间/%	23.7±18.0	3.0±10.7	11.6±17.3	0.000
	闲暇时坐姿时间/时	3.5±1.2	3.6±1.2	3.5±1.2	0.833

注：^a 数值表示为平均值±标准差或 N（%）；^b 身体活动水平是符合最新身体活动指南的受试者百分比；^c 数值对应于坐姿和站姿工作时间的百分比，坐姿和站姿电脑工作时间的百分比以及以时为单位的过去三个月平均闲暇时坐姿时间；* 粗体 p 值表示各组之间的显著差异。

　　两组的肌肉活动结果如表 7.9 所示，所有受试者的平均肌电记录时间为 403.9 分钟±47.0 分钟，两组之间没有显著差异。与 Sit 组相比，Sit-Stand 组在工作中肌肉活动不活跃的时间更少（66.2%±17.1% vs. 80.9%±6.4%，p=0.014），肌肉活动活跃的时间更多（26.1%±12.3% vs. 14.9%±6.3%，p=0.019）。两组之间在中高强度肌肉活动时间、活动总数或 5 个最长肌肉活动不活跃片段的总和的参数指标上没有显著差异。

表 7.9　两组的工作日肌电图衍生的肌肉活动

统计项	坐-站组 （N=10）	坐姿组 （N=14）	总计 （N=24）	p
肌电分析的肌肉活动^b				
记录时间/分	420.1±65.9	392.3±23.5	403.9±47.0	0.770
不活跃时间/%	66.2±17.1	80.9±6.4	74.8±13.9	0.014
活跃时间/%	33.8±17.1	19.1±6.4	25.2±13.9	0.014
低强度活动时间/%	26.1±12.3	14.9±6.3	19.6±10.6	0.019
中高强度活动时间/%	7.7±7.4	4.2±2.1	5.7±5.2	0.349
肌肉活动由不活跃变为 活跃的次数	601.2±97.5	563.4±238.6	579.1±190.4	0.600

续表

统计项	坐-站组 （N＝10）	坐姿组 （N＝14）	总计 （N＝24）	p
5个最长不活跃片段 之和/分	41.6±17.6	60.8±37.4	52.8±31.7	0.178

注：ᵃ 数值表示为平均值±标准差或 N(％)；ᵇ 肌肉活动不活跃时间($<90\%$ $EMG_{站立}$的时间)、低强度活动时间(90% $EMG_{站立}$$\leqslant$$EMG_{行走}$)、中高强度活动时间($\geqslant$$EMG_{行走}$)；ᶜ 粗体 p 值表示各组之间的显著差异。

三、讨　论

这项横断面研究结果显示,与使用传统坐位工作台的办公室职员相比,使用坐-站工作台的办公室职员的肌肉活动不活跃时间更少,低强度肌肉活动时间更长。

(一)肌肉活动

日常生活中,大腿肌肉在一天中有 65％以上的时间和超过 78％的工作时间是不活跃的,即使是身体活动充足的办公室职员也是如此。在本研究中,与使用传统坐位工作台的办公室职员相比,使用坐-站工作台的办公室职员的股四头肌和腘绳肌的不活跃时间更少(15％),低强度活动时间更长(11％)。这与先前研究结果一致,即采用坐-站工作台可以减少 5％～26％工作中的久坐时间。虽然与传统的坐位工作台相比,使用坐-站工作台时的能量消耗仅增加了 1.2 千卡/分,但减少的 15％的肌肉不活跃时间足以对代谢健康产生积极影响。

研究表明,每天 2 小时 18 分钟的肌肉不活跃与代谢标志物(如空腹高密度脂蛋白胆固醇和甘油三酯)有关,与中高强度肌肉活动时间无关。本研究发现,虽然 Sit-Stand 组的肌肉不活跃时间减少,但组间

中高强度肌肉活动时间没有显著差异。这可能反映了办公室工作久坐少动的性质,中高强度身体活动只占日常工作时间的一小部分,而较低强度的身体活动占主导地位。尽管 Sit-Stand 组显示出更少的肌肉不活跃时间,但无论是五个最长不活跃周期的总和还是总活动次数,两组之间都没有显著差异。在考察久坐时间的干预研究和一项横断面研究中也发现了类似的结果,即累计的久坐次数、步行时间或坐-站转换次数没有显著变化。虽然 5 个最长不活跃周期的总和没有显著差异,但组间近 20 分钟的差异可能足以提供代谢益处,这需要在未来研究中进一步验证。30 分钟或更长的久坐时间与健康风险有关,即使是使用坐-站工作台的办公室职员,也建议定期改变姿势。研究表明,减少总久坐时间的频繁活动对代谢有积极影响,但目前仍不清楚总的或不间断的静坐时间的重要性。因此,在本研究中,活动次数的差异可能仅意味着各组之间姿势转换的模式相似。由于肌肉活动的总持续时间更长,使用坐-站工作台可能对代谢有益,即使它不会影响活动爆发次数。

（二）研究优势与局限性

除了监测坐姿时间,本研究还用客观的测量方法调查了在真实工作环境中使用坐-站工作台或传统坐位工作台的办公室职员的一个完整工作日内的肌肉活动水平。这项研究是使用织物式表面肌电测量肌肉活动的少数研究之一,可以精确详细地监测个体在整个日常生活过程中连续的肌肉活动。与加速度计间接测量结果相比,肌电图作为肌肉活动的直接测量方式,可以从生理学角度反映肌肉活动和不活动的时间变化,以及减少久坐时间对心脏代谢的影响。

目前研究有几个局限性。这项横断面研究只收集了一个工作日的数据,获得的数据可能不具有代表性,并可能导致潜在的偏差。为了抵消这一限制,受试者被要求选择一个可以代表他们日常工作习惯的典型工作日进行测试。尽管一些研究已经探究了最佳坐-站比例对健康的影响,但本研究没有给出任何关于坐-站比例的指示,仅仅要求他们像在典型的工作日中那样工作。对于某些结果,统计效力可能太低,无法检测出显著差异。例如,5个最长不活跃时间总和的差异约为20分钟,但组间差异无统计学意义。在未来研究中,两组受试者都需要达到90%以上的统计力才能检测到肌肉不活跃时间的主要结果。未来需要更大规模的随机对照干预实验和更长的随访评估时间来调查坐-站工作台对肌肉活动水平的长期潜在影响。

四、结　论

这项横断面研究显示,与正常工作日使用传统坐位工作台的办公室职员相比,使用坐-站工作台的办公室职员的肌肉活动不活跃时间减少约15%,低强度肌肉活动时间增加约11%。

第八章　久坐行为的研究展望

久坐行为已成为影响全球健康的重大公共卫生问题,其防控也已成为健康中国建设的重要任务。从问题本质看,久坐行为是一个涉及个体行为、社会环境、生物医学等多重因素的复杂系统性问题。其形成机制包含生物、心理、社会等多个维度,久坐对健康的影响涉及生理、心理、行为等多个层面。这些复杂性和交叉性,给研究、制定干预策略及其实施带来诸多挑战。为深入认识这一问题并提出有效的解决策略,未来研究需要在理论模型构建、测量方法创新、影响机制探索、干预效果评估、大数据与人工智能应用等方面进行多维度、深层次的拓展和挖掘。

一、久坐行为的理论模型构建

目前对久坐行为的研究大多基于经验数据,缺乏系统的理论支撑。久坐行为的理论框架需要包含四个核心要素:一是久坐行为的形成机制,揭示个体、人际、环境等多重因素如何交互影响久坐行为的习惯形成;二是影响久坐行为的关键因素,辨识决定个体采取久坐行为的内在动机和外部驱动力;三是久坐行为的健康结局,阐明久坐可能导致的生理、心理健康问题以及发生发展机制;四是减少久坐行为的干预路径,剖析不同干预策略如何作用于行为改变过程。这些内容要素的系统阐释有助于形成逻辑清晰、结构完整的理论框架。在理论框架的指导下,进一步构建久坐行为的概念模型。概念模型是理论框架的可视化呈现,以图示的方式表征主要概念及其相互关系。构建概念模型需要运用概念映射、结构方程建模等方法,将理论框架中的抽象概念与测量变量相联系,推演并验证变量之间的逻辑路径,最终形成精炼、直观的理论图景。因此,未来研究要加强久坐行为的理论探索,在借鉴现有行为改变理论(如社会生态理论)的基础上,结合久坐问题的特点,构建久坐行为的理论框架和概念模型,阐释久坐行为的形成机制、影响因素、健康结局以及干预策略,为后续研究提供理论指导,推动研究的系统化、理论化、规范化。

二、久坐行为的测量方法创新

当前对久坐行为的测量主要依赖问卷调查和可穿戴设备,存在一定的主观性和局限性。一个重要的问题是目前久坐行为的研究领域内缺乏关于特定个体在身体活动频谱低端的肌肉活动的研究,这可能会影响我们理解身体活动是如何通过影响久坐行为来降低其对健康的危害的机制。因此,通过监测肌肉活动为未来的研究打开了一个新的思路,旨在阐明如何预防因长期缺乏肌肉活动对健康的危害。除了单纯地测量身体姿势外,未来的研究应该通过监测肌肉活动的异质性来探索如何介导处在不同身体姿势下的肌肉活动与健康之间的关联。另一方面,未来需要开发新型的测量技术和工具,如结合人工智能、计算机视觉、传感器等技术的智能监测系统。可以利用视频分析技术,通过对办公室、教室等场所的监控视频进行智能分析,自动识别个体的坐姿、坐站频率、身体活动量等,实现对久坐行为的客观无感记录。再如开发智能座椅,通过压力传感器、体温传感器等准确感知个体的坐姿时间和状态变化,并与个人移动设备实时同步数据。这些智能化的监测手段可以弥补传统问卷和可穿戴设备的局限性,提供更加客观、连续、细致的久坐行为数据,为全面评估个体的行为模式提供不同类型的数据支撑。同时可以考虑跨情境、跨设备的数据采集与整合的新形式,由于个体的久坐行为往往跨越多个生活情境(如家庭、工作场所、交通工具等),也涉及多种屏幕设备(如电视、电脑、手机、平板等)。如在办公室内布置视频设备记录工作久坐,佩戴加速度计测量通勤久坐,结合移动设备的应用程序(application,APP)记录屏幕久坐,最后将这些来自不同情境、不同设备的数据进行汇总分析,全面评估个体一天内的总久坐时间及其行为特点。多情境、多设备数据的整合有利于全面认识现代人久坐行为的复杂性,识别关键的久坐情境和参数指标,为制定有针对性的干预策略提供依据。

三、久坐行为对健康的影响及其机制探索

已有研究表明,久坐行为是多种慢性疾病的独立危险因素,但对不同疾病的影响程度和作用模式依旧尚不明确。未来需要开展大样本、前瞻性队列研究,系统评估久坐行为对不同人群(如儿童、青少年、成年人、老年人、孕妇等)身心健康的影响,确定总久坐时间和久坐模式与心血管疾病、代谢性疾病、骨骼肌疾病等发生风险的量效关系,识别久坐行为的高危人群,为制定针对性的干预策略提供依据。从全生命周期视角审视久坐的健康影响,不同年龄段的人群,其生理特点、行为模式、所处环境差异很大,久坐行为的表现特征和健康影响也可能不同。儿童和青少年正处于生长发育的关键期,久坐行为可能影响其身体和认知发展;老年人群的基础代谢率低、运动能力差,更容易受到久坐的负面影响。因此,有必要采用全生命周期的视角,系统地比较不同年龄段人群的久坐行为流行特征及其与健康的关系,辨析各年龄

段人群的特定健康风险,为有针对性地制定控制策略提供依据。以往的研究多关注久坐与心血管代谢性疾病的关系,而对其他疾病的影响研究较少。事实上,久坐可能通过炎症反应、胰岛素抵抗、内分泌紊乱等多种机制影响骨骼肌、骨骼、认知等多个系统。建议未来开展前瞻性队列研究,全面评估久坐与多种慢性病(如骨质疏松、骨关节炎、认知障碍等)发生风险的关系,拓展对久坐危害的全面认识。目前对久坐时间和健康的剂量—反应关系还缺乏精细化的探究,难以量化评估不同剂量和久坐模式的健康效应。总的久坐时间是否存在一个健康阈值?久坐行为的频率、间断情况等模式特征如何影响健康?不同强度(如仰卧、端坐、斜躺等)的久坐行为危害是否不同?这些问题的答案,对于制定更加量化、精准化的久坐防控指南至关重要。此外,未来要开展大样本队列研究,采用统一的暴露评估标准和疾病诊断标准,细化久坐时间和久坐模式的分层,检验久坐剂量、模式与疾病风险的非线性关系,确定关键节点和高危模式,并进一步构建风险预测模型等。

总之,目前对久坐行为引起健康风险的具体机制尚不完全清楚。深入探究久坐行为影响健康的机制,对于阐明久坐的危害特征、解释流行病学现象、发现新的干预靶点都具有重要意义。久坐行为对人体健康的影响是一个涉及全身多系统、贯穿不同生命阶段、交织生理心理多重因素的复杂的致病过程。这需要在分子、细胞、器官、个体等不同生物学层次,整合代谢、心血管、神经内分泌、免疫、脑科学等不同学科视角,借助组学、影像、生理等多种研究手段,通过基础与临床、动物与人群研究的紧密结合,最终才能厘清其作用机制。在探索机制的同时,更应关注机制对于指导慢性病防控实践的价值,加强机制研究成果向干预优化应用的转化。

四、久坐行为的干预策略及干预效果评估

久坐行为的形成受个体、人际、组织、社区、政策等多重因素的影响。减少久坐需要从不同层面入手，采取综合性的干预策略。未来研究要注重个体层面的行为改变技术，如目标设置、自我监测、及时反馈等，帮助个体养成减少久坐的健康的生活方式。要重视人际和组织层面的支持性环境营造，如在工作场所设置站立式办公桌、开展减少久坐主题教育活动等。要加强社区层面的宣传教育和资源供给，营造有利于减少久坐的社会氛围和物理环境。要注重政策的制定，出台相关政策支持，将减少久坐纳入公共卫生议程和身体活动指南。此外，传统的身体活动干预多是以连续的中高强度身体活动为主，但类似的锻炼模式对于久坐人群而言其可行性和持久性可能不高。近年来，一些新型活动模式，如高强度间歇运动（high-intensity interval training，HIIT）、低强度久站、经常性短时起立活动等，间断久坐模式，因其时间短、强度低、与日常生活可行性高而受到关注。这些活动模式能否有效缓解久坐风险，不同人群的最佳方案如何，都有待进一步的研究论证。

即使站立姿势本身在低水平肌肉活动的情况下不会增加能量消耗，但站立姿势可能会激活交感神经系统活动，使血管系统适应直立姿势。交感神经活动通过增加肾上腺素分泌等方式促进分解代谢，这增加了脂肪分解、血脂的可用性，从而将脂肪用作底物，当然这也可以通过增加肌肉活动来实现。因此，身体姿势的变化与肌肉活动变化对健康的影响要通过实验加以区分。这也有助于确定哪些类型的身体活动可以有效地替代久坐。由此我们也可以提出一个假设，即久坐时的肌肉活动较不活跃，或站立时相对肌肉活动活跃，是影响坐姿转换到站姿引起代谢益处的关键因素。未来的干预研究还应监测在久坐

期间增加肌肉活动是否可行并且有益。几项研究已经验证了新型办公设备在提高久坐时能量消耗的效益,但这类干预方式的长期效果和临床意义尚不清楚。此外,并非所有人都有能力激活下肢肌肉群,激活上肢肌肉群是否可以改善下肢功能障碍患者的代谢状况也尚待研究。因此,未来需要开展严谨设计的随机对照试验,并验证不同干预策略在现实生活条件下的有效性和可行性,系统地评价不同活动干预模式对久坐人群生理代谢指标、心血管疾病风险因素等的影响,在循证基础上优化干预方案。

久坐行为干预效果评估是久坐防控研究的关键环节。科学、系统地评估干预措施的有效性、可行性、可持续性对于优化干预方案、提高干预效率、推动防控政策制定具有重要意义。构建多维度、多指标的干预效果评价体系,干预效果评估不应局限于单一指标,而要从行为、生理、心理、组织、环境等多个维度,采用主客观相结合的多元化指标,全面评价干预的综合效果。行为维度可评估干预对久坐时间、频率等行为学指标的影响;生理维度可评估干预对心血管代谢指标、体适能水平等的影响;心理维度可评估干预对主观幸福感、自我效能感等的影响;组织维度可评估干预对工作效率、医疗费用支出等的影响;环境维度可评估干预对步行友好性、设施便利性等的影响。多维度指标的整合应用,可以更加全面地揭示干预的综合健康效益。目前大多数以减少久坐行为作为目标的干预研究局限于短期效果评价,而缺乏对干预效果长期维持性的检验。但健康行为的养成是一个长期过程,干预效果能否随时间维持至关重要。应拓展干预效果评估的时间维度,重视长期效果评价。建议在干预方案设计之初就将足够长的随访观察期纳入其中,评估干预结束后不同时间点的效果维持状况。同时,探索干预效果的影响因素和维持机制,如个体的动机水平、自我监控能力等,有助于优化促进效果维持的策略。同时,应重视基线期个体特征与干预效果的关联，为制定精准施策的个性化干预方案提供依据。

五、久坐行为研究新范式形成

当前信息技术的快速发展为久坐研究提供了新的思路和新的工具。移动互联网、可穿戴设备、虚拟现实等新兴技术为久坐干预研究带来了新的机遇。未来研究要充分利用可穿戴设备、智能手机等便携式装置采集连续的客观数据，构建个体和群体的久坐行为大数据库，从而实现基于大数据和人工智能的久坐行为研究范式创新。运用机器学习、数据挖掘等人工智能技术，对海量的久坐数据进行分析和建模，从时间、空间、环境等多个维度构建久坐行为模式，并结合生理、心理等多源参数，开展行为与健康的关联分析。在此基础上，研发个性化的减少久坐的智能系统，通过实时监测、智能提醒、情景感知等多功能融合，为个体提供有针对性的行为改变方案，实施精准化的久坐干预策略。

综上，久坐行为是一个复杂的系统性问题，久坐行为防控也是一项复杂的系统工程，破解这一难题需要系统思维和整体视角，需要跨学科、跨领域、跨部门的协同创新和综合施策。要坚持目标导向和问题导向，加强学科交叉融合，创新研究范式和技术路线，拓展研究深度和广度。在理论创新方面，要立足多维视角，在借鉴现有理论的基础上，整合生物、心理、社会等多学科理论，发展跨领域、动态性的涵盖全生命周期的理论框架，揭示不同人群、不同情境下的久坐行为模式与健康效应，为久坐防控实践提供系统性、前瞻性的指引。在实证研究方面，要进一步完善研究设计，强化方法创新和技术创新，综合运用实验研究、队列研究、干预研究等多元手段，加强干预措施的长期效果评估，形成内容全面、逻辑严密、循证支持的本土化证据体系。在转化应用方面，要发挥高校、院所的智库作用，加强与企业、社区、政府的合作,构建"政产学研用"一体化的成果转化机制,推动先进技术在健康中国行动、体医养结合等领域的创新应用示范。未来的研究要与时俱进,从理论到实践、从宏观到微观,拓展思路,创新方法,产出更多高质量循证依据,为健康中国建设贡献力量,为慢性病防控事业做出新的更大贡献。

参考文献

高莹,李青阳,王健,2022. 久坐间断的生理学基础及干预效应[J]. 中国公共卫生,38(12):1623-1629.

李晓彤,李新,王艳,等,2016. 12~14 岁少年体力活动、心肺耐力与肥胖三者关系[J]. 中国运动医学杂志,35(10):930-939,971.

马生霞,曹振波,2018. 久坐行为间断干预对血糖、胰岛素和血脂影响的系统综述与 Meta 分析[J]. 中国体育科技,54(4):75-91.

殷明越,陈志力,李汉森,等,2023. 碎片化运动:兼具应用可行性与健康促进效果的新策略[J]. 西安体育学院学报,40(5):615-627.

《中国人群身体活动指南》编写委员会,赵文华,李可基,2022. 中国人群身体活动指南(2021)[J]. 中国慢性病预防与控制,30(1):1-2.

Aadahl M,Linneberg A,Møller T C,et al. ,2014. Motivational counseling to reduce sitting time:a community-based randomized controlled trial in adults[J]. American Journal of Preventive Medicine,47(5):576-586.

Agbaje A O,Perng W,Tuomainen T P,2023. Effects of accelerometer-based sedentary time and physical activity on DEXA-measured fat mass in 6059 children[J]. Nature Communications,14

(1):8232.

Alkhajah T A,Reeves M M,Eakin E G,et al. ,2012. Sit-stand workstations: a pilot intervention to reduce office sitting time[J]. American Journal of Preventive Medicine,43(3):298-303.

Allison M A,Jensky N E,Marshall S J,et al. ,2012. Sedentary behavior and adiposity-associated inflammation: the Multi-Ethnic Study of Atherosclerosis[J]. American Journal of Preventive Medicine, 42(1):8-13.

Åman J,Skinner T,De Beaufort C,et al. ,2009. Associations between physical activity, sedentary behavior, and glycemic control in a large cohort of adolescents with type 1 diabetes: the Hvidoere Study Group on Childhood Diabetes[J]. Pediatric Diabetes,10(4): 234-239.

Ambrosetti M, Abreu A, Corrà U, et al. , 2021. Secondary prevention through comprehensive cardiovascular rehabilitation: From knowledge to implementation. 2020 update. A position paper from the secondary prevention and rehabilitation section of the european association of preventive cardiology[J]. European Journal of Preventive Cardiology,28(5):460-495.

Arem H, Pfeiffer R M, Engels E A, et al. , 2015. Pre-and postdiagnosis physical activity, television viewing, and mortality among patients with colorectal cancer in the National Institutes of Health-AARP diet and health study[J]. Journal of Clinical Oncology, 33(2):180.

Ashcraft K A,Peace R M,Betof A S,et al. ,2016. Efficacy and mechanisms of aerobic exercise on cancer initiation, progression, and metastasis: a critical systematic review of in vivo preclinical data[J]. Cancer Research,76(14):4032-4050.

Atkin A J,Dainty J R,Dumuid D,et al. ,2021. Adolescent time use and mental health: a cross-sectional, compositional analysis in the Millennium Cohort Study[J]. BMJ open,11(10):e047189.

Atlas D,2015. International diabetes federation[M]. 7th ed. Belgium: International Diabetes Federation,2015.

Bailey D P,Broom D R,Chrismas B C,et al. ,2016. Breaking up prolonged sitting time with walking does not affect appetite or gut hormone concentrations but does induce an energy deficit and suppresses postprandial glycaemia in sedentary adults[J]. Applied Physiology, Nutrition, and Metabolism,41(3):324-331.

Bailey D P,Locke C D,2015. Breaking up prolonged sitting with light-intensity walking improves postprandial glycemia, but breaking up sitting with standing does not[J]. Journal of Science and Medicine in Sport,18(3):294-298.

Bao W,Tobias D K,Bowers K,et al. ,2014. Physical activity and sedentary behaviors associated with risk of progression from gestational diabetes mellitus to type 2 diabetes mellitus: a prospective cohort study[J]. JAMA internal medicine,174(7):1047-1055.

Barbaresko J,Rienks J,Nöthlings U,2018. Lifestyle indices and cardiovascular disease risk: a meta-analysis[J]. American Journal of Preventive Medicine,55(4):555-564.

Bauer K W,Nelson M C,Boutelle K N,et al. ,2008. Parental influences on adolescents' physical activity and sedentary behavior: longitudinal findings from Project EAT-II[J]. International Journal of Behavioral Nutrition and Physical Activity,(5):12.

Bauman A, Ainsworth B E, Sallis J F, et al., 2011. The descriptive epidemiology of sitting. A 20-country comparison using the International Physical Activity Questionnaire （IPAQ）[J]. American Journal of Preventive Medicine,41(2):228-235.

Beers E A,Roemmich J N,Epstein L H,et al. ,2008. Increasing passive energy expenditure during clerical work[J]. European Journal of Applied Physiology,103(3):353-360.

Bell A C,Ge K,Popkin B M,2002. The road to obesity or the path to prevention: motorized transportation and obesity in China [J]. Obesity Research,10(4):277-283.

Bell S L, Audrey S, Gunnell D, et al. , 2019. The relationship between physical activity, mental wellbeing and symptoms of mental health disorder in adolescents: a cohort study[J]. International Journal of Behavioral Nutrition and Physical Activity,16(1):138.

Bellettiere J,Healy G N,LaMonte M J,et al. ,2019. Sedentary behavior and prevalent diabetes in 6,166 older women: the objective physical activity and cardiovascular health study[J]. The Journals of Gerontology: Series A,74(3):387-395.

Bennie J A, Chau J Y, van der Ploeg H P, et al. , 2013. The prevalence and correlates of sitting in European adults- a comparison of 32 Eurobarometer-participating countries[J]. International Journal of Behavioral Nutrition and Physical Activity,(10):107.

Bentham J, Di Cesare M, BIlano V, et al. , 2017. Worldwide trends in children's and adolescents' body mass index, underweight and obesity, in comparison with adults, from 1975 to 2016: a pooled analysis of 2,416 population-based measurement studies with 128.9 million participants[J]. Lancet, 390(10113):2627-2642.

Beraki Å, Magnuson A, Särnblad S, et al., 2014. Increase in physical activity is associated with lower HbA1c levels in children and adolescents with type 1 diabetes: results from a cross-sectional study based on the Swedish pediatric diabetes quality registry(SWEDIABKIDS) [J]. Diabetes Research and Clinical Practice, 105(1):119-125.

Berger F F, Leitzmann M F, Hillreiner A, et al., 2019. Sedentary behavior and prostate cancer: a systematic review and meta-analysis of prospective cohort studies [J]. Cancer Prevention Research, 12 (10):675-688.

Bergouignan A, Latouche C, Heywood S, et al., 2016. Frequent interruptions of sedentary time modulates contraction-and insulin-stimulated glucose uptake pathways in muscle: ancillary analysis from randomized clinical trials[J]. Scientific Report, 6:32044.

Bergouignan A, Momken I, Lefai E, et al., 2013. Activity energy expenditure is a major determinant of dietary fat oxidation and trafficking, but the deleterious effect of detraining is more marked than the beneficial effect of training at current recommendations[J]. The American Journal of Clinical Nutrition, 98(3):648-658.

Bergouignan A, Rudwill F, Simon C, et al., 2011. Physical inactivity as the culprit of metabolic inflexibility: evidence from bed-rest studies[J]. Journal of Applied Physiology, 111(4):1201-1210.

Bernard P, Doré I, Romain A J, et al., 2018. Dose response association of objective physical activity with mental health in a representative national sample of adults: A cross-sectional study[J].

PloS One,13(10):e0204682.

Bethany B G,Kelley P G,Reis J P,et al. ,2015. Cross-sectional and longitudinal associations between objectively measured sedentary time and metabolic disease: the Coronary Artery Risk Development in Young Adults (CARDIA) study [J]. Diabetes Care, 38 (10): 1835-1843.

Bey L, Hamilton M T, 2003. Suppression of skeletal muscle lipoprotein lipase activity during physical inactivity: a molecular reason to maintain daily low-intensity activity [J]. The Journal of Physiology,551(Pt 2):673-682.

Bhammar D M,Sawyer B J,Tucker W J,et al. ,2017. Breaks in sitting time: effects on continuously monitored glucose and blood pressure[J]. Medicine & Science in Sports & Exercise,49(10):2119-2130.

Biddle S J,Bengoechea García E,Pedisic Z,et al. ,2017. Screen time, other sedentary behaviours, and obesity risk in adults: a review of reviews[J]. Current Obesity Reports,6(2):134-147.

Biddle S J, Pearson N, Ross G M, et al. , 2010. Tracking of sedentary behaviours of young people: a systematic review [J]. Preventive Medicine,51(5):345-351.

Biswas A,Oh P I,Faulkner G E,et al. ,2015. Sedentary time and its association with risk for disease incidence, mortality, and hospitalization in adults: a systematic review and meta-analysis[J]. Annals of Internal Medicine,162(2):123-132.

Boerema S T, van Velsen L, Vollenbroek M M, et al. , 2020. Pattern measures of sedentary behaviour in adults: A literature review[J]. Digital Health,6:1-13.

Bowers A J, Berland M, 2013. Does recreational computer use affect high school achievement？[J]. Educational Technology Research and Development, 61(1):51-69.

Bull F C, Al-Ansari S S, Biddle S, et al., 2020. World Health Organization 2020 guidelines on physical activity and sedentary behaviour[J]. British Journal of Sports Medicine, 54(24):1451-1462.

Buman M P, Winkler E A, Kurka J M, et al., 2014. Reallocating time to sleep, sedentary behaviors, or active behaviors: associations with cardiovascular disease risk biomarkers, NHANES 2005—2006 [J]. American Journal of Epidemiology, 179(3):323-334.

Burke S, Wurz A, Bradshaw A, et al., 2017. Physical activity and quality of life in cancer survivors: a meta-synthesis of qualitative research[J]. Cancers, 9(5):53.

Butte N F, Wong W W, Lee J S, et al., 2014. Prediction of energy expenditure and physical activity in preschoolers[J]. Medicine & Science in Sports & Exercise, 46(6):1216.

Cabanas-Sánchez V, Higueras-Fresnillo S, MÁ D L C, et al., 2019. 24-h movement and nonmovement behaviors in older adults. The IMPACT65 + Study[J]. Medicine & Science in Sports & Exercise, 51(4):671-680.

Cameron A J, Zimmet P Z, Dunstan D W, et al., 2003. Overweight and obesity in Australia: the 1999—2000 Australian diabetes, obesity and lifestyle study(AusDiab)[J]. Medical Journal of Australia, 178(9):427-432.

Cameron R, Manske S, Brown K S, et al., 2007. Integrating public health policy, practice, evaluation, surveillance, and research:

the school health action planning and evaluation system[J]. American Journal of Public Health,97(4):648-654.

Carroll D, Ginty A T, Der G, et al. , 2012. Increased blood pressure reactions to acute mental stress are associated with 16-year cardiovascular disease mortality[J]. Psychophysiology,49(10):1444-1448.

Carson V, Janssen I, 2011. Volume, patterns, and types of sedentary behavior and cardio-metabolic health in children and adolescents: a cross-sectional study[J]. BMC Public Health,11: 274.

Carson V,Tremblay M S,Chaput J-P,et al. ,2016. Associations between sleep duration, sedentary time, physical activity, and health indicators among Canadian children and youth using compositional analyses[J]. Applied Physiology, Nutrition, and Metabolism,41(6): S294-S302.

Carter S,Hartman Y,Holder S,et al. ,2017. Sedentary behavior and cardiovascular disease risk: mediating mechanisms[J]. Exercise and Sport Sciences Reviews,45(2):80-86.

Carver A,Timperio A,Hesketh K,et al. ,2010. Are children and adolescents less active if parents restrict their physical activity and active transport due to perceived risk? [J]. Social Science & Medicine,70(11):1799-1805.

Celis-Morales C A, Lyall D M, Bailey M E, et al. , 2019. The combination of physical activity and sedentary behaviors modifies the genetic predisposition to obesity[J]. Obesity,27(4):653-661.

Chandler J,Brazendale K,Beets M,et al. ,2016. Classification of physical activity intensities using a wrist-worn accelerometer in 8-12-

year-old children[J]. Pediatric Obesity,11(2):120-127.

Chang A K, Fritschi C, Kim M J, 2013. Sedentary behavior, physical activity, and psychological health of Korean older adults with hypertension: effect of an empowerment intervention [J]. Research in Gerontological Nursing,6(2):81-88.

Chastin S F, Palarea-Albaladejo J, Dontje M L, et al. , 2015b. Combined effects of time spent in physical activity, sedentary behaviors and sleep on obesity and cardio-metabolic health markers: a novel compositional data analysis approach [J]. PloS One, 10 (10):e0139984.

Chastin S F,Winkler E A,Eakin E G,et al. ,2015. Sensitivity to change of objectively-derived measures of sedentary behavior[J]. Measurement in Physical Education and Exercise Science,19(3):138-147.

Chau J Y,Daley M,Dunn S,et al. ,2014. The effectiveness of sit-stand workstations for changing office workers' sitting time: results from the Stand@ Work randomized controlled trial pilot[J]. International Journal of Behavioral Nutrition and Physical Activity, (11): 127.

Chau J Y, Grunseit A, Midthjell K, et al. , 2015. Sedentary behaviour and risk of mortality from all-causes and cardiometabolic diseases in adults: evidence from the HUNT3 population cohort[J]. British Journal of Sports Medicine,49(11):737-742.

Chau J Y,Grunseit A C,Chey T,et al. ,2013. Daily sitting time and all-cause mortality: a meta-analysis[J]. PloS One,8(11):e80000.

Chau J Y,Van Der Ploeg H P,Van Uffelen J G,et al. ,2010. Are workplace interventions to reduce sitting effective? A systematic review[J]. Preventive Medicine,51(5):352-356.

Chinapaw M J,Mokkink L B,van Poppel M N,et al. ,2010. Physical activity questionnaires for youth: a systematic review of measurement properties[J]. Sports Medicine,40(7):539-563.

Cho M J,Bunsawat K,Kim H J,et al. ,2020. The acute effects of interrupting prolonged sitting with stair climbing on vascular and metabolic function after a high-fat meal[J]. European Journal of Applied Physiology,120(4):829-839.

Chong F,Wang Y,Song M,et al. ,2021. Sedentary behavior and risk of breast cancer: a dose-response meta-analysis from prospective studies[J]. Breast Cancer,28(1):48-59.

Clemes S A, O'connell S E, Edwardson C L, 2014. Office workers' objectively measured sedentary behavior and physical activity during and outside working hours[J]. Journal of Occupational and Environmental Medicine,56(3):298-303.

Commissaris D, Huysmans M A,Mathiassen S E,et al. ,2016. Interventions to reduce sedentary behavior and increase physical activity during productive work: a systematic review[J]. Scandinavian Journal of Work, Environment & Health,42(3):181-191.

Copeland J L,Ashe M C,Biddle S J,et al. ,2017. Sedentary time in older adults: a critical review of measurement, associations with health, and interventions[J]. British Journal of Sports Medicine,51 (21):1539-1539.

Cox D J, Gonder-Frederick L A, Kovatchev B P, et al. , 2000. Progressive hypoglycemia's impact on driving simulation performance. Occurrence, awareness and correction[J]. Diabetes Care,23(2):163-170.

Craft L L, VanIterson E H, Helenowski I B, et al., 2012. Exercise effects on depressive symptoms in cancer survivors: a systematic review and meta-analysis [J]. Cancer Epidemiology, Biomarkers & Prevention, 21(1):3-19.

Crombie K M, Leitzelar B N, Almassi N E, et al., 2022. The feasibility and effectiveness of a community-based intervention to reduce sedentary behavior in older adults [J]. Journal of Applied Gerontology, 41(1):92-102.

Crouter S E, Flynn J I, Bassett Jr D R, 2015. Estimating physical activity in youth using a wrist accelerometer[J]. Medicine & Science in Sports & Exercise, 47(5):944.

Cüppers H J, Erdmann D, Schubert H, et al., 1982. Glucose tolerance, serum insulin, and serum lipids in athletes[J]. Current Problems in Clinical Biochemistry, (11): 155-165.

Danquah I H, Kloster S, Holtermann A, et al., 2017. Take a Stand! -a multi-component intervention aimed at reducing sitting time among office workers-a cluster randomized trial [J]. International Journal of Epidemiology, 46(1):128-140.

del Pozo Cruz B, Alfonso-Rosa R M, McGregor D, et al., 2020. Sedentary behaviour is associated with depression symptoms: compositional data analysis from a representative sample of 3233 US adults and older adults assessed with accelerometers[J]. Journal of Affective Disorders, (265): 59-62.

Delp M, Laughlin M, 1998. Regulation of skeletal muscle perfusion during exercise [J]. Acta Physiologica Scandinavica, 162(3):411-419.

DeSalvo K B, Olson R, Casavale K O, 2016. Dietary guidelines for Americans[J]. JAMA, 315(5):457-458.

Dempsey P C, Larsen R N, Winkler E A, et al., 2018. Prolonged uninterrupted sitting elevates postprandial hyperglycaemia proportional to degree of insulin resistance[J]. Diabetes, Obesity and Metabolism, 20(6):1526-1530.

Després J P, 2016. Physical activity, sedentary behaviours, and cardiovascular health: when will cardiorespiratory fitness become a vital sign? [J]. Canadian Journal of Cardiology, 32(4):505-513.

Dillon C B, McMahon E, O'Regan G, et al., 2018. Associations between physical behaviour patterns and levels of depressive symptoms, anxiety and well-being in middle-aged adults: a cross-sectional study using isotemporal substitution models[J]. BMJ Open, 8(1):e018978.

Ding C, Feng G, Yuan F, et al., 2019. Temporal trends and recent correlates in sedentary behaviors among Chinese adults from 2002 to 2010—2012 [J]. International Journal of Environmental Research and Public Health, 17(1):158.

Dixon-Suen S C, Lewis S J, Martin R M, et al., 2022. Physical activity, sedentary time and breast cancer risk: a Mendelian randomisation study[J]. British Journal of Sports Medicine, 56(20):1157-1170.

Do N C, Vestgaard M, Ásbjörnsdóttir B, et al., 2020. Physical activity, sedentary behavior and development of preeclampsia in women with preexisting diabetes[J]. Acta Diabetologica, 57(5):559-567.

Donaire-Gonzalez D, Gimeno-Santos E, Balcells E, et al. , 2015. Benefits of physical activity on COPD hospitalisation depend on intensity[J]. European Respiratory Journal, 46(5):1281-1289.

Donath L, Faude O, Schefer Y, et al. , 2015. Repetitive daily point of choice prompts and occupational sit-stand transfers, concentration and neuromuscular performance in office workers: an RCT[J]. International Journal of Environmental Research and Public Health, 12(4):4340-4353.

Donnelly J E, Hillman C H, Castelli D, et al. , 2016. Physical activity, fitness, cognitive function, and academic achievement in children: a systematic review[J]. Medicine & Science in Sports & Exercise, 48(6):1197.

Dumuid D, Olds T, Lange K, et al. , 2022. Goldilocks Days: optimising children's time use for health and well-being[J]. Journal of Epidemiology and Community Health, 76(3):301-308.

Dumuid D, Stanford T E, Pedišić Ž, et al. , 2018. Adiposity and the isotemporal substitution of physical activity, sedentary time and sleep among school-aged children: a compositional data analysis approach[J]. BMC Public Health, 18(1):311.

Dunstan D W, Barr E L, Healy G, et al. , 2010. Television viewing time and mortality: the Australian diabetes, obesity and lifestyle study(AusDiab)[J]. Circulation, 121(3):384-391.

Dunstan D W, Dogra S, Carter S E, et al. , 2021. Sit less and move more for cardiovascular health: emerging insights and opportunities[J]. Nature Reviews Cardiology, 18(9):637-648.

Dunstan D W, Kingwell B A, Larsen R, et al. , 2012. Breaking up prolonged sitting reduces postprandial glucose and insulin responses [J]. Diabetes Care, 35(5):976-983.

Dupré C, Brégère M, Berger M, et al., 2023. Relation between mortality and physical activity levels or sedentary behavior: Proof cohort[J]. European Journal of Public Health, 33(Supplement_2): ckad160. 1245.

Dzierzewski J M, Buman M P, Giacobbi Jr P R, et al., 2014. Exercise and sleep in community-dwelling older adults: evidence for a reciprocal relationship[J]. Journal of Sleep Research, 23(1):61-68.

Ekelund U, Brage S, Froberg K, et al., 2006. TV viewing and physical activity are independently associated with metabolic risk in children: the European Youth Heart Study[J]. PLoS Medicine, 3 (12):e488.

Ekelund U, Luan J a, Sherar L B, et al., 2012. Moderate to vigorous physical activity and sedentary time and cardiometabolic risk factors in children and adolescents[J]. JAMA, 307(7):704-712.

Ekelund U, Steene-Johannessen J, Brown W J, et al., 2016. Does physical activity attenuate, or even eliminate, the detrimental association of sitting time with mortality? A harmonised meta-analysis of data from more than 1 million men and women[J]. The Lancet, 388 (10051):1302-1310.

Ekelund U, Tarp J, Steene-Johannessen J, et al., 2019b. Dose-response associations between accelerometry measured physical activity and sedentary time and all cause mortality: systematic review and harmonised meta-analysis[J]. BMJ, (366): 14570.

Ellegast R P, Kraft K, Groenesteijn L, et al., 2012. Comparison of four specific dynamic office chairs with a conventional office chair：impact upon muscle activation，physical activity and posture[J]. Applied Ergonomics,43(2):296-307.

Elley R,Bagrie E,Arroll B,2006. Do snacks of exercise lower blood pressure? a randomised crossover trial[J]. The New Zealand Medical journal of Australia,119(1235):U1996.

Engeroff T，Füzéki E，Vogt L，et al.，2018. Is objectively assessed sedentary behavior，physical activity and cardiorespiratory fitness linked to brain plasticity outcomes in old age? [J]. Neuroscience,(388): 384-392.

Fairclough S J,Clifford L,Brown D,et al.,2023. Characteristics of 24-hour movement behaviours and their associations with mental health in children and adolescents[J]. Journal of Activity，Sedentary and Sleep Behaviors,2(1):11.

Falck R S，Davis J C，Liu-Ambrose T，2017. What is the association between sedentary behaviour and cognitive function? a systematic review[J]. British Journal of Sports Medicine,51(10): 800-811.

Farkas E，Luiten P G，Bari F，2007. Permanent，bilateral common carotid artery occlusion in the rat：a model for chronic cerebral hypoperfusion-related neurodegenerative diseases[J]. Brain Research Reviews,54(1):162-180.

Ferrari G,Herrera-Cuenca M,Zalcman Zimberg I,et al.,2022. A comparison of associations between self-reported and device-based sedentary behavior and obesity markers in adults：a multi-national cross-sectional study[J]. Assessment,29(7):1441-1457.

Figueira A C C, Cortinhas A, Soares J P, et al., 2018. Efficacy of exercise on breast cancer outcomes: a systematic review and meta-analysis of preclinical data[J]. International Journal of Sports Medicine, 39(05):327-342.

Fishman E I, Steeves J A, Zipunnikov V, et al., 2016. Association between objectively measured physical activity and mortality in NHANES[J]. Medicine & Science in Sports & Exercise, 48(7):1303.

Freedson P S, Melanson E, Sirard J, 1998. Calibration of the computer science and applications, Inc. accelerometer[J]. Medicine & Science in Sports & Exercise, 30(5):777-781.

Friedenreich C M, Ryder-Burbidge C, McNeil J, 2021. Physical activity, obesity and sedentary behavior in cancer etiology: epidemiologic evidence and biologic mechanisms[J]. Molecular Oncology, 15(3): 790-800.

Fryer S, Stone K, Paterson C, et al., 2021. Central and peripheral arterial stiffness responses to uninterrupted prolonged sitting combined with a high-fat meal: a randomized controlled crossover trial[J]. Hypertension Research, 44(10):1332-1340.

Gao Y, Cronin N J, Nevala N, et al., 2020. Validity of long-term and short-term recall of occupational sitting time in Finnish and Chinese office workers[J]. Journal of Sport and Health Science, 9 (4):345-351.

Gao Y, Cronin N J, Pesola A J, et al., 2016. Muscle activity patterns and spinal shrinkage in office workers using a sit-stand workstation versus a sit workstation[J]. Ergonomics, 59 (10):

1267-1274.

Gao Y,Melin M,Mäkäräinen K,et al. ,2018. Children's physical activity and sedentary time compared using assessments of accelerometry counts and muscle activity level[J]. PeerJ,6:e5437.

Gao Y, Nevala N, Cronin N J, et al. , 2016. Effects of environmental intervention on sedentary time, musculoskeletal comfort and work ability in office workers[J]. European Journal of Sport Science,16(6):747-754.

Gao Y,Silvennoinen M,Pesola A J,et al. ,2017. Acute metabolic response, energy expenditure, and EMG activity in sitting and standing[J]. Medicine & Science in Sports & Exercise, 49 (9): 1927-1934.

García-Hermoso A,Ezzatvar Y,Ramirez-Velez R,et al. ,2021. Is device-measured vigorous physical activity associated with health-related outcomes in children and adolescents? A systematic review and meta-analysis[J]. Journal of Sport and Health Science,10(3): 296-307.

Gardiner P A,Clark B K,Healy G N,et al. ,2011a. Measuring older adults' sedentary time: reliability, validity, and responsiveness [J]. Medicine & Science in Sports & Exercise,43(11):2127-2133.

Gardiner P A,Eakin E G,Healy G N,et al. ,2011b. Feasibility of reducing older adults' sedentary time [J]. American Journal of Preventive Medicine,41(2):174-177.

Giné-Garriga M, Sansano-Nadal O, Tully M A, et al. , 2020. Accelerometer-measured sedentary and physical activity time and their correlates in European older adults: the SITLESS study[J].

The Journals of Gerontology: Series A,75(9):1754-1762.

Grooten W J,Conradsson D,Äng B O,et al. ,2013. Is active sitting as active as we think? [J]. Ergonomics,56(8):1304-1314.

Gustat J,Rice J,Parker K M,et al. ,2012. Effect of changes to the neighborhood built environment on physical activity in a low-income African American neighborhood [J]. Preventing Chronic Disease,9:E57.

Hadgraft N T,Lynch B M,Clark B K,et al. ,2015. Excessive sitting at work and at home: Correlates of occupational sitting and TV viewing time in working adults[J]. BMC Public Health,15: 899.

Hamer M,Stamatakis E,Mishra G,2009. Psychological distress, television viewing, and physical activity in children aged 4 to 12 years [J]. Pediatrics,123(5):1263-1268.

Hamer M,Stamatakis E,Steptoe A,2014. Effects of substituting sedentary time with physical activity on metabolic risk[J]. Medicine & Science in Sports & Exercise,46(10):1946.

Hamilton M T,Etienne J,McClure W C,et al. ,1998. Role of local contractile activity and muscle fiber type on LPL regulation during exercise[J]. American Physiological Society Journal,275(6): E1016-E1022.

Hamilton M T,Hamilton D G,Zderic T W,2018. The necessity of active muscle metabolism for healthy aging: muscular activity throughout the entire day[J]. Progress in Molecular Biology and Translational Science,155: 53-68.

Hamilton M T, Hamilton D G, Zderic T W, 2022. A potent physiological method to magnify and sustain soleus oxidative metabolism improves glucose and lipid regulation[J]. iScience, 25 (9):104869.

Hamilton M T, Healy G N, Dunstan D W, et al. ,2008. Too little exercise and too much sitting: inactivity physiology and the need for new recommendations on sedentary behavior[J]. Current cardiovascular risk reports,2(4):292-298.

Hänggi J M, Phillips L R, Rowlands A V, 2013. Validation of the GT3X ActiGraph in children and comparison with the GT1M ActiGraph[J]. Journal of Science and Medicine in Sport, 16 (1): 40-44.

Hardy L L, Booth M L, Okely A D, 2007. The reliability of the Adolescent Sedentary Activity Questionnaire (ASAQ) [J]. Preventive Medicine,45(1):71-74.

Hartikainen J, Haapala E A, Poikkeus A M, et al. , 2021. Comparison of classroom-based sedentary time and physical activity in conventional classrooms and open learning spaces among elementary school students[J]. Frontiers in Sports and Active Living,3626282.

Hartman J E, Boezen H M, de Greef M H, et al. ,2013. Physical and psychosocial factors associated with physical activity in patients with chronic obstructive pulmonary disease[J]. Archives of Physical Medicine and Rehabilitation,94(12):2396-2402. e2397.

Hartman Y A, Karssemeijer E G, van Diepen L A, et al. ,2018. Dementia patients are more sedentary and less physically active than age-and sex-matched cognitively healthy older adults[J]. Dementia and Geriatric Cognitive Disorders,46(1-2):81-89.

Hatime Z, El Kinany K, Huybrechts I, et al. ,2022. Association of physical activity and sedentary behavior with colorectal cancer risk in moroccan adults: a large-scale, population-based case-control study[J]. Asian Pacific Journal of Cancer Prevention: APJCP, 23 (6):1859.

Healy G N, Dunstan D W, Salmon J, et al. , 2008a. Breaks in sedentary time: beneficial associations with metabolic risk [J]. Diabetes Care, 31(4):661-666.

Healy G N, Dunstan D W, Salmon J, et al. , 2008b. Television time and continuous metabolic risk in physically active adults[J]. Medicine & Science in Sports & Exercise, 40(4):639-645.

Healy G N, Eakin E G, Lamontagne A D, et al. , 2013. Reducing sitting time in office workers: short-term efficacy of a multicomponent intervention[J]. Preventive Medicine, 57(1):43-48.

Healy G N, Eakin E G, Owen N, et al. , 2016. A cluster randomized controlled trial to reduce office workers' sitting time: effect on activity outcomes[J]. Medicine & Science in Sports & Exercise, 48(9):1787-1797.

Henson J, Davies M J, Bodicoat D H, et al. , 2016. Breaking up prolonged sitting with standing or walking attenuates the postprandial metabolic response in postmenopausal women: a randomized acute study[J]. Diabetes Care, 39(1):130-138.

Hermelink R, Leitzmann M F, Markozannes G, et al. , 2022. Sedentary behavior and cancer-an umbrella review and meta-analysis [J]. European Journal of Epidemiology, 37(5):447-460.

Hermens H J, Freriks B, Disselhorst-Klug C, et al. , 2000. Development of recommendations for SEMG sensors and sensor placement procedures[J]. Journal of Electromyography and Kinesiology, 10(5):361-374.

Hill J O, Peters J C, 1998. Environmental contributions to the obesity epidemic[J]. Science,280(5368):1371-1374.

Hoare E, Skouteris H, Fuller-Tyszkiewicz M, et al. , 2014. Associations between obesogenic risk factors and depression among adolescents: a systematic review[J]. Obesity Reviews,15(1):40-51.

Holmstrup M, Fairchild T, Keslacy S, et al. , 2014. Multiple short bouts of exercise over 12-h period reduce glucose excursions more than an energy-matched single bout of exercise [J]. Metabolism,63(4):510-519.

Hu F B,Li T Y,Colditz G A,et al. ,2003. Television watching and other sedentary behaviors in relation to risk of obesity and type 2 diabetes mellitus in women[J]. JAMA,289(14):1785-1791.

Jackson L A,Von Eye A,Fitzgerald H E,et al. ,2011. Internet use, videogame playing and cell phone use as predictors of children's body mass index(BMI), body weight, academic performance, and social and overall self-esteem[J]. Computers in Human Behavior,27(1):599-604.

Jackson L A, von Eye A, Fitzgerald H E, et al. , 2010. Self-concept, self-esteem, gender, race and information technology use [J]. Computers in Human Behavior,26(3):323-328.

Jimmy G, Seiler R, Mäder U, 2013. Development and validation of GT3X accelerometer cut-off points in 5-to 9-year-old children based on indirect calorimetry measurements[J]. Schweizerische Zeitschrift für Sportmedizin und Sporttraumatologie,61(4):37-43.

Jochem C, Leitzmann M, 2022. Physical activity and sedentary behavior in relation to cancer survival: a narrative review [J]. Cancers,14(7):1720.

Jones T L, 1996. Mortars, pestles, and division of labor in prehistoric California: a view from Big Sur[J]. American Antiquity, 61(2):243-264.

Kak H-B,Cho S-H,Lee Y-H,et al. ,2013. A study of effect of the compound physical activity therapy on muscular strength in obese women[J]. Journal of Physical Therapy Science,25(8):1039-1041.

Kang M, Rowe D A, 2015. Issues and challenges in sedentary behavior measurement[J]. Measurement in Physical Education and Exercise Science,19(3):105-115.

Katzmarzyk P T, Church T S, Craig C L, et al. , 2009. Sitting time and mortality from all causes, cardiovascular disease, and cancer [J]. Medicine & Science in Sports & Exercise,41(5):998-1005.

Keadle S K, Conroy D E, Buman M P, et al. , 2017. Targeting reductions in sitting time to increase physical activity and improve health[J]. Medicine & Science in Sports & Exercise,49(8):1572.

Keane E, Li X, Harrington J M, et al. , 2017. Physical activity, sedentary behavior and the risk of overweight and obesity in school-aged children[J]. Pediatric Exercise Science,29(3):408-418.

Kim I Y, Park S, Trombold J R, et al. , 2014. Effects of moderate- and intermittent low-intensity exercise on postprandial lipemia[J]. Medicine & Science in Sports & Exercise, 46 (10): 1882-1890.

Kim Y,Canada J M,Kenyon J,et al. ,2022. Physical activity,

sedentary behaviors and all-cause mortality in patients with heart failure: Findings from the NHANES 2007—2014[J]. Plos One,17 (7):e0271238.

Király O, Griffiths M D, Urbán R, et al. , 2014. Problematic Internet use and problematic online gaming are not the same: Findings from a large nationally representative adolescent sample[J]. Cyberpsychology, Behavior, and Social Networking,17(12):749-754.

Kitano A,Shoemaker J K,Ichinose M,et al. ,2005. Comparison of cardiovascular responses between lower body negative pressure and head-up tilt[J]. Journal of Applied Physiology,98(6):2081-2086.

Koelwyn G J, Quail D F, Zhang X, et al. , 2017. Exercise-dependent regulation of the tumour microenvironment[J]. Nature Reviews Cancer,17(10):620-632.

Koistinen H A,Galuska D,Chibalin A V,et al. ,2003. 5-amino-imidazole carboxamide riboside increases glucose transport and cell-surface GLUT4 content in skeletal muscle from subjects with type 2 diabetes[J]. Diabetes,52(5):1066-1072.

Korn A R,Reedy J,Brockton N T,et al. ,2022. The 2018 World Cancer Research Fund/American Institute for Cancer Research score and cancer risk: a longitudinal analysis in the NIH-AARP diet and health study[J]. Cancer Epidemiology, Biomarkers & Prevention,31 (10):1983-1992.

Kraut R, Patterson M, Lundmark V, et al. , 1998. Internet paradox: a social technology that reduces social involvement and psychological well-being? [J]. American Psychologist, 53 (9): 1017-1031.

Krogh-Madsen R, Thyfault J P, Broholm C, et al. , 2010. A 2-wk reduction of ambulatory activity attenuates peripheral insulin sensitivity[J]. Journal of Applied Physiology, 108(5): 1034-1040.

Kruse N T, Hughes W E, Benzo R M, et al. , 2018. Workplace strategies to prevent sitting-induced endothelial dysfunction [J]. Medicine & Science in Sports & Exercise, 50(4): 801-808.

Lammers G, Poelkens F, van Duijnhoven N T, et al. , 2012. Expression of genes involved in fatty acid transport and insulin signaling is altered by physical inactivity and exercise training in human skeletal muscle [J]. American Journal of Physiology-Endocrinology and Metabolism, 303(10): E1245-E1251.

Lanningham-Foster L, Foster R C, McCrady S K, et al. , 2008. Changing the school environment to increase physical activity in children[J]. Obesity, 16(8): 1849-1853.

Laperrière E, Messing K, Couture V, et al. , 2005. Validation of questions on working posture among those who stand during most of the work day[J]. International Journal of Industrial Ergonomics, 35 (4): 371-378.

Latouche C, Jowett J B, Carey A L, et al. , 2013. Effects of breaking up prolonged sitting on skeletal muscle gene expression[J]. Journal of Applied Physiology, 114(4): 453-460.

Lee J, Kuk J, Ardern C, 2016. The relationship between changes in sitting time and mortality in post-menopausal US women[J]. Journal of Public Health, 38(2): 270-278.

Lee P H, 2014. Association between adolescents' physical activity and sedentary behaviors with change in BMI and risk of type

2 diabetes[J]. PLoS One,9(10):e110732.

Levine J A, Eberhardt N L, Jensen M D, 1999. Role of nonexercise activity thermogenesis in resistance to fat gain in humans [J]. Science,283(5399):212-214.

Levine J A, Vander Weg M W, Hill J O, et al., 2006. Non-exercise activity thermogenesis: the crouching tiger hidden dragon of societal weight gain[J]. Arteriosclerosis, Thrombosis, and Vascular Biology,26(4):729-736.

Lewis L, Rowlands A, Gardiner P, et al., 2016. Small steps: preliminary effectiveness and feasibility of an incremental goal-setting intervention to reduce sitting time in older adults[J]. Maturitas, (85):64-70.

Li Q, Zhu Y, Wang J, et al., 2022. Sedentary behaviors and gestational diabetes mellitus: A systematic review[J]. Journal of Obstetrics and Gynaecology Research,48(2):285-299.

Lin Y, Liu Q, Liu F, et al., 2021. Adverse associations of sedentary behavior with cancer incidence and all-cause mortality: a prospective cohort study[J]. Journal of Sport and Health Science,10 (5):560-569.

Linder S, Abu-Omar K, Geidl W, et al., 2021. Physical inactivity in healthy, obese, and diabetic adults in Germany: An analysis of related socio-demographic variables[J]. PLoS One,16(2):e0246634.

Loprinzi P D, Edwards M K, Sng E, et al., 2016. Sedentary behavior and residual-specific mortality [J]. Health Promotion Perspectives,6(4):196.

Lubans D, Richards J, Hillman C, et al., 2016. Physical activity for cognitive and mental health in youth: a systematic review of mechanisms[J]. Pediatrics,138(3):e20161642.

Malik F S,Taplin C E,2014. Insulin therapy in children and adolescents with type 1 diabetes[J]. Pediatric Drugs,16(2):141-150.

Mariotto A B,Robin Yabroff K,Shao Y,et al. ,2011. Projections of the cost of cancer care in the United States: 2010—2020[J]. Journal of the National Cancer Institute,103(2):117-128.

Marshall A L,Miller Y D,Burton N W,et al. ,2010. Measuring total and domain-specific sitting: a study of reliability and validity [J]. Medicine & Science in Sports & Exercise,42(6):1094-1102.

Marshall S J,Ramirez E,2011. Reducing sedentary behavior: a new paradigm in physical activity promotion[J]. American Journal of Lifestyle Medicine,5(6):518-530.

Martin A,Fitzsimons C,Jepson R,et al. ,2015. Interventions with potential to reduce sedentary time in adults: systematic review and meta-analysis[J]. British Journal Of Sports Medicine,49(16): 1056-1063.

Matson T E,Anderson M L,Renz A D,et al. ,2019. Changes in self-reported health and psychosocial outcomes in older adults enrolled in sedentary behavior intervention study [J]. American Journal of Health Promotion,33(7):1053-1057.

Matthews C E,Chen K Y,Freedson P S,et al. ,2008. Amount of time spent in sedentary behaviors in the United States, 2003-2004 [J]. American Journal of Epidemiology,167(7):875-881.

Matthews C E, Keadle S K, Troiano R P, et al. , 2016. Accelerometer-measured dose-response for physical activity, sedentary time, and mortality in US adults [J]. The American Journal of Clinical Nutrition,104(5):1424-1432.

Matthews C E,Moore S C,Sampson J,et al.,2015. Mortality benefits for replacing sitting time with different physical activities [J]. Medicine & Science in Sports & Exercise,47(9):1833-1840.

McAlpine D A,Manohar C U,McCrady S K,et al.,2007. An office-place stepping device to promote workplace physical activity [J]. British Journal of Sports Medicine,41(12):903-907.

McCormack G R,Virk J S,2014. Driving towards obesity:a systematized literature review on the association between motor vehicle travel time and distance and weight status in adults [J]. Preventive Medicine,(66):49-55.

McLeroy K R,Bibeau D,Steckler A,et al.,1988. An ecological perspective on health promotion programs [J]. Health Education Quarterly,15(4):351-377.

McManus A M,Ainslie P N,Green D J,et al.,2015. Impact of prolonged sitting on vascular function in young girls [J]. Experimental Physiology,100(11):1379-1387.

McTiernan A,Yasui Y,Sorensen B,et al.,2006. Effect of a 12-month exercise intervention on patterns of cellular proliferation in colonic crypts:a randomized controlled trial [J]. Cancer Epidemiology Biomarkers & Prevention,15(9):1588-1597.

Meisinger C,Linseisen J,Leitzmann M,et al.,2020. Association of physical activity and sedentary behavior with type 2 diabetes and glycemic traits:a two-sample mendelian randomization study [J]. BMJ Open Diabetes Research & Care,8(2):e001896.

Mekary R A, Willett W C, Hu F B, et al. , 2009. Isotemporal substitution paradigm for physical activity epidemiology and weight change[J]. American Journal of Epidemiology, 170(4):519-527.

Melanson E L, Gozansky W S, Barry D W, et al. , 2009. When energy balance is maintained, exercise does not induce negative fat balance in lean sedentary, obese sedentary, or lean endurance-trained individuals[J]. Journal of Applied Physiology, 107(6):1847-1856.

Melo E A S d, Ferreira L E d S, Cavalcanti R J F, et al. , 2021. Nuances between sedentary behavior and physical inactivity: cardiometabolic effects and cardiovascular risk [J]. Revista da Associacao Medica Brasileira (1992), 67(2):335-343.

Mikus C R, Oberlin D J, Libla J L, et al. , 2012. Lowering physical activity impairs glycemic control in healthy volunteers[J]. Medicine & Science in Sports & Exercise, 44(2):225.

Miyashita M, Park J-H, Takahashi M, et al. , 2013. Postprandial lipaemia: effects of sitting, standing and walking in healthy normolipidaemic humans[J]. International Journal of Sports Medicine, 34(1):21-27.

Mohammadpour-Ahranjani B, Rashidi A, Karandish M, et al. , 2004. Prevalence of overweight and obesity in adolescent Tehrani students, 2000—2001: an epidemic health problem [J]. Public Health Nutrition, 7(5):645-648.

Morishima T, Restaino R M, Walsh L K, et al. , 2016. Prolonged sitting-induced leg endothelial dysfunction is prevented by fidgeting [J]. American Journal of Physiology-Heart and Circulatory Physiology, 311(1):H177-H182.

Morishima T, Restaino R M, Walsh L K, et al. , 2017. Prior exercise and standing as strategies to circumvent sitting-induced leg endothelial dysfunction[J]. Clinical Science,131(11):1045-1053.

Mortimer M, Hjelm E W, Wiktorin C, et al. ,1999. Validity of self-reported duration of work postures obtained by interview[J]. Applied Ergonomics,30(6):477-486.

Mukaka M M,2012. A guide to appropriate use of correlation coefficient in medical research[J]. Malawi Medical Journal,24(3):69-71.

Muscaritoli M, Arends J, Bachmann P, et al. , 2021. ESPEN practical guideline:Clinical Nutrition in cancer[J]. Clinical Nutrition,40 (5):2898-2913.

Mutrie N, Doolin O, Fitzsimons C F, et al. , 2012. Increasing older adults' walking through primary care: results of a pilot randomized controlled trial[J]. Family Practice,29(6):633-642.

Nagai K, Tamaki K, Kusunoki H, et al. , 2018. Isotemporal substitution of sedentary time with physical activity and its associations with frailty status[J]. Clinical Interventions in Aging, 13:1831-1836.

Neilson H K, Conroy S M, Friedenreich C M, 2014. The influence of energetic factors on biomarkers of postmenopausal breast cancer risk[J]. Current Nutrition Reports,3(1):22-34.

Neuhaus M, Eakin E G, Straker L, et al. , 2014. Reducing occupational sedentary time: a systematic review and meta-analysis of evidence on activity-permissive workstations[J]. Obesity Reviews,15 (10):822-838.

Nihill G F J, Lubans D R, Plotnikoff R C, 2013. Associations between sedentary behavior and self-esteem in adolescent girls from schools in low-income communities[J]. Mental Health and Physical Activity, 6(1):30-35.

Ogden C L, Carroll M D, Kit B K, et al., 2014. Prevalence of childhood and adult obesity in the United States, 2011—2012[J]. JAMA, 311(8):806-814.

Ohannessian C M, 2009. Media use and adolescent psychological adjustment: an examination of gender differences [J]. Journal of Child and Family Studies, 18(5):582-593.

Owen N, 2012. Sedentary behavior: understanding and influencing adults' prolonged sitting time[J]. Preventive Medicine, 55(6):535-539.

Owen N, Healy G N, Matthews C E, et al., 2010. Too much sitting: the population health science of sedentary behavior [J]. Exercise and Sport Sciences Reviews, 38(3):105-113.

Owen N, Sugiyama T, Eakin E E, et al., 2011. Adults' sedentary behavior determinants and interventions[J]. American Journal of Preventive Medicine, 41(2):189-196.

Pagels P, Raustorp A, De Leon A P, et al., 2014. A repeated measurement study investigating the impact of school outdoor environment upon physical activity across ages and seasons in Swedish second, fifth and eighth graders[J]. BMC Public Health, (14):803.

Paing A C, McMillan K A, Kirk A F, et al., 2019. Dose-response between frequency of breaks in sedentary time and glucose control in type 2 diabetes: A proof of concept study[J]. Journal of Science and Medicine in Sport,22(7):808-813.

Pandey A,Salahuddin U,Garg S,et al.,2016. Continuous dose-response association between sedentary time and risk for cardiovascular disease: a meta-analysis[J]. JAMA Cardiology,1(5): 575-583.

Paterson C,Fryer S,Stone K,et al.,2021. The Effects of Acute Exposure to Prolonged Sitting, with and Without Interruption, on Peripheral Blood Pressure Among Adults: A Systematic Review and Meta-Analysis[J]. Sports Medicine,52(6):1369-1383.

Patterson R, McNamara E, Tainio M, et al., 2018. Sedentary behaviour and risk of all-cause, cardiovascular and cancer mortality, and incident type 2 diabetes: a systematic review and dose response meta-analysis [J]. European Journal of Epidemiology, 33 (9): 811-829.

Pedišić Ž, 2014. Measurement issues and poor adjustments for physical activity and sleep undermine sedentary behaviour research—the focus should shift to the balance between sleep, sedentary behaviour, standing and activity[J]. Kinesiology,46(1):135-146.

Pedisic Z, Bennie J A, Timperio A F, et al., 2014a. Workplace Sitting Breaks Questionnaire (SITBRQ): an assessment of concurrent validity and test-retest reliability[J]. BMC Public Health,(14): 1249.

Pedisic Z,Grunseit A,Ding D,et al.,2014b. High sitting time or obesity: Which came first? Bidirectional association in a longitudinal study of 31,787 A ustralian adults[J]. Obesity,22(10):2126-2130.

Pelclová J,Štefelová N,Dumuid D,et al.,2020. Are longitudinal reallocations of time between movement behaviours associated with adiposity among elderly women? A compositional isotemporal substitution analysis[J]. International Journal of Obesity, 44(4):857-864.

Perrino T, Brincks A M, Estrada Y, et al., 2022. Reducing screen-based sedentary behavior among overweight and obese hispanic adolescents through a family-based intervention [J]. Journal of Physical Activity and Health, 19(7):509-517.

Pfeiffer K A, Mciver K L, Dowda M, et al., 2006. Validation and calibration of the Actical accelerometer in preschool children [J]. Medicine & Science in Sports & Exercise, 38(1):152-157.

Portegijs E, Tsai L-T, Rantanen T, et al., 2015. Moving through life-space areas and objectively measured physical activity of older people[J]. PLoS One, 10(8):e0135308.

Powell K E, Paluch A E, Blair S N, 2011. Physical activity for health: What kind? How much? How intense? On top of what? [J]. Annual Review of Public Health, (32): 349-365.

Primack B A, Swanier B, Georgiopoulos A M, et al., 2009. Association between media use in adolescence and depression in young adulthood: a longitudinal study[J]. Archives Of General Psychiatry, 66(2):181-188.

Prince S A, Cardilli L, Reed J L, et al., 2020. A comparison of self-reported and device measured sedentary behaviour in adults: a systematic review and meta-analysis [J]. International Journal of Behavioral Nutrition and Physical Activity, 17(1):31.

Prince S A, Saunders T J, Gresty K, et al., 2014. A comparison of the effectiveness of physical activity and sedentary behaviour interventions in reducing sedentary time in adults: a systematic review and meta-analysis of controlled trials[J]. Obesity Reviews,15 (11):905-919.

Printz C, 2021. Sedentary behavior shown to independently predict cancer mortality[J]. Cancer,127(2):171-171.

Proper K I,Singh A S,van Mechelen W,et al. ,2011. Sedentary behaviors and health outcomes among adults: a systematic review of prospective studies[J]. American Journal of Preventive Medicine,40 (2):174-182.

Prospective Studies Collaboration, 2009. Body-mass index and cause-specific mortality in 900 000 adults: collaborative analyses of 57 prospective studies[J]. The Lancet,373(9669):1083-1096.

Puyau M R,Adolph A L,Vohra F A,et al. ,2002. Validation and calibration of physical activity monitors in children [J]. Obesity Research,10(3):150-157.

Puyau M R,Adolph A L,Vohra F A,et al. ,2004. Prediction of activity energy expenditure using accelerometers in children [J]. Medicine & Science in Sports & Exercise,36(9):1625-1631.

Qi Q,Strizich G,Merchant G,et al. ,2015. Objectively measured sedentary time and cardiometabolic biomarkers in US Hispanic/ Latino adults: the Hispanic Community Health Study/Study of Latinos(HCHS/SOL)[J]. Circulation,132(16):1560-1569.

Rafiei H,Omidian K,Myette-CÔTÉ É,et al. ,2021. Metabolic effect of breaking up prolonged sitting with stair climbing exercise snacks[J]. Medicine & Science in Sports & Exercise, 53 (1): 150-158.

Reichert F, Romanzini M, Dourado A, et al., 2012. Calibration of ActiGraph GT3X, Actical and RT3 accelerometers in Brazilian adolescents[J]. Journal of Science and Medicine in Sport, 15(S300).

Remie C M, Janssens G E, Bilet L, et al., 2021. Sitting less elicits metabolic responses similar to exercise and enhances insulin sensitivity in postmenopausal women[J]. Diabetologia, 64 (12): 2817-2828.

Restaino R M, Holwerda S W, Credeur D P, et al., 2015. Impact of prolonged sitting on lower and upper limb micro- and macrovascular dilator function[J]. Experimental Physiology, 100(7): 829-838.

Restaino R M, Walsh L K, Morishima T, et al., 2016. Endothelial dysfunction following prolonged sitting is mediated by a reduction in shear stress[J]. American Journal of Physiology-Heart and Circulatory Physiology, 310(5): H648-H653.

Rezende L F M, Sá T H, Mielke G I, et al., 2016. All-cause mortality attributable to sitting time: analysis of 54 countries worldwide[J]. American Journal of Preventive Medicine, 51 (2): 253-263.

Romer D, Bagdasarov Z, More E, 2013. Older versus newer media and the well-being of United States youth: results from a national longitudinal panel[J]. Journal of Adolescent Health, 52(5): 613-619.

Rosenberg D E, Norman G J, Wagner N, et al., 2010. Reliability and validity of the Sedentary Behavior Questionnaire (SBQ) for adults[J]. Journal of Physical Activity and Health, 7(6): 697-705.

Rosenberger M E, Fulton J E, Buman M P, et al., 2019. The 24-

Hour activity cycle: a new paradigm for physical activity[J]. Medicine & Science in Sports & Exercise,51(3):454-464.

Ruiz-Casado A,Martín-Ruiz A,Pérez L M,et al. ,2017. Exercise and the hallmarks of cancer[J]. Trends in Cancer,3(6):423-441.

Sampasa-Kanyinga H, Colman I, Dumuid D, et al. , 2021. Longitudinal association between movement behaviours and depressive symptoms among adolescents using compositional data analysis[J]. PLoS One,16(9):e0256867.

Sarnat J A,Golan R,Greenwald R,et al. ,2014. Exposure to traffic pollution, acute inflammation and autonomic response in a panel of car commuters[J]. Environmental Research,(133): 66-76.

Sarni R O S,Kochi C,Suano-Souza F I,2022. Childhood obesity: an ecological perspective[J]. Jornal de Pediatria,98 Suppl 1(Suppl 1):S38-S46.

Saunders T J, Tremblay M S, Mathieu M-È, et al. , 2013. Associations of sedentary behavior, sedentary bouts and breaks in sedentary time with cardiometabolic risk in children with a family history of obesity[J]. PloS One,8(11):e79143.

Schadler K L,Thomas N J,Galie P A,et al. ,2016. Tumor vessel normalization after aerobic exercise enhances chemotherapeutic efficacy[J]. Oncotarget,7(40):65429-65440.

Sedentary Behaviour Research Network, 2012. Letter to the editor: standardized use of the terms "sedentary" and "sedentary behaviours"[J]. Applied Physiology, Nutrition, and Metabolism,37 (3):540-542.

Seguin R,Buchner D M,Liu J,et al. ,2014. Sedentary behavior

and mortality in older women: the Women's Health Initiative[J]. American Journal of Preventive Medicine,46(2):122-135.

Serdà i Ferrer B-C,van Roekel E,Lynch B M,2018. The role of physical activity in managing fatigue in cancer survivors[J]. Current Nutrition Reports,7(3):59-69.

Shao T,Wang L,Chen H,2020. Association between sedentary behavior and obesity in School-age children in China: a systematic review of evidence[J]. Current Pharmaceutical Design, 26 (39): 5012-5020.

Shen D,Mao W,Liu T,et al.,2014. Sedentary behavior and incident cancer: a meta-analysis of prospective studies[J]. PloS One, 9(8):e105709.

Shields M,Tremblay M S,2008. Sedentary behaviour and obesity [J]. Health Reports,19(2):19-30.

Sigal R J,Armstrong M J,Colby P,et al.,2013. Physical activity and diabetes[J]. Canadian Journal of Diabetes,(37): S40-S44.

Sjöström M, Oja P, Hagströmer M, et al., 2006. Health-enhancing physical activity across European Union countries: the Eurobarometer study[J]. Journal of Public Health,14(5):291-300.

Smith L, Gardner B, Fisher A, et al., 2015. Patterns and correlates of physical activity behaviour over 10 years in older adults: prospective analyses from the English Longitudinal Study of Ageing [J]. BMJ Open,5(4):e007423.

Stamatakis E, Davis M, Stathi A, et al., 2012. Associations between multiple indicators of objectively-measured and self-reported sedentary behaviour and cardiometabolic risk in older adults [J].

Preventive Medicine,54(1):82-87.

Stamatakis E, Hillsdon M, Mishra G, et al. , 2009. Television viewing and other screen-based entertainment in relation to multiple socioeconomic status indicators and area deprivation: the Scottish Health Survey 2003 [J]. Journal of Epidemiology & Community Health,63(9):734-740.

Stamatakis E, Rogers K, Ding D, et al. , 2015. All-cause mortality effects of replacing sedentary time with physical activity and sleeping using an isotemporal substitution model: a prospective study of 201,129 mid-aged and older adults[J]. International Journal of Behavioral Nutrition and Physical Activity,(12): 121.

Stephens B R,Granados K,Zderic T W,et al. ,2011. Effects of 1 day of inactivity on insulin action in healthy men and women: interaction with energy intake[J]. Metabolism,60(7):941-949.

Stevens J, Truesdale K P, McClain J E, et al. , 2006. The definition of weight maintenance[J]. International Journal of Obesity,30 (3):391-399.

Stubbs R J, Hughes D A, Johnstone A M, et al. , 2004. A decrease in physical activity affects appetite, energy, and nutrient balance in lean men feeding ad libitum[J]. The American Journal of Clinical Nutrition,79(1):62-69.

Su J,Wei E,Clark C,et al. ,2022. Physical exercise, sedentary behaviour, sleep and depression symptoms in chinese young adults during the COVID-19 pandemic: a compositional Isotemporal Analysis[J]. International Journal of Mental Health Promotion,24 (5):759-769.

Suchert V, Hanewinkel R, Isensee B, 2015. Sedentary behavior and indicators of mental health in school-aged children and adolescents: A systematic review[J]. Preventive Medicine, (76): 48-57.

Sugiyama T, Salmon J, Dunstan D W, et al., 2007. Neighborhood walkability and TV viewing time among Australian adults [J]. American Journal of Preventive Medicine, 33(6): 444-449.

Sun J-W, Zhao L-G, Yang Y, et al., 2015. Association between television viewing time and all-cause mortality: a meta-analysis of cohort studies [J]. American Journal of Epidemiology, 182 (11): 908-916.

Sun Y, Chen C, Yu Y, et al., 2023. Replacement of leisure-time sedentary behavior with various physical activities and the risk of dementia incidence and mortality: a prospective cohort study [J]. Journal of Sport and Health Science, 12(3): 287-294.

Sung H, Ferlay J, Siegel R L, et al., 2021. Global cancer statistics 2020: GLOBOCAN estimates of incidence and mortality worldwide for 36 cancers in 185 countries[J]. CA: A Cancer Journal for Clinicians, 71(3): 209-249.

Sweegers M, Boyle T, Vallance J, et al., 2019. Which cancer survivors are at risk for a physically inactive and sedentary lifestyle? Results from pooled accelerometer data of 1447 cancer survivors[J]. International Journal of Behavioral Nutrition and Physical Activity, 16 (1): 66.

Taylor F C, Dunstan D W, Homer A R, et al., 2021. Acute effects of interrupting prolonged sitting on vascular function in type 2 diabetes[J]. American Journal of Physiology-Heart and Circulatory

Physiology,320(1):H393-H403.

Teychenne M,Ball K,Salmon J,2010. Sedentary behavior and depression among adults: a review[J]. International Journal of Behavioral Medicine,17(4):246-254.

Thorp A,Kingwell B,Sethi P,et al. ,2020. Alternating bouts of sitting and standing attenuate postprandial glucose responses[J]. Medicine & Science in Sports & Exercise,52(9):2058-2059.

Thraen-Borowski K M,Ellingson L D,Meyer J D,et al. ,2017. Nonworksite interventions to reduce sedentary behavior among adults: a systematic review [J]. Translational Journal of the American College of Sports Medicine,2(12):68-78.

Tigbe W W,Lean M E,Granat M H,2011. A physically active occupation does not result in compensatory inactivity during out-of-work hours[J]. Preventive Medicine,53(1-2):48-52.

Tikkanen O,Haakana P,Pesola A J,et al. ,2013. Muscle activity and inactivity periods during normal daily life[J]. PLoS One, 8 (1):e52228.

Tilden D R,Noser A E,Jaser S S,2023. Sedentary behavior and physical activity associated with psychosocial outcomes in adolescents with Type 1 Diabetes[J]. Pediatric Diabetes,2023: 1395466.

Tremblay M S, Aubert S, Barnes J D, et al. ,2017. Sedentary Behavior Research Network (SBRN) -Terminology Consensus Project process and outcome[J]. International Journal of Behavioral Nutrition and Physical Activity,14(1):75.

Tremblay M S,Carson V,Chaput J P,et al. ,2016. Canadian 24-hour movement guidelines for children and youth: an integration of physical activity, sedentary behaviour, and sleep [J]. Applied Physiology, Nutrition, and Metabolism,41(6 Suppl 3):S311-S327.

Tremblay M S, Colley R C, Saunders T J, et al. , 2010. Physiological and health implications of a sedentary lifestyle[J]. Applied Physiology, Nutrition, and Metabolism,35(6):725-740.

Tudor-Locke C, Brashear M M, Johnson W D, et al. , 2010. Accelerometer profiles of physical activity and inactivity in normal weight, overweight, and obese US men and women[J]. International Journal of Behavioral Nutrition and Physical Activity,7:60.

Ukawa S, Tamakoshi A, Yatsuya H, et al. , 2015. Association between average daily television viewing time and chronic obstructive pulmonary disease-related mortality: findings from the Japan collaborative cohort study [J]. Journal of Epidemiology, 25 (6): 431-436.

Ullrich A, Voigt L, Baumann S, et al. , 2018. A cross-sectional analysis of the associations between leisure-time sedentary behaviors and clustered cardiometabolic risk [J]. BMC Public Health, 18 (1):327.

Utriainen T, Nuutila P, Takala T, et al. , 1997. Intact insulin stimulation of skeletal muscle blood flow, its heterogeneity and redistribution, but not of glucose uptake in non-insulin-dependent diabetes mellitus [J]. Journal of Clinical Investigation, 100 (4): 777-785.

van Alphen H J, Volkers K M, Blankevoort C G, et al. , 2016. Older adults with dementia are sedentary for most of the day[J]. PloS One,11(3):e0152457.

Van der Berg J D, Stehouwer C D, Bosma H, et al. , 2016. Associations of total amount and patterns of sedentary behaviour with type 2 diabetes and the metabolic syndrome: The Maastricht Study [J]. Diabetologia,59(4):709-718.

van der Ploeg H P,Chey T,Ding D,et al. ,2014. Standing time and all-cause mortality in a large cohort of Australian adults[J]. Preventive Medicine,(69): 187-191.

Vasques C, Mota M, Correia T, et al. , 2012. Prevalence of overweight/obesity and its association with sedentary behavior in children[J]. Revista Portuguesa de Cardiologia,31(12):783-788.

Vaynman S, Ying Z, Gomez-Pinilla F, 2003. Interplay between brain-derived neurotrophic factor and signal transduction modulators in the regulation of the effects of exercise on synaptic-plasticity[J]. Neuroscience,122(3):647-657.

Vaynman S,Ying Z,Gomez-Pinilla F,2004. Hippocampal BDNF mediates the efficacy of exercise on synaptic plasticity and cognition [J]. European Journal of Neuroscience,20(10):2580-2590.

Vranish J R,Young B E,Kaur J,et al. ,2017. Influence of sex on microvascular and macrovascular responses to prolonged sitting[J]. American Journal of Physiology-Heart and Circulatory Physiology, 312(4):H800-H805.

Waschki B,Kirsten A,Holz O,et al. ,2011. Physical activity is the strongest predictor of all-cause mortality in patients with COPD: a prospective cohort study[J]. Chest,140(2):331-342.

Washburn R A, Smith K W, Jette A M, et al. , 1993. The Physical Activity Scale for the Elderly (PASE): development and evaluation [J]. Journal of Clinical Epidemiology,46(2):153-162.

Wellburn S, Ryan C, Azevedo L, et al., 2015. Displacing sedentary time: association with cardiovascular disease prevalence [J]. Medicine & Science in Sports & Exercise,48(4):641-647.

Wen C P,Wu X,2012. Stressing harms of physical inactivity to promote exercise[J]. The Lancet,380(9838):192-193.

Wheeler M J,Dempsey P C,Grace M S,et al.,2017. Sedentary behavior as a risk factor for cognitive decline? A focus on the influence of glycemic control in brain health[J]. Alzheimers Dement (N Y),3(3):291-300.

Whitmer R A,Karter A J,Yaffe K,et al.,2009. Hypoglycemic episodes and risk of dementia in older patients with type 2 diabetes mellitus[J]. JAMA,301(15):1565-1572.

Wijndaele K,Brage S,Besson H,et al.,2011. Television viewing time independently predicts all-cause and cardiovascular mortality: the EPIC Norfolk study[J]. International Journal of Epidemiology,40 (1):150-159.

Wilhelmus M M, Otte-Höller I, Van Triel J J, et al., 2007. Lipoprotein receptor-related protein-1 mediates amyloid-β-mediated cell death of cerebrovascular cells [J]. The American Journal of Pathology,171(6):1989-1999.

Wilmot E G, Edwardson C L, Achana F A, et al., 2012. Sedentary time in adults and the association with diabetes, cardiovascular disease and death: systematic review and meta-analysis [J]. Diabetologia,55(11):2895-2905.

Yang C-C, Hsu Y-L, 2010. A review of accelerometry-based

wearable motion detectors for physical activity monitoring [J]. Sensors,10(8):7772-7788.

Yang M,Zheng H,Wang H,et al. ,2012. iGAIT: an interactive accelerometer based gait analysis system[J]. Computer Methods and Programs in Biomedicine,108(2):715-723.

Yasunaga A, Shibata A, Ishii K, et al. , 2018. Cross-sectional associations of sedentary behaviour and physical activity on depression in Japanese older adults: an isotemporal substitution approach[J]. BMJ Open,8(9):e022282.

Ybarra M L,2004. Linkages between depressive symptomatology and Internet harassment among young regular Internet users [J]. CyberPsychology & Behavior,7(2):247-257.

Zhai L,Zhang Y,Zhang D,2015. Sedentary behaviour and the risk of depression: a meta-analysis[J]. British Journal of Sports Medicine,49(11):705-709.

后　记

在完成《现代久坐行为：健康挑战、机制探索与干预策略》这部著作时，我不禁回想起这一研究历程的缘起与思考。

本书的写作源于我对现代生活方式变迁中一个日益突出却又常被忽视的健康威胁的关注。随着社会信息化与数字化的迅猛发展，人们的日常生活和工作方式已经发生了巨大的变化——我们坐着工作、坐着娱乐、坐着通勤，久坐行为已然成为现代人生活的常态。令人深思的是，即使是那些定期参与体育锻炼的人群，也难以避免长时间久坐带来的健康风险。

回顾久坐行为研究的发展历程，从早期将久坐行为简单理解为中高强度身体活动的缺乏，到动物实验首次验证久坐行为的独特生理效应，再到国际久坐行为研究工作组正式提出久坐行为的定义，这一领域经历了显著的概念演变。正是这些开创性的研究工作使我深刻认识到，久坐行为绝非简单的"不运动"，而是部分独立于身体活动不足，具有其特有的健康影响机制。这一认识促使我系统梳理国内外相关研究成果，并结合自身多年的实证研究，试图厘清久坐行为的概念内涵，揭示其对健康的影响机制，并探索切实可行的干预策略。

　　本书的完成凝聚了多方智慧与汗水。特别要感谢那些开创性地提出久坐行为独立性的先驱研究者们，他们的工作为本书奠定了重要的理论基础。感谢我的共同作者们，他们在研究设计、数据分析和理论建构等方面的专业贡献，使本书的研究内容更加全面和深入。同时，我也要衷心感谢那些参与著作整理工作的学生们，他们不辞辛劳地协助收集文献、校对文稿，为本书的完成提供了不可或缺的支持。此外，感谢在我留学期间给予支持的芬兰学者们，以及所有参与实验研究的志愿者们，是他们的配合与反馈使这项研究获取了宝贵的数据。

　　在数年的研究过程中，我走访了不同年龄段、不同工作环境的人群，深入办公室、学校和社区，通过问卷调查、可穿戴设备监测以及实验室研究等多种方法，全面评估久坐行为的模式及其健康效应。尤其令我印象深刻的是，当在真实工作环境中引入"坐-站工作台"进行干预实验时，参与者不仅在生理指标上有所改善，更在心理状态和工作效能方面获得了积极反馈。这些发现坚定了我研究的信心和方向，也使我更加确信减少久坐行为的干预不仅是必要的，而且是可行的。

　　在著作即将付梓之际，我不禁对本研究进行了深刻反思。身体活动研究已有近百年历史，积累了丰富的理论与实践成果；而久坐行为作为一个相对独立研究领域的兴起则是近 20 年间的科学进步。虽然 2017 年国际久坐行为研究工作组进一步制定了专家共识强调久坐行为的重要性，正式拉开了现代久坐行为研究的序幕，但这一领域仍处于快速发展阶段，许多问题有待深入探索。尽管目前研究已尽力从多角度探讨了久坐行为的健康影响及干预策略，但仍有诸多方面值得进一步深入。例如，久坐行为的测量方法仍需标准化和精细化；不同类型久坐行为（如工作相关久坐、休闲屏幕时间等）对健康的影响可能存在差异,这些差异及其影响因素也有待更系统地比较研究;久坐行为的生理学机制,特别是其与慢性炎症、氧化应激等病理过程的关系需要进一步阐明;此外,随着数字技术和人工智能的发展,如何利用新兴技术实现更精准、个性化的久坐行为监测与干预,也是未来研究的重要方向。

本书所呈现的研究成果,我希望不仅能为学术界提供有价值的参考,更能对实际的公共健康政策制定与实施产生积极影响。特别是在数字时代,远程办公和线上学习的普及使久坐行为问题更加突出,如何在这种新常态下有效减少久坐危害,将是一个极具挑战性的课题。我相信,可以通过多学科交叉,结合不同领域的知识和方法,去开发出更有效的久坐行为干预策略。

在健康中国战略深入推进的今天,我希望本书能为推动全民健身、减少久坐危害提供理论依据和实践指导。随着研究的深入,我愈发认识到解决久坐行为这一现代健康挑战的复杂性和重要性。未来,我将继续在这一领域深耕,与更多同仁共同努力,探索久坐行为影响健康的因果机制,开发更便捷精准的评估工具,设计针对不同人群的创新干预策略,为促进公众健康贡献自己的力量。

最后,我想强调的是,尽管目前研究已揭示了久坐行为的诸多健康风险,但我们的目标并非杜绝久坐这一在现代社会几乎不可避免的行为,而是希望通过科学的方法,帮助人们在日常生活中寻找平衡,建立更健康的生活方式。健康的生活方式并不遥不可及,它就在我们每一个小小的日常选择中——站起来接听电话,走楼梯而非乘电梯,工作间隙短暂活动,这些微小的改变累积起来,将会带来显著的健康益处。

感谢所有给予支持和帮助的人,让这一研究之旅变得充实而有意义。在结束这本书的写作之际,我深知这并非终点,而是新的起点。

我期待与更多关注现代久坐健康问题的读者和研究者共同探讨，为构建更健康的生活方式和社会环境而努力。

高　莹

2025 年 3 月于杭州